# バイオエシックス
## Bioethics
### その継承と発展

丸山マサ美　編著

川島書店

# 巻　頭　言

　本年 2018 年は，日本において，バイオエシックス教育・研究が展開されてから約 40 年，日本生命倫理学会が創設されてから丁度 30 年の節目の年である。

　学会設立趣意書（1988 年 8 月 10 日）には，「いわゆる生命諸科学のみならず，哲学，法律学，経済学，倫理学，社会学，宗教学，文化人類学など生命に関わる様々な学問の幅広い参加と，さらにその社会的適用に関わる，政策，行政等の社会的実践をめぐる方法論の開発と，また，その適切な評価の基準に関する学問的研究とが，同時に要請される」と記され「学際的にして，総合的な研究組織として」の日本生命倫理学会設立の提案がなされた。

　それから 30 年後の記念すべき年に，バイオエシックスを志す皆さん方，特に若い世代の方々のためのフレッシュな問題意識と具体的な教育・臨床現場でのバイオエシックス的行動規範への手がかりとなるテキストとしての本書が公刊されることの意義は大きい。

　この 30 年間の「生命医科学技術」の発展は極めて急激かつ多様であった。バイオエシックスの取り組むべき課題はグローバルにますます大きく広がり，これにともなって，国連や UNESCO のレベルでも，加盟諸国のイニシアティブにより着実な対応がなされた。私自身，モスクワで 1991 年に開催された UNESCO の「バイオエシックスと人権」国際会議ではインフォームドコンセントについての報告と提案を行った。その後，UNESCO では「ヒトゲノムと人権に関する世界宣言（1997）」や「バイオエシックスと人権に関する世界宣言（2005）」なども採択した。

　このような国内外でのバイオエシックスと人権をめぐっての基本的理解において，銘記しなければならないことは何であろうか。それは，そもそもバイオエシックスが一般の人々の“人間の尊厳”とは何かという問いと科学技術にからめとられない人間性の回復のための運動がルーツであったということなのである。

バイオエシックスは，複雑化・専門化・非人間化していく医療・生命医科学技術への根源的な問題提起を行い，激変するグローバル社会の中で，今何を守り，次世代の為に何を伝えていかなければならないかを真摯に考え「いのちを守り，育てる運動」を，1960年代から世界の各地で，そして日本でもバイオエシックス運動として1980年代から地域コミュニティの中で展開して来た。

バイオエシックスの日本での展開のルーツともいえるこのような一般の人々・患者・家族，そして医療者も含めてのいのちの回復を求めての様々な運動の展開をさらに発展させることが求められている。そのための継続的な努力こそが，わたくしたちに与えられた大きな責任であり課題なのである。

この意味において，編著者・丸山マサ美先生をはじめバイオエシックスの超・学際的発想による国の内外でのバイオエシックス研究と教育の成果をふまえた執筆者の諸先生が執筆された本書は，日本におけるバイオエシックス研究・教育の新たな地平を切り拓くための未来への大きなステップとなるであろう。

2018年4月1日

早稲田大学名誉教授

Faculty Affiliate, Kennedy Institute of Ethics, Georgetown University

木村　利人

# 目　　次

巻頭言 ……………………………………………………………… 木村利人　i

## 序章　総論 ………………………………………………………………… 1
第1節　日本のバイオエシックスの始まり ……………………… 青木　清　1
第2節　バイオエシックス研究の過去・現在・未来 ………… 丸山マサ美　3
　　1. 日本における最初のバイオエシックス活動　3
　　2. バイオエシックスの流れ──木村・岡村講演議事録　5
　　3. *Encyclopedia of Bioethics* 刊行　6
　　4. 日本における学術集会の動向　10
　　5. バイオエシックス教育・研究の海外情報　13
　　6. 海外研修：ジョージタウン大学ケネディ倫理研究所　16

## 第1章　バイオエシックス教育 ……………………………………… 19
第1節　高校におけるバイオエシックス教育の意義と実際 … 川勝和哉　19
　　1. なぜ高等学校で倫理教育なのか　19
　　2. 具体的な取り組みの内容とその進め方　22
　　3. おわりに　30
第2節　バイオエシックス原理の基礎と教授法の基本 …… 丸山マサ美　31
　　1．バイオエシックスの問題領域　31
　　2．バイオエシックス原理の基礎と教授法の基本　32
第3節　バイオエシックス教育の展望 ……………………… 足立智孝　39
　　1. 医療者への価値教育の必要性　39
　　2. メディカル・ヒューマニティーズ教育──人文学による価値教育　41
　　3. バイオエシックス教育における文学を用いた価値教育　44

## 第2章　生命の始期をめぐる課題 51

### 第1節　生殖補助技術の進歩と臨床応用の狭間で起こる諸問題 村上貴美子 51

1. 生殖補助技術の歴史と利用者の現状　51
2. 生殖補助技術の現状と問題点　52
3. 晩婚化・晩産化と ART 利用の現状と問題点　56
4. がん生殖の現状と問題点　59
5. 第1節のまとめとして　59

　　column：ART に伴う医療ミス　60

### 第2節　生殖医療の倫理的・社会的・法的課題 仙波由加里 62

1. 人の生命はどの時点から始まるのか　62
2. ヒト配偶子とヒト胚の扱い　63
3. 生殖医療は他の医療とは異なる　64
4. 第2節のまとめとして　69

### 第3節　第三者のかかわる生殖医療をめぐる倫理的課題 仙波由加里 70

1. 提供精子・提供卵子・提供胚の利用の背景　70
2. 提供精子・提供卵子・提供胚に関連する問題　73
3. 代理出産をめぐる倫理的問題　74
4. 第3節のまとめとして　75

## 第3章　研究倫理 河原直人 77

### 第1節　研究をめぐる倫理・法の枠組み（俯瞰） 77

1. 医学研究に関するさまざまな不正事案　80
2. 人を対象とする医学研究の倫理に関する規制　81
3. 倫理審査委員会　82

### 第2節　わが国の代表的な指針の概要 85

1. 指針における個人情報の取り扱いとインフォームド・コンセント対応　87
2. その他の指針・法律など　88

### 第3節　研究のインテグリティとその対応 90

### 第4節　研究倫理の係る今後の課題と展望 95

目　次　v

  1.　利益相反に係る事案　96

  2.　臨床研究法に係る動向　97


# 第4章　再生医療       鈴木美香　103

## 第1節　再生医療とは何か       103

  1.　再生医療とは　103

  2.　再生医療で使う細胞の特徴　104

  3.　多能性幹細胞の活躍が期待される分野　107

    column：役に立たない研究は，税金の無駄遣い？　110

## 第2節　新たな技術が「治療」として世に出るまで    111

  1.　なぜ臨床研究で根拠を出さなくてはいけないか　111

  2.　新たな技術が「治療」として世に出るまでに経る段階：薬の場合　112

  3.　新たな技術が「治療」として世に出るまでに経る段階：細胞の場合　113

## 第3節　日本における再生医療の課題      114

## 第4節　医療者に求められること       116

  1.　再生医療人の行動基準とは　116

  2.　医療者の役割とは何か　118


# 第5章　ゲノム医療       三成寿作　123

## 第1節　ゲノム情報とは       123

## 第2節　ゲノム研究の経緯と現状      125

  1.　DNA研究の幕開け　126

  2.　ヒトゲノム計画の登場　126

  3.　ゲノム研究の発展　127

  4.　ゲノム医療に向けた取組み　128

## 第3節　ゲノム研究の発展に伴う倫理的課題    129

  1.　国内の制度と倫理的課題の特徴　129

  2.　インフォームド・コンセント　131

  3.　研究結果の返却　132

  4.　試料や情報の個人識別性・機微性　134

5.　その他の倫理的課題　136

　第4節　ゲノム研究の展望 ……………………………………………… 138

　　1.　がん領域　138

　　2.　難病・希少疾患領域　139

　　3.　未診断疾患領域　139

　　4.　ファーマコゲノミクス領域　140

　結びに代えて ……………………………………………………………… 140


# 第6章　臨床倫理 ……………………………………………… 瀬戸山晃一　143

　はじめに──学習の目的 ………………………………………………… 143

　第1節　臨床倫理とは ………………………………………………… 143

　第2節　臨床倫理の方法論 …………………………………………… 145

　　1.　医療倫理の4原理（原則アプローチ）　145

　　2.　自己決定制約の4原理（介入の正当性根拠アプローチ）　147

　　3.　四分割法アプローチ──事例検討シート（手順論）　149

　　4.　物語論（ナラティヴ）アプローチ　151

　　5.　モラル・ケース・デリバレーション　153

　第3節　臨床倫理コンサルテーションと臨床倫理委員会 …………… 154

　　1.　臨床倫理コンサルテーション　154

　　2.　病院内臨床倫理委員会　155

　第4節　医療情報の開示とパターナリズム

　　　　　──医療情報の「知る権利」と「知らないでいる権利」 ………… 156

　　1.　進行癌（予後不良の医療情報）の告知　156

　　2.　遺伝情報の開示等と医療情報のプライバシー　159

　　3.　胃瘻と医療情報の開示　162

　　4.　二つの自己決定権論とパターナリズム　164

　おわりに──まとめと展望 ……………………………………………… 165


# 第7章　生命の終期をめぐる問題とホスピス運動 …… 米沢　慧　169

　はじめに──長寿社会の〈いのち〉をめぐって ……………………… 169

第1節　医療社会の死をめぐって ································ 173

　1. 終末期，終末期医療　173

　2. ドナー・カードとリビング・ウィル　174

　3. 医療社会の自然死　175

　4. 老揺期の尊厳　176

第2節　終末期ケアとホスピス運動 ···························· 177

　1. 近代ホスピスの誕生　177

　2. シシリー・ソンダース

　　——1967年，セント・クリストファー・ホスピス　179

　3. エリザベス・キューブラー＝ロス——死とその過程について　180

　4. 人権運動としてのホスピス——1980年，第1回ホスピス国際会議　180

　5. 緩和ケア——1990年，WHOによる医療制度の確立　182

第3節　日本のホスピス運動 ································· 183

　1. ホスピス草創期——安楽死・尊厳死そしてホスピス　183

　2. 市民ホスピスへの道——長寿社会の地域の試み　185

　3. ホームホスピス——看取りの文化を継承する「家」　185


# 第8章　先端医療の現状と課題 ····················· 吉住朋晴　189

第1節　移植医療とは ····································· 189

第2節　わが国における移植医療の現状 ····················· 193

第3節　臓器移植法と脳死下臓器提供に関する諸問題 ·········· 196

第4節　今後の課題：医療者の教育・社会への啓発活動 ········· 199


# 終章　バイオエシックスの継承と発展 ··········· 丸山マサ美　207

第1節　医療専門家に求められる資質 ······················· 207

第2節　21世紀を生きる人間として ························· 209

　　　column：バイオエシックス〔特別寄稿〕井口潔　210

第3節　医療専門家の原点 ································· 211

第4節　バイオエシックス教育・研究への期待 ··············· 216

資料　1　ヒポクラテスの誓い　221
　　　　2　ナイチンゲール誓詞　223
　　　　3　ニュルンベルク綱領　224
　　　　4　ヘルシンキ宣言　226
　　　　5　ジュネーブ宣言　232
　　　　6　リスボン宣言　233


人名索引　………………………………………………………………………………　237

事項索引　………………………………………………………………………………　239


編著者あとがき　………………………………………………………………………　243

序章 **総　論**

## 第 1 節　日本のバイオエシックスの始まり

　バイオエシックスとは，ギリシャ語のビオス（生命，生物，生活）とエシイコス（習俗，習慣，倫理）からなる造語である。1960 年以降，米国における分子生物学の進展による生命科学の急激な発展に伴い重視されるようになった。

　米国では，1969 年に世界初のバイオエシックスの研究機関である「ヘスティングス研究所」が設立され，1971 年にはジョージタウン大学ケネディ研究所内に「バイオエシックス研究センター」が設置された。1978 年にこのケネディ研究所のライク（Reich. W. T.）博士を編集主幹として，同センターの研究者と世界各国の人文，社会，自然科学，医学の専門家によって執筆されたバイオエシックス百科事典（*Encyclopedia of Bioethics*）4 巻が Macmillan 社より刊行された。この百科事典の序文でライク博士は「バイオエシックスとは，*生命科学と医療の分野における人間の行動を，もっぱら道徳的な規則と原則に照らして吟味する体系的研究*」と記した。1979 年に上智大学で開催した国際シンポジウムにジョージタウン大学ケネディ研究所の研究者が参加し，この百科事典を紹介したことで，日本の参加者の多くがバイオエシックスの存在を知るところとなった。

　バイオエシックスが日本語で生命倫理と訳された経緯には，日本の生命科学の研究動向が深く関わっていることから，まず日本の生命科学研究の推進政策の展開について述べる。

　1976 年に文部省の学術審議会は「生命科学研究の推進について」の答申を行った。この答申は日本における生命科学の研究推進体制について述べたもの

である。答申に先立ち，米国の生命科学研究の綿密な実態調査が行われた。生命科学の目標は人間の生命の解明である。1973年に「組み換えDNA実験技術」が確立され，「細胞融合」が可能となり，生命を操作する技術が開発され，生命現象の解明が進むとともにその対象が拡大していった。この生命科学の急速な発展に対応すべく，1987年に文部省の学術審議会は生命科学の基礎的研究の推進方策である「大学等におけるバイオサイエンス研究の推進について」の建議を提出した。生命科学の基盤であるバイオサイエンスと呼ばれる新たな科学技術への扉が開かれ，「生命操作の時代」が到来したのであった。それは同時に，生命科学の発展における大学や研究機関の役割の重大さを確認することにもつながり，バイオサイエンスの研究と教育の重要性が再認識された。この研究の目標は人間の生命の解明にあり，直接人間の生命に関わる事象を扱う以上，単に研究を推進すれば良いわけではなく，学問の自由の尊重とともに，研究者としての倫理が求められるようになったと言える。そのため，特定領域である生命科学分野を推進するための研究領域推進分科会として構成された20名の有識者からなるバイオサイエンス部会運営会議の委員の中には，法律家，新聞社の論説委員，哲学者が含まれていた。この人間の生命に関わる研究で許される課題と許されない課題を考究する際に，生命科学者だけでは不十分と考えられたからである。

　さらに，生命科学の進展に伴う研究の推進は，直接的に社会に影響を与える可能性があった。このような人間の生命に関わる研究を推進する科学者の倫理を考える必要性の拡充は，医の倫理の拡大につながり，文部省学術審議会のバイオサイエンス部会は科学研究費補助金の助成項目としてはじめて生命倫理を取り上げた。バイオサイエンス部会は生命倫理を特定研究課題として特別研究班を組織した。この研究班の代表者は科学哲学者の当時青山学院大学の坂本百大教授に委嘱され，この研究班は生命科学者，医学者，文化人類学者，経済学者，法律学者らによって構成される学際的な研究班として活動を始めた。この研究班は3年にわたり，生命科学，バイオサイエンス研究推進に当たっての生命倫理の役割と普及活動のために活動した。

　1988年，この生命倫理の特別研究班を母体として世界に先駆けて「日本生命倫理学会」が学際的な学会として日本に創設された。坂本百大教授を会長と

し，①生命科学と医学分野，②哲学，倫理学分野，③法律学，経済学分野，④宗教，人類学，行政学，ジャーナリズムなど，の４分野から構成される学際的な学会であった。この分類は平成の時代の今日まで変わらず，当学会は，順調に日本における生命倫理の発展と浸透に貢献し続けている。

　以上，日本の生命倫理学会の創設が当時の文部省の学術審議会の建議によって生命科学研究を推進することから始まったことを当時の審議会に関係した委員であった筆者がまとめたのである。

　次に，バイオエシックスを生命倫理と修士課程科目として邦訳することになった経緯を簡単に述べる。

　1978年，筆者が在籍していた上智大学が生命科学研究所を設立し，大学院大学として生命科学専攻の開設を申請していた。当時，日本の大学院には生命科学専攻は存在せず，生命科学そのものが学問分野として定義されていなかったため，文部省から従来の専攻に近い命名が望ましいと指摘を受けた。さらに理系の大学院の中にバイオエシックスの分野を創設する際には，設置審査に鑑み日本語で表記するように助言があった。そこで，設置申請責任者であった筆者は，専攻名を生物科学専攻とし，バイオエシックスを生命倫理と邦訳し，設置認可を受けることとなった。当時は生命倫理という言葉は一般にはなじみの薄いものであったが，その後この用語は文部省の学術審議会でも使われるようになり，公的に認められ，人口に膾炙するようになった。

（青木　清）

## 第２節　バイオエシックス研究の過去・現在・未来

### 1. 日本における最初のバイオエシックス活動

　日本における最初のバイオエシックス活動は，1982年（昭和57年）７月，長野県厚生連安曇病院神経科における"バイオエシックス"を基本の考え方とするボランティアを受け入れ，さまざまな試みを続けてきた栗本藤基医師，高根幸子看護師の活動であり，リーダーは，ベトナム戦争報道を機会に元ジョージタウン大学ケネディ研究所・バイオエシックスセンター，アジア部長・木村

利人（現在，早稲田大学名誉教授，ジョージタウン大学客員教授）と国際報道写真家・岡村昭彦であった。

　当時の活動メンバーは，東洋医学の専門家，養護教育の専門家，日本におけるバイオエシックスを看護婦の力で創り出そうとした名古屋岡村ゼミ看護婦やベトナム反戦運動の中から生まれた東京武蔵野・自由ヶ丘の主婦グループ，バイオエシックスを学ぶ京都 YMCA グループボランティアであったと言われている。1982 年 4 月 18 日より 1983 年 3 月 20 日，毎月第 3 日曜日，12 回にわたり開催されたセミナーは，次のような内容であった。また，当時の講義録（資料参照）によると，岡村昭彦は，日本にバイオエシックスを生み出す原動力は，医師ではなく看護師を歴史の主役に捉えていた。

　1962 年，ワトソンとクリックが，DNA 二重螺旋構造を明かにし，ノーベル章を受賞したことをきっかけに，死は生の一部であるという考え方が生まれ，ベトナム戦争の枯葉作戦，水俣病等を考究する中で，生命の質を問い直す視点が人々に広がっていった。

　岡村昭彦の活動は，1984 年 9 月，シリーズ"生命を見つめる"，"歴史を見る目"，"カメラは武器である"とした『訪問インタビュー』として，日本放送協会より報道された。

　岡村昭彦は，木村利人と共に 1983 年 2 月 18 日，名古屋第二赤十字病院桑山講堂で，バイオエシックスと看護のセミナーを開催した。

　岡村昭彦は，看護セミナーを開始するにあたり，「バイオエシックスというのは，一人でしゃべるということはほとんどない訳で，法律の専門家，医者，神学者，その他，いろいろな人たちがずらりと並んで，21 世紀に向う人間の生き方について，レクチャーをするという型を取ります。日本では，そういうことができる人が少ないので，木村君と私二人で，午前中はバイオエシックスと看護というテーマで行います。私達は，アメリカでのレクチャーの仕方をしますので，途中で，どうぞ質問をしてください。手を挙げて話してくれることは，全く構いません。それから午後は，私が SF を使った教育とそれによる未来の展望というテーマでお話します。それでは，木村さんお願いします（議事録より）」と述べた。

　木村利人は，学際研究では，自分の学問分野に固執するため，いろいろな問

題が出てくるので，これらを超学際的研究（Supra-interdisciplinary）という新しい言葉が出てきたこと，すなわち学際を超えるという意味は，学際研究の枠組みをも超えて，お互いに協力し合う中から，いろいろな問題への解答を捜していこうとする学問体系と解説した。木村利人の考えるバイオエシックスの立場とは，生物学や医学の問題について，倫理の面で研究するというのではなく，私たちの倫理のみならず，ライフスタイル，あるいは，ポリシーに新しい価値観を選択して創り上げていくいろいろな選択の幅はあるけれども，これから未来を展望するためには，1つの方向を見出していくことを含んでいると説明する。このセミナーにおいて，木村利人は，バイオエシックスというのは，人権の問題を中心に，人間の生命（いのち）とはいったい何か，そういう人間の尊厳を守るとは何か，今まであまりに生命が粗末にされてきたのではないかと問う。そういう人権の枠組みを持ちながら，新しい価値観や価値基準や判断を作り上げていこうということから，バイオエシックスは誕生したと説明する。また，木村利人は，1970年代，ベトナム戦争枯葉作戦により，環境破壊と共に，人間の染色体，特に性染色体に影響を与えて，自然流産が起きたり，奇形児が非常に多く産まれたことから，バイオエシックスと人権問題を結びつけて考えるきっかけとなったことを説明する。当時，アメリカでは，反戦ベトナム運動，反人種差別運動が起こっており，前線に行った兵士の70％が，黒人であったこと，東南アジアの人を直接殺傷する戦争であり，その戦争は，黒人兵やアメリカ以外の兵隊，例えば韓国の兵隊がいたことは，人種差別であり，1960年代からマルチン・ルーサー・キング師による反人種差別運動が始まっていたことを紹介した。

## 2. バイオエシックスの流れ──木村・岡村講演議事録

バイオエシックスの中には，3つの大きい流れがあり，第1には，医の倫理の伝統を受け継いでいること。ヒポクラテスに始まる4000年の歴史を持つ医の倫理の伝統では，医師は神の名によって，患者の利益になることをするというような原理に基づいたMedical Professionの中の基準がある。医療の職業倫理が，バイオエシックス展開の一つのルーツとする。

日本の伝統にみるバイオエシックス研究には，貝原益軒『養生訓』，フーフ

ェランド（C. W. Hufeland）著，杉田成卿訳，杉本つとむ解説『医戒─幕末の西欧医学思想』といった古書に見られる教訓も再考する必要がある。

第2には，人権を守る立場からの市民の運動と連なった流れである。

この課題においては，ハンセン氏病患者に対する『らい予防法』，『水俣病裁判』，また『薬サリドマイドによる胎児の障害』，『キノホルム製剤によるスモンの発生』，『クロイツフェルト・ヤコブ病被害者』等，これまでに日本に起こった薬害，公害など，環境倫理の問題領域に対する市民運動などが対象となる。

第3には，生物学のいろいろな実験，あるいは人体実験の問題である。

この問題については，京都大学と731部隊，「いわゆる『九州大学生体解剖事件』」の負の史実をもう一度正面から丁寧に，また多様な角度からあらためて検証されなければならない。

1971年，ジョージタウン大学ケネディ倫理研究所は，これらの3つの問題領域に関連して基準を作るという大きな3つのルーツがバイオエシックスの中に入って来てできたと言われている。

1983年2月13日，木村利人・岡村昭彦の講義録において，木村利人は，「基準を作るという大きな3つのルーツが，バイオエシックスの中に入って来て，1971年に，ジョージタウン大学の中に研究所ができたという歴史の動態をおさえないと，カタカナのアメリカで流行している新しい学問というふうになってしまう」と述べている。また，「アメリカの事態をみると，ナースを"she"という形で受け取るということはなくなって，"she or he"であるから，アメリカの看護婦の倫理基準も女性中心の文章スタイルになっていた表現をやめようという方向になってきており，男性が入って来ているので，看護婦という言い方ではなく，「看護師」，医師の「師」で，牧師，教師，看護師で良い」といったことを述べている。2002（平成14）年3月1日，日本の看護婦・看護士は，看護師となる。

## 3. *Encyclopedia of Bioethics* 刊行

Bioethicsとは，1995年に出版された改訂版（Reich, 1995）では，学際的環境においてさまざまな倫理学的方法論を用いながら行う生命諸科学とヘルスケアの道徳的洞察・意思決定・行為・政策を含む倫理的諸次元に関する体系的研

究と定義されている。第2版（Reich, 1995）同様，2014年刊行第4版では，Bioethicsとは，道徳的側面を含む行為の限りでは，道徳的価値と理論の見解において考察される生命諸科学とヘルスケアの分野における人間の行動をもっぱら道徳的規則と原則に照らして吟味する体系的研究と記される。

1978年，『バイオエシックス百科事典（*Encyclopedia of Bioethics*）』出版によって，バイオエシックスは，日本においても，新しい学問分野として歩き始めた。

1979（昭和54）年，日本では，本格的にバイオエシックスを学問体系として受け入れようとする動きが始まった。その先陣を切ったのは，医学界では武見太郎であった。

武見は，1968年，医師倫理論集を出版し，ライフサイエンスの進歩を追求しつつ，学際研究の重要性を考究した。バイオエシックスの問題は，生命科学研究をめぐる問題，医療をめぐる問題，人類を含む生態系，環境をめぐる問題，人類の生存をめぐる問題と広範囲にわたっている。武見は『生命倫理百科事典』の中の「日本の医療における伝統的職業倫理（Takemi,1978）」という項目を執筆する一方で，ポッターの「生き残るための科学」としてのbioethicsに持論「生存の理法」を重ねて，「生存科学」なる総合的学問体系を提唱する。

木村利人は，1980（昭和55）年より，ケネディ倫理研究所に所属しながらも，岡村昭彦と共にバイオエシックスを行う講演活動を開始する。『バイオエシックス百科事典（*Encyclopedia of Bioethics*）第2版（Reich, 1995）刊行において，臨床倫理，東南アジアの歴史（1938-1968）・九州大学医学部生体解剖ケース（The Kyushu University Medical School vivisection case）を紹介する。九州大学医学部は，1886（明治29）年，大森治豊を院長とする県立福岡病院に始まるが，1903（明治36）年，京都帝国大学福岡医学校（当時，管理：京都帝国大学，人事：東京帝国大学）とされ，翌1904（明治37）年，九州帝国大学医科大学とされる。

戦後九州大学医学部関係者の間で，タブー視されてきた「いわゆる『生体解剖事件』」は，太平洋戦争末期の昭和20年5月から6月にかけて，九州大学医学部の解剖学教室において捕虜となった米軍爆撃機B29の搭乗員8名に対して，西部軍監視のもとに治療と称して軍事医学上の実験的手術を執刀した石山

## Seminar

　このセミナーは，日本にバイオエシックスを生み出す原動力は，医師ではなく看護婦たちこそ歴史の主役で，その実現は，彼女らの地位の向上への闘いと共にあるという強い信念から22歳から53歳までの現職の看護婦と看護教育にたずさわる教師のうちから15名の生徒を選び，私が独自に企画したものである。

　明治維新以来，富国強兵をめざす日本の近代化の過程で，看護婦の教育は，医師の有能な手足となるための医療技術教育に偏重し，一般教養は，軽視されてきた。それは，一般教養の乏しい大量の女性を医療体制の内部に温存することで，利益を得るのは医師たちだからだ。そこには，19世紀のヴィクトリア王朝時代にナイチンゲールによって職業化され，古い男と女の関係のまま固定してしまった看護婦の原型が残されている。

　私たちは，このセミナー，まず，19世紀の鎖を断ち切り，"21世紀に生きる人々へのケア"を模索しようではないか。

　　　　　　　　　　　　　　　　　　　　　　　1982年4月15日　岡村昭彦

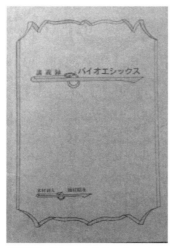　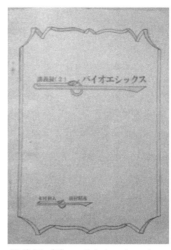

講義録（1）：バイオエシックス　　講義録（2）：バイオエシックス

（資料：講義録　バイオエシックス　木村利人・岡村昭彦）

Seminar
──日本の看護婦に欠落している一般教養,
　　バイオエシックス　東洋医学と西洋医学　バイオファンタジー
担当　岡村昭彦

1982 – 1983　岡村ゼミ・学習プログラム　毎月第3日曜日 10 AM-6 PM

4月18日　21世紀の"前ぶれ"──我々は今どんな時代に生きているか

5月16日　19世紀とは──
　　　1．世界で最初のSF「フランケンシュタイン」クエーカー教授とサイエンス etc.
　　　2．実験医学序説　ロンドン万国博　イギリス労働階級 etc.

6月20日　19世紀とは──
　　　3．ヴィクトリア王朝時代とナイチンゲールの生涯，殖民地下のインド
　　　4．植民地アイルランドにおけるホスピスのルーツについて
　　　　　／メアリー・エイケンヘッドの生涯（映画「アイルランド」「釜ヶ崎」）

7月18日　漢字，落語，発声法，演技論──「どくろ盃」「のぼり窯」etc.
岡村春彦実技

8月8日　精神科における東洋医学の役割──「気の思想」とタオイズム

9月19日　東洋医学と西洋医学の接点──「黄帝内経」「歌舞伎以前」「解体新書」etc.
　　　　　日本の近代化と蘭学（洋学）の功罪──明治維新と漢方医，温知社運動と日本赤十字社とヒポクラテス etc.

10月17日　近代文学における"病気"について──結核から癌へ

11月21日　身体の開放と体育について──ドイツ式体操から　YMCA体操，毛沢東の「体育の研究」etc.　田中浪実演

12月12日　第1次世界大戦から大東亜戦争まで──
　　　　　FROM VIETNAM to DNA チャタレー夫人の恋人ブルースト
　　　　　「失われし時を求めて」etc. 太平洋戦争下のアンソロジー──原爆

1月16日　1920年代──クエーカーの夢，ウッドロオ・ウィルソン
　　　　　1930年代──ニューディール，TVA，赤字国積　マタニティ・ホール etc.（「すばらしき新世界」「タバコロード」）

2月13日　SFを使った教育とそれによる未来の展望──ハーバードロースクールのゼミ，中国の科学幻想小説と魯迅（スタニスワフ「レムの世界」「闇の左手」etc.）

3月20日　看護婦の手で日本にバイオエシックスを！
　　　　　19世紀よサヨナラ（映画「水俣」上映）
木村利人教授講義

福二郎が戦犯容疑で逮捕され，拘置所に収監中に「一切は軍の命令，責任は余にあり」という遺書を遺して縊死を遂げたので，事件の真相はついぞ解明される事はなかった。この事件は，実験手術の話を持ち込んだ軍医小森拓と実際の執刀者石山福二郎が公判開始時には既に死去していたため，異常な状況下で行われた「生体解剖（vivisection）」という戦争犯罪の全容を解明することは極めて困難であった。米国メリーランド州にある国立公文書館には，日本では未公開の資料が保管されている。

2015 年 4 月，九州大学病院キャンパスに開館した九州大学医学歴史館（The Medical Museum of Kyushu University）は，歴史を振り返るさまざまな貴重資料の収集保存と共に次世代に継承することをその役割とする。

## 4．日本における学術集会の動向
### 1）日本医学哲学・倫理学会，日本生命倫理学会の設立

1982（昭和 57）年，日本医学哲学・倫理学会（The Japanese Association for Philosophical and Ethical Researches in Medicine）は，医学・歯学・薬学と哲学・倫理学・宗教学などが，関わりあう諸問題の研究・教育を進め，その発展を図ることを目的として発足した。この学会は，初代会長に東京医科大学高間直道らの提唱により，全国国公私立の医・歯・薬系単科大学の哲学・倫理学・宗教学担当教授約 50 人が中心となって設立されたもので，医の倫理の高揚，医学教育における人間教育の重視が叫ばれる折柄，医界に多大の関心を呼ぶものと期待された。高間学会長は，学会は，ともすると形式的，権威主義的になり易いが，本学会は，ざっくばらんでアット・ホームの雰囲気に終始したいと抱負を語ったとある。

本学会は，1980（昭和 55）年 11 月，東京医科大学で第 1 回全国医歯系大学「哲学」「倫理学」担当者会議が開かれ，開会趣旨「わが国の医歯系大学には国公私立という設置形態の差はあってはならず，常に最高水準の医学教育を施すと共に，複雑化した現代社会において人間として且つまた医師としてどう生きるかという哲学・倫理学，並びに応用科学でもある医学をどう捉えるか，という事を確立するような医師を養成する責務があり，そのためには哲学や倫理学をいかに教えるかという問題はもとより，医学の学際的な研究成果を常に導入す

ると共に従来の医学が目標としてきた人間の健康と疾病の克服という問題のみならず，人類の生存や幸福を追求する方向を取り入れる必要があろうというものであった。

学会は，年1回，全国研究大会・総会を開催し，日本学術会議との連絡，国内外の関連学会との交流，学会誌の発行（年1回）とされ，順天堂大学哲学研究室に事務局が置かれ，1982（昭和57）年11月27日，28日の両日，第1回全国研究大会は北九州市産業医科大学で開催された。池見酉次郎の特別講演「医歯薬学生教育における哲学・倫理の役割」，テーマ「現代における医学と哲学との接点」を掲げシンポジウムが開催され，産業医科大学学長土屋健三郎は，大学の使命として，21世紀の健康科学の分野の先駆者としての人類のよりよい生存をかちとり，新しい福祉社会を樹立するための中核となることを述べた。また，第1期生への餞の言葉として，人間愛とバイオエシックスについて，遺伝子への人為的介入のみに留まらず，広く人類生存のための倫理として議論されるようになったこと，このバイオエシックスこそ，その根底は，西欧的なhumanityと日本的なhumanityとの融合であり，安楽死（mercy killing）の問題も，単に「善か悪か」という判断基準によっては解決されず，新しい倫理的な接近あるいは，対応として，西欧的なhumanityと日本的なhumanityとの融合が必要であると述べた。土屋は，21世紀に対応する新しいバイオエシックスは，時代や国を超えて，人類生存のために何が必要で在るかというより積極的な方途を探し求めていくことを期待した。

1988年11月13日，日本生命倫理学会（The Japan Association For Bioethics），創立総会・記念講演・記念パーティーが，東海大学校友会館（霞が関ビル「阿蘇の間」）において，320名の発起人と共に開催された。

設立趣意書には，「21世紀後半に至り科学技術の進歩は急速の度を加え，とくに，生命に関わる科学と技術の最近の発展はかつて人類が予想もし得なかった程に生命に対する知見の拡大と，また生命に対する技術的介入とを可能とするに至った。この事実は直ちに生命現象一般に関するわれわれの基本的概念に対して重大な変革をもたらし，さらにまた，われわれの生命観，倫理観に対しても根源的な反省を要請するに至っているものと判断される。このような状況を反映して1960年代にBioethicsという概念が形成され，そして，その後現

在に至るまでの間にこの研究領域は，その対象の明確化と方法論の多様な開発とを伴って，一つの学際的な研究分野としての地位を確立するに至ったものと評価される。この時期において，日本においてもこのような世界的状況を踏まえ，多様な価値観を反映させた，生命倫理に関する総合的な研究を目指す新たな学会を設立し，この分野の知見の一層の深化と拡大を計り，また，世界諸国におけるこの分野の研究との交流を促進することが緊要であると思われる。しかし，そのためには，医学，生物学を中心とする，いわゆる生命諸科学のみならず，哲学，倫理学，法学，経済学，社会学，宗教学，文化人類学など生命に係わるさまざまな学問の幅広い参加と，さらにその社会的適用に係わる，政策，行政などの社会的実践をめぐる方法論の開発と，また，その適切な評価の基準に関する学問的研究とが，同時に要請される。このような理解と判断のもとに，これら諸領域に広くまたがる学際的にして総合的な研究組織として，われわれはここに『日本生命倫理学会（The Japan Association for Bioethics）』の設立を提案し，志を同じくする多数の研究者の参加を希求するものである」と記された。

　日本生命倫理学会設立発起人代表は，青山学院大学坂本百大名誉教授であり，

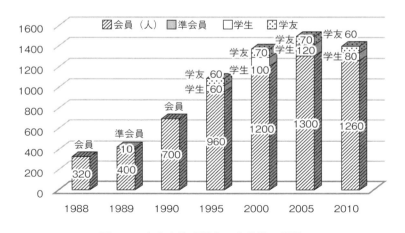

図1　日本生命倫理学会　会員数の推移
日本生命倫理学会事務局より資料提供（2017年9月12日時点）

序章　総　論　*13*

日本生命倫理学会設立準備会は，青山学院大学坂本研究室内に置かれた。当時発起人は，第1分野（医学，生命科学，科学技術領域）178名，第2分野（哲学，倫理学，科学思想史）55名，第3分野（法学，経済学）48名，第4分野（社会学，宗教学，文化人類学，その他）39名，合計320名であり，1991年第1回役員選挙が開催された。代表理事は，京都大学星野一正が選出された。日本生命倫理学会会員数は，正会員・準会員（学生，学友含）共に増加（図1参照）した。

　今日では，全国規模の学術集会のみならず，北海道から九州・沖縄に至るまで，定期的な研究会が開催され，臨床現場の抱える倫理問題や病院管理上のリスク問題，さらには専門職者としての行動規範を考究する場が増えてきている。

## 5. バイオエシックス教育・研究の海外情報

　1993（平成5）年頃には，初代日本生命倫理学会代表理事であった星野一正は，京都大学医学部退職後，京都女子大学宗教・文化研究所『国際バイオエシックス研究センターニューズレター』を通して，「生命倫理の勉強へのお誘い―新しい生命倫理学（バイオエシックス）に興味のある方々へのお知らせ」として，オーストラリア Monash University の Center for Human Bioethics の指導者である Dr. Peter Singer と Dr. Helga Kuhse と協力して，「日本人のためのバイオエシックスについての集中講義によるオーストラリアでの合宿研修」プログラム企画を行った。当時，Dr. Helga Kuhse は，「死の権利協会世界連合」の会長であり，日本では，インフォームド・コンセントの法理の現況さえ十分に論じられていない頃に，新鮮な取組であった。星野一正は，1993年度には，第3回日米医学功労賞を受賞し，東京都庁第一庁舎会議室で開催された第8回国際バイオエシックスシンポジウム案内，テーマ：生命倫理の観点から世界のエイズ問題を考える等，国内における国際バイオエシックス教育・研究活動を主催した。

　また，同じ頃，早稲田大学人間総合研究センター・バイオエシックス・プロジェクト（1988年に活動を開始）発行，国際 BIOETHICS NETWORK は，早稲田大学木村利人教授による21世紀に向けてのバイオエシックス―1994年国際医学団体協議会（CIOMS）と世界保健機関（WHO）によるアテネおよび

コス島での国際会議，テーマ「健康政策，倫理，人間の価値観」を掲げ，バイオエシックスを論議の焦点とした最初の国際会議に出席した報告を始め，当時，ジョージタウン大学ケネディ倫理研究所 Visiting Fellow であった大阪市立大学土屋貴志准教授の女性障がい者の国際リーダーシップフォーラム（International Leadership Forum for Women with Disabilities）参加報告など，若手研究者の学びを国際会議レポート紹介の場とした。また，海外研究者，看護の倫理：ケアの役割，ジョージタウン大学医療センター臨床バイオエシックス研究所 Prof. Carol Taylor など，医療と同様に，看護においても，倫理は長い間，関心であり，そのことは，倫理綱領および倫理的諸問題に関する著作や教育に反映されていること，また，バイオエシックスが誕生したことで看護師は，他のヘルスケア専門家と共に，現在のヘルスケアが直面している倫理的課題に新たな形で応じなければならなくなった。看護師は，アドボカシーとしての役割を果たしている。

　国際バイオエシックス会議情報には，国際バイオエシックス学会（IAB）の総会ニュース，国際医科学団体協議会（CIOMS），ジョージタウン大学ケネディ倫理研究所が開催している集中講義，1. バイオエシックス上級コース（ABC），テーマは，バイオエシックスにおける理論と方法：原則主義とそれに対する批判。2. バイオエシックス集中コース（IBC: Intensive Bioethics Course），テーマは，バイオエシックスの基礎と応用の理論を研究所のスタッフの講義やグループ討議により集中的に学習する，医学，哲学，宗教，法学などの専門家の為のコースとして，世界的に知られ，その内容も極めて高度。3. 歯科医のためのバイオエシックス集中コース（IBCC），アメリカ歯科学会および歯科専門家倫理ネットワークとの共催で，アメリカ歯科大学協会および西ヴァージニア大学歯学部の協賛。歯科学教育，エイズと歯科治療のバイオエシックスなど，歯科学における倫理をとりあげ，具体例を用いて講義やグループ討議を行う事が，紹介された。

　2004 年 1 月 17 日，西早稲田キャンパス国際会議場「井深大記念ホール」では，木村利人教授最終講義「バイオエシックスの出発」が，早稲田大学人間科学部主催で行われた。人間科学部 1 回生中川菜穂子作成の 11 分の英語版ビデオ「光の人（2001 年製作）」上映後，アメリカの Freedom of Informat Act に

よって得られる映像を，中川が入手して編集して作った経緯と共に，人間科学部木村ゼミの卒業生が，さまざまな仕事で活躍していることが紹介された。当時，木村利人は，ジョージタウン大学の Kennedy Institute of Bioethics 研究プロジェクト・ディレクター並びに，医学部客員教授であった事から，早稲田大学木村ゼミ生は，ジョージタウン大学との交流を持ち貴重な学びの体験を得た。

---

米国死生学財団，生命の質研究日本センター
　医学博士　星野一正先生
　貴殿の国内・国際的，専門的・一般的，かつ教育的にして人道的であり，きわめて影響力の大きい功績に対する 1993 年度第 3 回日米医学功労賞，本賞は，斯界に認められた以下の分野における博士の優れたご貢献を讃えてのものである。
　　　・国内および国際的な医療研究活動
　　　・バイオエシックスおよび死生学の研究活動
　　　・国内および国際的な人道的な共同研究
　　　・日本の医学およびそれに関連する分野の専門家教育の向上
　　　・医療に関して日本の社会が必要としている事柄に対する奉仕
　　　・バイオエシックス関連論文の著述・編集・出版
　　　・生と死をめぐるバイオエシックスの諸問題について人々への紹介および報道機関を介しての的確な広報活動
　　　・バイオエシックスの研究・教育およびケアのあり方に関する活発な組織的活動
　　　・日本や世界における人々の生命の損失，悲嘆や苦痛からの救い
　　　・「生命の質研究日本センター」および「全米死生学財団」への協力ならびに貢献
　　　　　　　　　　　　　　　　＊＊＊
　「米国死生学財団」理事長
　「生命の質研究日本センター」事務局長　オースティン H. カッチャー
　贈呈式：1993 年 9 月 22 日　米国ニューヨーク市

　出典：京都女子大学　宗教・文化研究所国際バイオエシックス研究センター
　　　　ニューズレター第 10 号，1993 年秋，5 頁より

## 6. 海外研修：ジョージタウン大学ケネディ倫理研究所

　ジョージタウン大学ケネディ倫理研究所の主催する集中講義は，2014 年には，40 回目となった。IBC（Intensive Bioethics Course）コースは，例年，ワシントン D.C. において最も気候の良い 6 月に開催される。1999 年，June 12-17 では，哲学者 Prof. L. Beauchamp と宗教研究部門の専門家である Prof. James. F. Childress 共著「Principles of Biomedical Ethics（Fourth Edition」が，教材として配付された。この書籍は，1997 年，日本でも安永幸正教授・立木教夫教授によって第 3 版の監訳がなされ，2009 年，立木教夫・足立智孝により，第 5 版の監訳本が，出版されている。個人研究室からインターネットを通して BIOETHICS- LINE にアクセスすると，必要な知識の補充も可能であったが，IBC 参加者には，「BIOETHICS Thesaurus,1999 Edition 」が配付された。現在も，IBC は開催され，世界中の Bioethicist が研鑽を積んでいる。米国のみならず，ヨーロッパにおいても，集中講義が開催されており，若手研究者の研鑽を積む機会となっている。

（丸山マサ美）

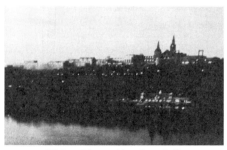

写真　ジョージタウン大学

〔参考資料・参考図書・参考文献〕
1. フーフェランド著／杉田成卿訳／杉本つとむ解説『医戒－幕末の西欧医学思想－』現代教養文庫 740，社会思想社，1972（昭和 47）年 1 月
2. 岡村昭彦『訪問インタビュー』NHK，1984 年 9 月
3. 土屋貴志，医療倫理学（第 2 版），pp.16-17, 中央法規，2004 年

4. Reich, Warren Thomas (ed.). Encyclopedia of Bioethics, Vol.3. The Free Press, 1995, p.1498.

5. Rihito Kimura, Medical Ethics, History of South and East Asia, IV. Japan. B. Contemporary Japan: Medical Loyalty to State and Authority in Stephen Post (ed.), *Encyclopedia of Bioethics, 3rd edition*, Macmillan Reference USA, 2004. pp.1707-1708.

6. Rihito Kimura, Japan, Bioethics in: in Bruce Jennings (ed.), Bioethics Vol.4, Gale Learning, 2014, pp.1757-1760.

7. 日本醫事新報 No.3055, お茶の水だより―医学哲学・倫理学会の誕生, p.123, 1982 年 11 月 13 日.

8. 京都大学医学部退職後, 京都女子大学宗教・文化研究所『国際バイオエシックス研究センターニューズレター』第 10 号, 1993 年第 3 回日米医学功労賞受賞の報告. pp.3-5, 1993 年

9. 国際 BIOETHICS NETWORK No.25, 1997, p.22, 国際会議レポート 2, 女性障がい者の国際リーダーシップフォーラムに参加して, 大阪市立大学教員, ジョージタウン大学ケネディ倫理研究所 Visiting Fellow　土屋貴志

10. 国際 BIOETHICS NETWORK No13,1993,p.10, 国際バイオエシックス会議情報, 木村利人

11. 国際 BIOETHICS NETWORK No13, 1993, p.3, 看護の倫理：ケアの役割, キャロル・テイラー

12. 安永幸正・立木教夫監訳, 生命医学倫理 (Principles of Biomedical Ethics, THIRD EDITION) 成文堂, 1997

13. 立木教夫・足立智孝監訳, 生命医学倫理 (Principles of Biomedical Ethics, FIFTH EDITION) 麗澤大学出版会, 2009

14. 丸山マサ美, 21 世紀に向けての看護倫理教育の展望―ジョージタウン大学倫理研究所 IBC に参加して―, 看護研究 第 32 巻第 4 号, 1999 年 8 月

15. 生命倫理の再生に向けて, 西日本生命倫理研究会編, 青弓社, 2004 年 4 月

16. 東野利夫, 汚名―九大生体解剖事件の真相―, 文春文庫, 1985 年 3 月

17. 上坂冬子, 新版「生体解剖」事件, PHP 研究所, 2005 年 8 月

18. 熊野以素, 九州大学生体解剖事件, 岩波書店, 2015 年 4 月

19. 九州大学第一外科百年史, 九州大学医学部第一外科同門会, 2005 年 10 月

20. RG331, UD 1189,Box 927,Fu-256:Kyudai Vivisection, ATIS 21297, F4256

# 第1章 バイオエシックス教育

## 第1節 高校におけるバイオエシックス教育の意義と実際

### 1. なぜ高等学校で倫理教育なのか

#### 1) はじめに

そもそも，なぜ高等学校で倫理教育なのか，と思われる方は多いかもしれない。高等学校における倫理教育の発端は，自然科学研究の広がりにある。これまでにも，特定の高等学校では，放課後の部活動で自然科学研究が行われてきている。現在では，授業のカリキュラムに課題研究が組み込まれ，放課後の部活動とリンクさせる形で，アクティブラーニング教育の一環として，多くの学校が自然科学の探究活動に取り組んでいる。さらに，文部科学省の肝いりで平成14年（2002年）から始まったSSH（スーパーサイエンスハイスクール）事業によって，探求活動の幅も質も飛躍的に向上した。日本学生科学賞やJSEC（Japan Science and Engineering Challenge）をはじめとする，多くの研究論文大会が開催されるようにもなった。研究のテーマは多岐にわたる。身近な自然現象に不思議さを感じ，その原因を解明しようとするものだが，SSH指定校を中心に，連携する大学や専門研究機関でX線分析装置などを活用するなどの例も多くみられるようになってきた。そのような状況の中，科学研究における倫理教育が行われることなく，その必要性が認識されることすらなかったといってよい。平成26年（2014年）に，STAP細胞問題が世間をにぎわせたことが，高等学校の科学研究の指導者に科学倫理問題を強く意識させる契機となったように思われる。科学者として身につけなければならない基本的な知識と技能，そして倫理観の育成は，盛んに行われるようになった高校生の科学研

究においても必要である。

　医歯薬看護系に進学する生徒を中心に，高等学校の授業（主に課題研究）で生命倫理や科学倫理の学習内容にふれたことがある者は，近年急激に増えている。大学の推薦入試の面接でも，高等学校時代の研究の取り組みについて発表させると，多くの学生が移植医療や出生前診断といった生命倫理の内容を取り扱ったと答えるようである。筆者が知る研究テーマには，臓器移植や治験に関するものが少なからず含まれている。しかし，彼らが生命倫理に関してどの程度の知識と理解があるのかを考えると，大きな疑問がある。これらの内容は，踏み込めば踏み込むほど倫理的側面がクローズアップされるはずなのだが，どこか他人事のような表面的な理解にとどまっている感は否めない。

　生命に関する研究に限らず，どのような科学研究であっても，倫理問題は存在する。筆者は，倫理教育の遅れに強い危機感を抱いていた，おそらく数少ない指導者のひとりである。かつて筆者が勤務していた高等学校の敷地内に静置されていた石棺を，岩石鉱物学的に研究しようと考える班があった。生徒は，現代人にとってその石棺がどの程度の大きさなのかをわかりやすく示そうと考え，石棺の中にひとりの生徒が横たわって写真を撮り，それを論文に掲載してコンテストに応募しようとした。このような写真は国際的な倫理規定から，論文に使用してはならないことになっているため，差し替えをするように指示を受けた。この例にみるように，すべての科学研究において，倫理問題を理解させることが必要である。問題は，科学研究活動における倫理的側面を指導することができる指導者が少ない現場がほとんどであり，その結果，倫理的視点の重要さを認識していない高校生の研究がまだまだ目につくことである。筆者があちこちの学校現場に招かれて倫理教育の重要性を説明し，指導内容とその方法について議論を重ねる中で，ようやく倫理教育の重要性が認識されるようになってきている。もはや，高等学校の段階で倫理問題を含む内容について扱っているのであれば，科学倫理教育も実施すべきであることは議論の余地がないところであろう[1]。一方で，第一線の学術研究機関である大学ではどうであろうか。生命を扱う医学系の大学での倫理教育は充実しているのであろうが，理学や工学などの大学生にも，きちんとした倫理教育を受ける場と機会が与えられているのだろうか。

## 2) 筆者が指導する高校生の科学研究

筆者が指導する高等学校では，科学研究を以下の方針で実施している。

1. 特別な機器を用いずに発想と工夫で先端的な学術研究を行う（理屈が理解できない高度な分析装置は大学等に進学してから用いればよい）。
2. 研究で得た成果を地元の児童や小中学生に伝える教育活動を行う。
3. 研究成果を地元企業や行政等に提供して，地域産業や地域住民の安全安心に貢献する。

課題研究や部活動は，学校教育上，生徒が成長する最も重要な領域であり，教師の指導力が最も問われる領域でもある。高等学校の授業で扱う内容は，すべてに答えがあり，正しい答えにどのように到達するのかが教育される。しかし，科学研究は，答えがあるのかどうかもわからず，したがって答えに至るためにはどのような実験や観察をすればよいのかも，その「正解」はだれにもわからない。指導者はただ，科学研究の基礎的な手法や倫理的な問題を指導することしかできないのである。授業で，問題の解き方を生徒に質問されて答えられない，というのとは根本的に異なる活動である。それだけに，倫理的な問題をきちんと押さえておく必要がある。

科学倫理の学習の目的は次の4点である。

1. 将来科学者を志望する生徒が，社会や自然の中で科学のあるべき姿について考察し，科学者としての資質を養う。
2. 科学技術の革新がもたらした身体，生命，環境に対する影響を倫理的側面から学習する。
3. 法と倫理のありかたについて考察する。
4. 近年の先端技術を理解し，科学者の新しい役割と将来像について考察する。

自然科学には，技術的に「できる」ことだからといって，熟慮せずに実行してしまうと大変なことになるものがある。科学者の言動は社会に大きな影響を与えるものであり，必要な適性・資質としての専門的知識や技能ばかりではなく，社会との関わり方について，科学者・技術者としての深い倫理観を身につける必要がある。また，科学者に限らず，正しい知識を持ち，複眼的視点をもって，自らきちんと判断することができる社会人を育成することが科学倫理の授業の目的である。

筆者が指導する自然科学の研究テーマは，数学から地学，環境，生命倫理まで幅広い。これまでに指導した研究テーマの中には，「731部隊と私たちの生活」や「脳死心臓移植の倫理的考察」などといったものがあった。研究が高度に専門的になり，生徒の将来の希望が研究に向かうにつれて，自然科学研究に関する倫理問題を避けては通れなくなる。このようなことから，学校設定科目として課題研究をおこなう際や，放課後の科学研究の際に，生命倫理の学習をおこなう時間を確保する必要があるのである。筆者は，自らテキストを書き，チームティーチングによって実施するようにしている。

## 2. 具体的な取り組みの内容とその進め方
### 1) 具体的な生命倫理の指導方法

ここでは，筆者が開設した学校設定科目「科学倫理」の具体的な指導について紹介する。授業や部活動で科学研究が本格的に始まってしまう前に，研究とは何か，論文とはどういうものか，実験や観察を行う上で留意すべきことは何か，そのまとめかたとポスターやパワーポイント画面の作成方法，等に加えて，倫理的側面についてきちんと学習させることが必要である。そのため，1年生のはじめから，総合的な学習の時間や探究活動の時間を利用して（週1単位），定期的に科学倫理を学ぶ。授業は筆者を中心に，理科，公民科，情報科，英語科などと連携して進め，日常生活や社会との関連を広範囲な視点でとらえ，教育内容から生徒に対するコメントに至るまで，複数の異なる目でチェックしながら進める。授業の内容や進め方については，専門家の指導を仰ぐ。テキストとして，筆者がまとめた「科学倫理」（全420ページ）を使用する[2]。このテキストは，後述するように，道徳と倫理はどう違うのかの説明に始まり，最近の事件や事故などを可能な限り客観的に複数の視点で扱っており，それぞれの事柄に対する筆者のコメントなどは含まれていない。客観的事実を正確に生徒に伝えることによって，生徒各自の判断を待つことを目的としてまとめたものである。そもそも，倫理的問題は自然科学の研究とよく似ていて，いわゆる「答え」がないため，どう考えるかという思考の過程が重要である。

## 2) 科学倫理の学習内容

テキスト「科学倫理」で扱うテーマは多岐にわたっており，それらの中から生徒の実態や，研究内容に応じた部分を選択的に取り扱う。「科学倫理」の目次は，概ね次のようなものである。

①自然科学の歴史概説と科学倫理，②倫理，道徳とはなにか，科学倫理とはなにか，③科学の客観性と倫理，④論文捏造とデータ改竄，⑤社会と科学〜科学者の社会的責任と科学を取り巻く社会の変遷，⑥生命の神聖とはなにか，⑦優生学の歴史と自己決定権，インフォームド・コンセント，⑧デス・エデュケーション，⑨医療事故，⑩動物の権利，⑪戦争，テロと倫理，⑫731部隊と東京裁判，ハバロフスク極東軍事裁判，戦後のアカデミズム，⑬原爆の知，⑭環境問題の倫理的思考，⑮コンピュータ（情報）と集団の責任，⑯東日本大震災と原発事故，⑰日本学術会議の声明「科学者の行動規範について」，⑱生命倫理に関する具体的事例（脳死・臓器移植・胎児・新生児の移植医療・中絶とパーソン論・植物状態・ヒトクローン・ES細胞とiPS細胞・障がい者・体外受精と人工授精・出生前診断・リビングウィルと安楽死・尊厳死・自殺幇助・薬害エイズ問題・癌とエイズの告知・赤ちゃんポスト・ハンセン病・動物実験・STAP細胞問題），⑲生命倫理と法律の具体事例（人工授精と体外受精・受精卵の法的地位・夫婦間配偶子を用いるAIH・第三者から配偶子提供を受けるAID・遺伝子技術の応用と人権・遺伝子組換えの安全性と人権上の問題・バイオ食品への展望・遺伝子治療への展望・刑法堕胎罪規定と母体保護法・出生前診断と障がい児・優生保護法と母体保護法・男女産みわけの是非論・赤ちゃん斡旋事件と特別養子制度・人体実験と新薬開発臨床試験・性同一性障がい者の戸籍性別・覚せい剤事犯と捜査方法・血液製剤とエイズ禍・医療過誤と医薬品および食品被害・高齢化社会・老人福祉法と老人保健法・エホバの証人と輸血拒否・ハンストと強制栄養補給・臓器移植の法的論点・自殺と現行刑法）。

## 3) 科学倫理の具体的な活動内容

筆者が実施している科学倫理の授業の年間指導計画を表1-1に示した。

まず，研究活動や研究論文に関する基本的な事項や倫理的側面を丁寧に説明する。倫理観の育成には，複眼的視点をもつことと，論理的思考が重要であることを，具体的事例を挙げながら説明し，生徒どうしでも議論させる。たとえ

表 1-1　年間指導計画

| 期間 | | 指　導　内　容 |
|---|---|---|
| 第1学年前期 | 4月 | 1　倫理を問う<br>　(1) 倫理とは何か<br>　(2) 道徳の根拠<br>　(3) レポートの作成 |
| | 5月 | 2　科学の倫理が問われている<br>　(1) 科学に関わる問題群と，問題解決者としての科学者<br>　(2) 科学の歴史と現状<br>　(3) 行動規範の根拠としての開いた学術<br>　(4) レポート作成 |
| | 6月 | 3　法と倫理<br>　(1) 暫時的対応としてのガイドライン<br>　(2) 国民的コンセンサス<br>　(3) 法を構成する規範性と判断根拠<br>　(4) 法と倫理の間の道筋<br>　(5) レポート作成 |
| | 7月 | 4　生物学の視点から見た倫理<br>　(1) 生命操作のテクノロジー<br>　(2) 脳死・臓器移植，体外受精，代理母，遺伝子治療，クローン技術など<br>　(3) 生命は所有できるか<br>　(3) 当事者とは誰か |
| 第1学年後期 | 9月 | 第1回「科学倫理」生徒事例研究会発表会「生命倫理」<br>　(1) パワーポイントによるプレゼンテーション<br>　(2) レポート作成<br>5　物理学の視点から見た倫理<br>　(1) 物理化学のテクノロジー<br>　(2) 当事者とは誰か |
| | 10月 | 　(3) レポート作成<br>6　科学の方向をきめるもの<br>　(1) 科学者の新しい役割とは何か |
| | 11月 | 　(2) 科学の行方を決めるものは何か<br>　(3) 日本学術会議の成り立ちと未来 |
| | 12月 | 　(4) プレゼンテーションとレポート作成<br>第2回「科学倫理」生徒事例研究発表会「物理倫理」「社会倫理」<br>　(1) ポスターによるプレゼンテーション<br>　(2) レポート作成 |
| | 1月 | JT生命誌研究館を訪問し講演を聴く<br>　「生命倫理と生命誌」（中村桂子館長）<br>7　各自の進路希望（職業希望）の倫理<br>　(1) 進路を考える<br>　(2) 研究・職業に内包される倫理観 |
| | 2月 | 第3回「科学倫理」生徒事例研究発表会「進路に応じた倫理」<br>　(1) 論文の執筆<br>　(2) 論文の相互評価 |
| | 3月 | 8　課題研究<br>課題の発見と調査・研究<br>プレゼンテーションとレポート作成 |

ば，原子爆弾の投下によって多くの犠牲者が出た責任は科学者にもあるのか，といったテーマで議論させると，殺戮兵器とわかっていながら開発したのだから当然ある，兵器とわかっていても開発を拒むことはできなかったのではないか，開発に携わることによって研究者にもある種の高揚感があったのではないか，生命の尊厳よりも自らの研究欲が勝ってしまったのではないか，投下したのは政治の責任ではないか，などさまざまな意見が出され，熱を帯びた議論となる。生徒の意見はさまざまであるが，彼らに共通しているのは，科学者は社会から乖離した世間知らずの存在ではいけないという思いと，正しい判断ができるように正しい知識が必要だ，という点である。脳死段階での臓器移植についての議論でも同じである。議論していく中で生徒は，自分たちが判断に必要な正しい知識をもっておらず，マスコミや周囲の意見によって自分の考えが影響されていることに気づく。賛成か反対かを問われても，自分で判断することができず，アンケートの質問のしかたに誘導されて答える傾向が強いことに気づくのである。

　その後，研究にはどのような領域があるのかを調べさせ，取り上げたいテーマを絞り込ませる。そのテーマについての先行研究論文を調べ，自らの興味が研究として成立するかどうかを判断させる。希望する研究テーマが近い生徒によって5名程度からなる班を編制し，その後の活動は班単位とする。予備調査を行い，さらにテーマを絞り込んでいく。実験や観察を行ったり，取材をしたり，アンケート調査を行う。その内容については，事前に教師と打ち合わせをして十分検討する。その後，それらをもとに徹底した討論を行う。

　研究した内容は，年間3回実施する研究発表会で発表させ，互いに議論させる。第1回目は口頭発表，第2回目はポスター発表，第3回目は論文発表である。第1回目と第2回目の発表会については，それぞれの発表の機会ごとにテーマを変え，新しく班を編制する。特に第3回目の論文発表は，生徒ごとの進路に応じた内容やテーマで，ひとりひとりが論文を書く。毎回の発表内容は要旨にまとめ，事前に公開して，発表当日の議論が活発におこなわれるようにしておく。発表会の1週間前までに，発表内容をまとめた要旨とパワーポイント画面やポスターを提出させる。倫理問題に正しい結論はないが，人権問題に抵触するような内容や表現がないかを複数の目で確認しておく必要があるためである。

問題があれば，生徒に修正を求める。発表会の中で問題を含む発言があれば，すぐに教員が指摘する。そのためには，教員の高い人権意識が求められる。

(a) 第1回：口頭発表会（9月）

科学倫理を学び始めて半年しかたっていない時期で，まだ倫理的な醸成は期待できないが，具体的な研究が始まった中で倫理問題を指摘するよい機会である。初めての発表会のため，互いの批判に終始しやすいので，指導者は注意を要する。ある学年の具体的なテーマは，ヒト・クローン，731部隊，ES細胞，動物実験，安楽死と尊厳死，死刑，を扱うものであった。パワーポイント画面の一部を例として図1-1に示す。発表会の開催案内は本校職員ばかりではなく，他校の教員や地域住民らにも出して，参加を呼びかける。発表8分，質疑応答5分，評価用紙の記入と展開2分で実施する。生徒相互の評価に加えて，その後の研究活動に生かすために，来場者にも評価用紙の記入を依頼する。「とてもよかった」などの漠然とした印象ではなく，具体的に書くように指示する。また，「わたしはそう思わない」など，自分の意見との関係のみに終始しないように注意する。

(b) 第2回：ポスター発表会（12月）

第2回目の発表会は，広い場所が確保できる大講義室で実施する。第1回目の発表会と同様に，本校職員だけではなく，外部の教員や地域住民にも案内をする。進行は，奇数班と偶数班に分かれ，発表8分，質疑応答5分，評価用紙の記入と展開2分とする。2回目ということもあり，活発な議論が展開される。評価の方法は第1回発表会と同じである。ある年の発表テーマは，生物兵器，

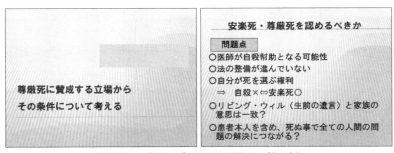

図1-1　パワーポイント画面の一部の例

# 性同一性障がい者における性別適合手術に条件付きで賛成する

9班　32番

**動機**

・生まれながらの性を変えることは治療法として倫理的に許されるのか疑問に思ったから。

・また性別適合手術は性同一性障がいの治療法として、絶対的に良いことなのか、疑問に思ったから。

→現在日本で行われている治療に即して考えを述べていく。

**用語説明**

1．性同一性障がいとは
自分の"生物学的性"について認識しているものの、それとは反対の性に対して強く持続的な同一感、自分の性に対する持続的な不快感、性役割についての不適切感を持ち、臨床的に著しい苦痛または、社会的、職業的または他の重要な領域における機能の障害を引き起こしているもの。（性同一性障害.GID診断ガイドラインより）

2．性別適合手術とは
性別の不一致、性同一性障がいを抱える者に対し、当事者の性同一性に合わせて外科的手法により形態を変更する手術療法のうちの、内外性器に関する手術。

**治療の流れ**

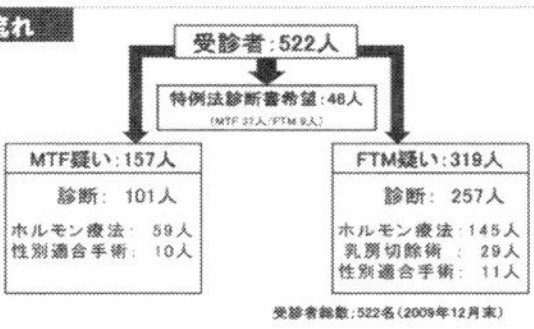


図1　診断と身体的治療の適応判定

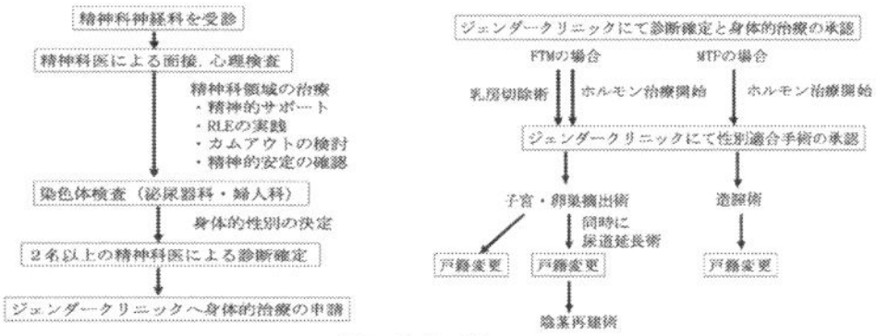


図2　治療の流れ

（図1…第106回日本精神神経学会総会　図2…岡山大学病院より）

・受診者全員が性同一性障がいと診断されているわけではない。
・性別適合手術は治療の中でも最終段階の処置であることから、個人の症状、意思により手術を受けるかどうか判断しなければいけない。
・手術をすると、もとの身体に戻ることができない。

→ 十分な検査、インフォームド・コンセントが必要

**手術の現状**

| | |
|---|---|
| ・日本で公的に手術できる病院が少ない<br>→性別適合手術まで一貫した治療が受けられる施設は2009年6月現在、3つの大学病院しかない | 一貫して治療できる病院を増やすことが必要 |
| ・手術を受けた患者の中で自殺者がいる<br>→術後の成績で10～15%のものに、手術上の問題や後悔、また自殺も0.8～2.1%認められる（埼玉医科大学病院） | 十分な検査、カウンセリングが必要 |
| ・手術成績の問題<br>→手術成績でよかったものが 60～80%（埼玉医科大学病院） | 手術そのものの精度を上げる必要がある |
| ・生殖機能が備わっていない | 生殖機能がないことで、苦しむ患者がいることは否めない<br>しかし生殖機能が備わると生命の尊厳が損なわれると考える |
| ・手術を受けられるのは、18歳以上である | 自認する性が、これからも変わらないとは限らない |

**結論**

<u>性同一性障がい者に対する性別適合手術を病気の治療法として賛成する。</u>

条件として・生殖機能がないこと。
　　　　　・十分なインフォームド・コンセントを行う。

課題として・性別適合手術を安心して受けられる設備を整える。
　　　　　・18歳未満の患者に対する治療法を検討する。

**引用文献**

埼玉医科大学病院／「性転換治療の臨床的研究」に関する審議経過と答申　http://www.saitamamed.ac.jp/hospital/douitu.html
性同一性障害に関する診断と治療のガイドライン第3版（2011年5月改訂）　http://www.jspn.or.jp/ktj/ktj_k/gid_guideline/gid_guideline_no3.html
性同一性障害者の性別の取扱いの特例に関する法律（平成十五年七月十六日法律第百十一号）　http://law.e-gov.go.jp/htmldata/H15/H15HO111.html
第106回日本精神神経学会総会　http://www.jspn.or.jp/journal/symposium/jspn106/pdf/ss175_180_bgsdng41.pdf
岡山大学病院ジェンダーセンター　http://www.okayama-u.ac.jp/user/hos/gendercenter.html

図1-2　生徒が作成したポスターの例

人工知能，核保有国の倫理，原爆投下，原子力発電，等を扱うものであった。図1-2に，生徒が作成したポスターの例を示す。

（c）第3回：論文発表会（2月）

第3回目は，生徒それぞれがその時点で考えている将来の職業に関する倫理問題を研究して，論文にまとめて発表する。学術研究論文の体裁をきちんと守った論文にするため，フォームについての指導も入念におこなう。論文を書く前にフローチャートをまとめ，複眼的視点で考えて自らの主張に齟齬がないかどうか，自らの主張が事実に基づいた説得力のあるものになっているかどうかを慎重に検討させる。提出された論文は，複数の指導者が目を通し，人権問題に抵触する内容や表現がないかどうかをチェックする。それらは論文集として発行し，関係する学校等に配布する。その際には，著者名は白抜きとする。ある年の研究論文の例を図1-3に示す。

### 4）科学倫理の授業の評価と検証

研究活動に関する評価は簡単だが，内容に関する評価は難しい。平素の研究活動に関する評価は，次の項目で，生徒相互と指導教員によって行う。①関心や意欲をもち，積極的に授業を受けていたか，②自ら課題を発見し，探究することができたか，③研究の成果を論理的に表現できたか，④プレゼンテーション能力はあるか。口頭発表会やポスター発表会では，以下の6点について5段階で評価する。①内容は，具体的な根拠に基づいているか，②複眼的視点に立って論理的に議論されているか，③引用文献と自らの主張が混在していないか，④主張（結論）がわかりやすいか，⑤ポスターやパワーポイント画面に工夫はあるか，⑥説明の口調は聞き取りやすいか，⑦的確な質疑応答がおこなえるか。論文については，①内容は，具体的な根拠に基づいているか，②複眼的視点に立って論理的に議論されているか，③引用文献と自らの主張が混在していないか，④様式をきちんと踏まえているか，である。

このような授業を通して，生徒が獲得した能力について検証を行うと，大学等に進学して以降のさまざまな分野の研究活動で大きな力となっていることがわかる。また，社会人としてさまざまな社会問題に接する際に，論理的に判断するための基礎的な力となっている。生徒自身の感想には，①これまで何気なく見聞きしていたテーマでも，視点を変えることでさまざまな議論の余地があ

## 遺伝子組み換え技術使用の危険性

### 要　旨

　ヒトは遺伝子組み換えをしたことによって何がどう変化するのか事前に知ることはできないため，ヒトが遺伝子組み換え技術を使用することは危険である。しかし，この技術はすでに遺伝子組み換え食品に利用されている。遺伝子組み換え食品を食べることによって引き起こされる可能性のある悪影響は，植物の他家受粉が起こってしまうと二度となくなることはないものである。遺伝子組み換え食品は，本来その食品にはないアレルゲンを含んでおり，アレルギー反応を引き起こす可能性があると考えられる。
　しかし，この食品を避けることは困難であり，気づかないうちに遺伝子組み換え食品を摂取しているかもしれない。ヒトはその食品をある程度摂取しなければアレルギー反応を起こさないため，将来多くの人が遺伝子組み換え食品にアレルギーを示すようになる可能性がある。遺伝子組み換えの技術は食品を危険なものに変えてしまう。遺伝子組み換え技術の使用には危険性が含まれている。

キーワード：遺伝子組み換え　遺伝子の沈黙　遺伝子の活性化　遺伝子の破損　アレルギー

### 1. はじめに

　納豆のラベルには，「大豆（遺伝子組み換えでない）」という表示がある。筆者には，わざわざこの表示をする理由がわからなかった。遺伝子組み換えをおこなうことが危険だから，安全であることを示すためにこの表示があるのだろうか。それとも，遺伝子組み換えをおこなっていない大豆には問題があるのだろうか。

### 2. 遺伝子組み換え技術の問題点

　遺伝子組み換えの技術はすでに確立されている（図1）。はじめに制限酵素を使ってDNAを切断し，他の生物に組み込みたい遺伝子Aを取り出す（ウィトコウスキーほか，2002）。次に，遺伝子Aを別の種の生物の細胞に濾ぶ。遺伝子Aを目的の細胞まで届ける方法は2つある。ひとつは，ベクターという遺伝子の運搬体を用いる方法である。もうひとつは，遺伝子をまぶした金属粒子を高圧ガスで細胞内に撃ち込む方法である（スミス，2004）。遺伝子Aが目的の細胞に運ばれると，目的の細胞のDNAに，遺伝子Aが組み込まれる。ベクターを用いた場合は，遺伝子Aとともにベクターのも組み込まれる。この結果，他の種のDNち込む方法を用いた遺伝子組み換えの概Aをもつ遺伝子組み換え生物が誕生する。

　遺伝子組み換え技術のおかげで，品種改良よりも格段に早く新たな作物を作りだすことができる。

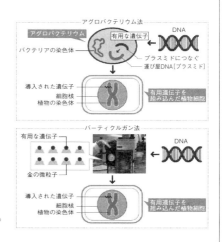

図1　プラスミド（ベクター）を用いた遺伝子組み換えの概念図（上）・遺伝子をまぶした金属粒子を高圧ガスで細胞内に撃念図（下）（日本モンサント社HP）

図 1-3　生徒が作成した論文の例

ることに気づいた，とか，②科学倫理の学習は，研究するときだけの話ではなく，生きていくうえで大変大切なものだと思う，といったものが目立つ。また，指導教員らの意見は，①当初マスコミの影響と思われる決めつけや，結論ありきの調査・研究がみられたが，知ることによって疑問を感じ，より思慮深くなっていった，②プレゼンテーションでは，互いに活発な議論が交わされ，回数を重ねるにつれてより核心に迫る鋭い指摘がおこなわれ，倫理観の醸成が目に見える形であらわれた，③可能な限りの客観性を保つ上で，チームティーチングは有効であった，④生徒がインターネットを利用する際には，偏った内容の情報が多くみられることに注意を促した，⑤生徒の議論の中では，人権問題に抵触する言葉が安易に用いられる場面もあり，指導する教師の側も常に生徒の言動に敏感に反応できる備えが必要である，などが多い。

　高等学校では，ロングホームルームの時間を使って人権教育がおこなわれている。科学倫理の授業は，科目の枠を越え，人権教育の中心的価値が与えられる。これは人権ホームルームにもつながり，議論は従来に比べて活発になり，その発言内容も，生徒自身の心と向き合ったものに変化したことを強く感じ取ることができる。学校の人権ホームルームでは，予期しない差別発言やカミングアウトに混乱する場面があるが，違いを違いと認めた上で互いに受け容れる姿勢が育っている。


## 3. おわりに

　高等学校での科学倫理教育は危険だ，という声がある。たしかに中途半端な方法で実施することは危険なのだろう。しかし，だからといって倫理教育から逃げていたのでは，高校生が大学に進学したり社会に出たりした際に，否応なしに出会うさまざまな問題に対処することはできず，自らの力で判断することができないという危機感をもつ。すでに高校生の段階で，これだけ科学研究がおこなわれるようになっている現実を考えれば，自然科学研究と科学倫理教育は表裏一体でなければならない。近年，このような科学倫理教育を課題研究の活動に取り入れる高等学校が次第に増えていることは，高等学校教員の危機感のあらわれなのではないだろうか。

（川勝和哉）

注）／引用文献
1) 川勝和哉「高等学校の探究活動における科学倫理教育─ 15 年間の実践例─」2019 年
2) 川勝和哉「科学倫理と自然科学」科学技術振興機構，2015 年


## 第2節　バイオエシックス原理の基礎と教授法の基本

　バイオエシックスの誕生は，米国の歴史にその背景がある。特に 1960 年から 70 年代にかけて，医療消費者運動を契機とし，公民権獲得運動や女性解放運動，自然環境保護，人権差別撤廃，消費者運動など，これまでに弱い立場にあった人々の権利獲得運動が大きく進展し，そのような時代背景の中で，「バイオエシックス」は，これらのさまざまな学問分野と連動し，超学際的な研究領域として発展してきた。

　生命倫理百科事典翻訳刊行委員会編『生命倫理百科事典（*Encyclopedia of Bioethics, 3rd Ed.*）』によると，1995 年『バイオエシックス百科事典（*Encyclopedia of Bioethics*)』が出版されたとき，編集代表者のウォレン・トマス・ライク（Warren Thomas Reich）は，その序論において，バイオエシックスは「学際的状況において，さまざまな倫理学的方法論を用いて行う生命科学と保健医療の道徳的諸次元──道徳的展望，意思決定，行為，政策を含む──に関する体系的研究」と定義した。

　バイオエシックス教育は，生命倫理百科事典が出版により，事物の本質をとらえる思考を助けることとなり，生命の始期・終期をめぐる課題，研究倫理，幹細胞，ゲノム医療，さらには，臨床倫理，先端医療の現状と課題について，あらゆる学問領域からの関心が集中している。


### 1. バイオエシックスの問題領域

　バイオエシックスの問題領域は，生命にかかわる広範かつ多岐にわたり，具体的には，以下の 5 つに分類することができる。

1. 生命誕生から生命終焉をめぐるさまざまなライフステージにおける医療提供者としての医療従事者（医師，看護師，保健師，助産師，放射線技師等）

と医療消費者としての患者との関係および医療をめぐる問題（bio- medical ethics）

2. 生命科学研究をめぐる問題

3. 人類を含む「生態系」および「環境」をめぐる問題（environmental ethics）

4. 人類の「生存」をめぐる問題（global bioethics）

5. 史料に見る生命の問題

バイオエシックス教育は，授業概要，キーワード，履修条件，履修に必要な知識・能力，到達目標（技能・態度・志向性）など授業計画に沿って実施されるが，特に，基本原理の共通理解と共に，事例討議，模擬患者演習，実習を通しての段階的学習は，倫理問題解決の糸口を得ている。

## 2. バイオエシックス原理の基礎と教授法の基本

哲学者トム・L・ビーチャムと倫理学者ジェイムズ・F・チルドレスは，『生命医学倫理（*Principles of Biomedical Ethics*）』において，「医療」と「社会」の道徳的原理について，基礎から応用まで詳細に解説した。第1章「結論」において，『四つの基本的原理群（自律尊重），無危害，仁恵，正義』アプローチと『プリンシプリズム』としだいに呼ばれるようになった立場と経緯について解説を加えている。ビーチャムとチルドレスは，共通道徳の出発点であり，医療の伝統とも言える以下の四つの基本的原理群について紹介し，また事例に条件を付加，事例の特定化（specification），バランス化（balancing）させることで，各事例における諸原理を検討しながら倫理問題を分析している。この理論は，1997年，書籍『生命医学倫理』として，永安幸正，立木教夫により紹介され，バイオエシックス原理の基礎を普及していった。

### 1）四原理

#### 自律尊重原理（Respect for Autonomy）

診療ならびに人を対象とする医学研究において，患者ならびに被験者の自己決定権を尊重しなければならない。インフォームド・コンセントとは，法的判断能力を有する成人には，患者が医師から説明を受けて，ある程度の危険性のあることも理解した上で，自主的に判断して，自分が受けたい医療を選択肢同

意することによって，合法的にその医療を医師が実施できるようになり，患者と医師との人間関係を信頼あるものにする法理である。また，患者ならびに被験者は，いつでも同意を撤回し，拒否する権限を有する（インフォームド・ディセント）。また，法的判断能力を有しない者（未成年者，または後見人・補佐人などが指定されている者）には，そのアドボカシーによる同意を得なければならない。さらには，法的判断能力を有しないが，理解し，判断する能力のある者には，できる限り，説明し，理解を得るようにしなければならない（インフォームド・アセント）。緊急事態においては，救命のため医師の裁量権が優先する。

### 仁恵原理（Beneficence）

医療者は，健康の増進回復，疾病予防，生命維持，苦痛緩和に最善を尽くさなければならない。診療ならびに人を被験者とする医学研究においては，利益を最大にし，起こりうる害・リスクを最小にしなければならない。患者利益の判断の際には，便益・効果とリスク・害・費用などを比較考慮するべきである。最善の医療を施すため，医療専門職者は，医療の知識・技術の向上に努めなければならない。

### 無危害原理（Non-maleficence）

医療者は，患者ならびに被験者等に危害・苦痛を加えてはならない。避けられない危害を伴う医療行為は，危害に優る利益を比較考慮して相当である場合に許容される。医学研究においては，被験者の予測される利益とリスク・負担とを事前に比較考慮しておかなければならない。

### 正義原理（Justice）

医療において，患者は人権，国籍，性別，社会的地位，能力などによって，差別されることなく，公平に扱われなければならない。医療を受ける機会は，誰にも公平に保障されなければならない。医療資源の負担と利益は，公平に配分されなければならない。大規模災害時の医療において，限られた医療従事者と医療資源を有効に利用するために，負傷者を重症度によって分類し，治療順位や搬送順位を決め，最大多数の最大幸福を目ざす。医学研究における被験者・集団・地域社会は，研究の負担と利益が公平になるような方法で選択されなければならない。社会的弱者である学生・判断能力を有しない者は，不当に

被験者の対象とされやすいことから，保護されなければならない。

　また，先に述べた事例に条件的条件を付加，事例を特定化（specification），バランス化（balancing）させ，各事例において，諸原理を検討させながら，建設的な議論を繰り返しながら，事例における倫理問題解決の糸口が紐解かれていく。

## 2）Group Discussion

　各テーマにおいて，また，各事例（DVD）討議（Small Group Discussion）を行うことは，バイオエシックス教育において，極めて重要な過程である。

　事例における，学生自身の考える倫理問題に優先順位をつけ，重要であると判断される倫理問題の選択理由や根拠について，考えを発表する。グループメンバーの意見と一致することもあれば，異なる場合もあるが，それらの意見から見えてくる価値概念や異なる価値概念を聴く姿勢は，意外な指摘への共感や感情移入といったスタンスの違いを知る機会となる。この場合，互いの意見を真摯に聴く姿勢が重要であり，相手の意見を理解しようと努力する能力が培われると共に，自分自身のスタンスと私見を述べ，他者にわかりやすく伝えることが求められる。

　学生の日常生活における生命・生活の関心事について，Brain Storming を行い，広く全体像を捉え，その課題を絞り込み，現状の理解と共に，取り組むべき将来を展望する。専門領域の課題を抽出する前に，広く議論を通して，全体像をまとめていく作業が非常に重要である。関心事に対し，自身の考えや想いに一致した価値概念やその根拠や理由を導き出すヒントとなった著書や文献を熟読し，見出した本質の抽出と共に，自分自身のみならず，同じテーマに対して関心をもつ学生の討論は，さらに課題の本質を深めている。

　この課題の倫理問題とは何か。倫理的感受性，価値概念は，学生同士が，互いに共感・理解し合うことができるか。また，価値概念と倫理的ジレンマ，専門職者の資質は，その態度形成に反映するか。具体例を通した自由討議が重要である。

　父権的温情主義（paternalism）を背景とした「医療者の倫理」が，「患者中心の医療」を支える「専門職のための倫理（professional ethics）」を実践するためには，例えば，医師には，どのような行動規範が期待されるか。学生は，

**表 1-1　プレゼンテーションスライド
　　　　内容構成（一例）**

| |
|---|
| 概要 |
| 背景・取り組みの歴史 |
| 現状の理解・応用（複数・多面的に） |
| 問題点 |
| 将来に向けて |
| 出典：参考図書・参考文献 |

自身の考えを整理し，レポートやプレゼンテーション（表1-1参照）を通して，学びを深めているが，実際，医療現場における不確実性や実践場面での対立について，事例を詳細に検討する訓練が必要となる。

　何が倫理的問題であり，何が優先順位の上位か，またどのように対処することがより良い問題解決とつながるか難しい問題である。日本では，白浜雅司が，Albert R. Jonsen, Mark Siegler, William J. Winslade, Clinical Ethics, A practical Approach to Ethical Decisions in Clinical Medicine, Introduction, The Four Topics Chart 基準を四分割法と紹介し，現在も事例における倫理的問題点を抽出する一助（表1-2・表1-3参照）とされている。

　バイオエシックスを学ぶ学生の動機は，さまざまであるが，医学生の場合，将来医師として独立した専門家（profession）になる前に倫理学的方法論を学んでおきたい学生が多い。また，臨床場面の倫理的課題は，事例や模擬患者演習を通した講義による学びとなる。一方，看護学生の場合，将来看護師して，医師の指示や医師の判断が誤った場合，看護師の独立した看護師としての専門家（profession）の態度とは，どのような態度であるか。また，具体的なケア場面において，患者の意思と家族の意思が異なる場合，どうすれば良いのか。また，家族の意思は，患者の意思をアドボケーターとして支援しているだろうかと言ったさまざまな倫理的判断を求められることになる。

　以上，木村利人ゼミノート（表1-4），ジョージタウン大学ケネディ倫理研究所 IBC（Intensive Bioethics course）教授法を中心に，これまでの筆者自身のバイオエシックス授業展開をまとめた。最も大切なことは，学生と講義担当者の双方向性授業であり，学生討議 SGD（Small Group Discussion），情報検索，

表 1-2　The Four Topics Chart

| Medical Indications | Preferences of Patients |
|---|---|
| The Principles of Beneficence and Nonmaleficence<br><br>1. What is the patient's medical problem? Is the problem acute ? chronic ? reversive ? emergent ? terminal ?<br>2. What are the goals of treatment ?<br>3. In what circumstances are medical treatments not indicated ?<br>4. What are the probabilities of success of various treatment options ?<br>5. In sum, how can this patient be benefited by medical and nusing care, and how can harm be avoided ? | The Principle of Respect for Autonomy<br><br>1. Has the patient been informed of benefits and risk of diagnostic and treatment recommendations, understood this information, and given consent ?<br>2. Is the patient mentally capable and legally competent or is there evidence of incapacity ?<br>3. If mentally capable, what preferences about treatment is the patient stating ?<br>4. If incapaciated, has the patient expressed prior preferences ?<br>5. Who is the appropriate surrogate to made decisions for an incapaciated patient ? What standards should govern the surrogate's decisions ?<br>6. In the pacient unwilling or unable to cooperate with medical teatment? If so, why ? |
| Quality of Life | Contextural Features |
| The Principles of Beneficence and Non-maleficence and Respect for Autonomy<br><br>1. What the prospects, with or without treatment, for a return to normal life and what physical, mental, and social deficits might the patient experience even if treatment succeeds ?<br>2. On what grounds can anyone judge that some quality of life would be undesirable for a patient who cannot make or express such a judgment ?<br>3. Are there biases that might prejudice the provider's evaluation of the patient's quality of life ?<br>4. What ethical issues concerning improving or enhancing a patient's quality of life ?<br>5. Do quality-of-life assessments raise any questions that might contribute to a change of treatment plan, such as foregoing life-sustaining treatment ?<br>6. Are there plans to provide pain relief and provide comfort after a decision has been made to forgo life-sustaining interventions ?<br>7. Is medically assisted dying ethically or legally permissible ?<br>8. What is the legal and ethical slatus of suicide ? | The Principles of Justice and Fairness<br><br>1. Are there professional, interprofessional, or business interests that might create conflicts of interest in the clinical treatment of patients ?<br>2. Are there parties other than clinician and patient, such as family members, who have a legitimate interest in clinical decisions?<br>3. What are the limits imposed on patient confidentiality by the legitimate interests of third parties ?<br>4. Are there financial factors that create conflicts of interest in clinical decisions ?<br>5. Are there problems of allocation of resources that affect clinical decisions ?<br>6. Are there religious factois that might influence clinical decisions?<br>7. What are the legal issues that might aflcct clinical decisions ?<br>8. Are there considerations of clinical research and medical education that affect clinical decisions ?<br>9. Are there considerations of public health and safty that influence clinical decisions ?<br>10. Does institutional affiliation create conflicts of interest that miglht influence clinical decisions? |

出典：Albert R. Jonsen, Mark Siegler, William J. Winslade, Clinical Ethics, A practical Approach to Ethical Decisions in Clinical Medicine, Introduction, The Four Topics Chart, Eighth Edition, McGraw-Hill Education, 2015, p.9

## 表 1-3　The Four Topics Chart

| 医学的適応 | 患者の意向 |
|---|---|
| **善行と無危害の原理**<br><br>1.　患者の医学的問題は何か。急性か，慢性か，重体か，可逆的か，救急か，末期か。<br>2.　治療の目標は何か。<br>3.　どのような状況が，医学的治療のさまざまな治療成功率，不成治療功率となるか。<br>4.　様々な治療選択における成功の可能性は，どんなか。<br>5.　要約すると，この患者は医学的および看護ケアからどのような利益を得られるか。またどのように危害を避けることができるか。 | **自律尊重の原理**<br><br>1.　患者は勧められた診断や治療についての利益やリスクを伝えられ，それを理解し同意しているか。<br>2.　患者には精神的判断能力と法的対応能力があるか。あるいは，能力がないという証拠はあるか。<br>3.　患者に精神的判断能力がある場合，患者は治療への意向について，どう言っているか。<br>4.　対応能力がない場合，患者は以前に意向を示したことあるか。<br>5.　対応能力がない患者の意思決定を行う為の適切な代理人は誰か。どんな基準によって代理人の意思決定を管理するべきか。<br>6.　患者は，治療に非協力的か，または協力できない状況か。その場合，なぜか。 |

| QOL | 周囲の状況 |
|---|---|
| **善行と無危害と自律尊重の原理**<br><br>1.　治療する場合，あるいは治療しない場合，通常の生活に復帰できうる見込みはどの程度か。治療が成功するとしても，患者が身体的，精神的，社会的に損失するものは何か。<br>2.　判断や意思表示できない患者のQOLが望ましくないものであるとどのような根拠で評価することができるか。<br>3.　医療者による患者のQOL評価に偏見を抱かせる先入観要因はあるか。<br>4.　患者のQOLの改善や強化に関して，どのような倫理的課題があるか。<br>5.　生命維持治療の差し控えなどの治療計画変更の一助となるかもしれないQOL評価にはどのような問題があるか。<br>6.　生命維持的介入の差し控えを決定した後疼痛緩和や安らぎを提供する為のケアを提供する計画はあるか。<br>7.　医学的な死の幇助は，倫理的または，法的に許容可能か。<br>8.　自殺の法的，倫理的状況は何か。 | **正義と公正の原理**<br><br>1.　患者の臨床的治療において，利益の衝突を生み出す専門職者，専門職者間，あるいはビジネスの要因はあるか。<br>2.　臨床家や患者の他に臨床決定についてもっともな関心を寄せる家族のような関係者はいるか。<br>3.　第三者の妥当な関心によって，患者に守秘義務を負わせることを制限する要因はあるか。<br>4.　治療決定において，利益の衝突を生み出す経済的要因はあるか。<br>5.　治療決定に影響を与える資源配分の問題はあるか。<br>6.　治療決定に影響を与えるかもしれない宗教的要因はあるか。<br>7.　治療決定に影響を与えるかもしれない法的問題は何か。<br>8.　治療決定に影響を与える臨床研究や医学教育は検討されているか。<br>9.　治療決定に影響を与える公衆衛生や安全性の検討はされているか。<br>10.　治療の決定に影響を与えるかもしれない利益の衝突を生み出す制度上の関係はあるか。 |

出典：Albert R . Jonsen, Mark Siegler, William J. Winslade, Clinical Ethics, A practical Approach to Ethical Decisions in Clinical Medicine, Introduction, The Four Topics Chart, Eighth Edition, McGraw-Hill Educationp. 9, 2015（監訳：丸山マサ美・足立智孝）

**表 1-4 バイオエシックス講義（一例）**

|  | 木村利人ゼミ　　年間計画表 |  |
|---|---|---|
| 4 月 13 日 | 年間授業計画について | 教科書 P.178-188 |
| 4 月 20 日 | バイオエシックスとは何か | P.15-28 |
| 4 月 27 日 | バイオエシックスの背景 | P.265-279 |
|  | Conroy　ケース | P.40-51 |
| 5 月 11 日 | 統計についての特別講義 |  |
| 5 月 18 日 | 人体実験　その限界と過程 | P.200-21 |
|  | ナチの医師，石井部隊，TUSKEGEE ケースについての討論　P.93-13 |  |
| 5 月 25 日 | 超学際としてのバイオエシックス | P.182-18 |
| 6 月 1 日 | バイオエシックスの展開 | P.153-164 |
| 6 月 8 日 | バイオエシックスの原理 | P.18-20，P.105-118 |
| 6 月 15 日 | バイオエシックスと医療 | P.189-200 |
| 6 月 22 日 | 死と死の過程について |  |
| 6 月 29 日 | 世界と日本における人口問題 | P.213-236 |
| 7 月 6 日 | 伝統的道徳とバイオエシックス | P.119-142 |

教科書『いのちを考える』バイオエシックスのすすめ　日本評論社木村利人1987 年
資料提供：木村利人ゼミ〔1988. 4-1989. 3〕1 期生

プレゼンテーション，レポートなど，学生の理解度に応じ，また各段階における学生の見出した結論を繰り返し，再考することであろう。時に，学生は，自身のプレゼンテーションの質疑の中で，当初の意見とは異なった私見に至ることがあるが，そのことは，むしろ学生にとって貴重な学びであろう。低年次のバイオエシックスの学びが，高年次の実践学習や患者の語り（narrative）といった体験から，さらに深い学びとして積み上げられていく。

（丸山マサ美）

〔参考文献〕

永安幸正・立木教夫監訳『生命医学倫理（*Principles of Biomedical Ethics, THIRD EDITION*）』成文堂，1997 年

立木教夫・足立智孝監訳『生命医学倫理（*Principles of Biomedical Ethics, FIFTH*

*EDITION)*』麗澤大学出版会，2009 年

丸山マサ美「書評・図書紹介」トム・L・ビーチャム／ジェイムズ・F・チルドレ
　　ス著，立木教夫／足立智孝監訳，『生命医学倫理（第 5 版)』，モラロジー研究 67
　　号，pp.153-167，2011 年 5 月

資料集生命倫理と法，2．生命倫理の 4 原則の概要，pp.256-257，太陽出版，2004 年

丸山マサ美編著『医療倫理学（第 1 版)』中央法規出版，2004 年

丸山マサ美編著『医療倫理学（第 2 版)』中央法規出版，2009 年

厚生労働省「薬害を学ぼう，http://www.mhlw.go.jp」平成 29 年 2 月改定

Albert R. Jonsen, Mark Siegler, William J. Winslade. *Clinical Ethics, A practical
　　Approach to Ethical Decisions in Clinical Medicine, Introduction, The Four
　　Topics Chart, Eighth Edition*, McGraw-Hill Education, 2015.

生命倫理百科事典翻訳刊行委員会編『生命倫理百科事典（Encyclopedia of
　　Bioethics,3rd Ed.）I，X ii，原著序論，丸善株式会社，2007 年


## 第 3 節　バイオエシックス教育の展望

　バイオエシックスには，いのちの主体者である私たち自身がいのちに関する
問題を自分の問題として主体的に考える「自律尊重」という重要な倫理基盤が
ある。したがって，バイオエシックス教育では，いのちの主体者である私たち
自身が，いのちの問題に当事者としてどう向き合い，考え，判断し，そして実
際に行動するのかが重要課題となる。問題を考え，判断し，行動する場合には，
それらを導くためによりどころとなる思想基盤が必要となる。その基盤となり
得るもの一つに自己の価値観があるため，バイオエシックス教育においては，
価値教育が重要となる。そこで本節では，まずバイオエシックスにおける価値
教育について歴史的に振り返り，次に具体的展開としてのメディカル・ヒュー
マニティーズ（医療人文学）教育を紹介する。そして最後にバイオエシックス
教育の一例として文学を用いた価値教育の具体的実践について述べる[1]。


### 1．医療者への価値教育の必要性

　「バイオエシックス」という学問分野の発展に多大な貢献をしたアメリカの
ペレグリーノ（Pellegrino, E. D., 1920-2013）は，1999 年に発表した論考で，
バイオエシックスの歴史的変遷を三段階に分類している。第一段階は，

1972 年にバイオエシックスが正式に成立する以前の 1960 年から 1972 年まで
の期間で，バイオエシックスの草創期という意味を込めて「原始バイオエシッ
クス時代（an era of proto-bioethics）」とした。また第二段階は，バイオエシ
ックスが学問として成立した 1972 年から 1985 年までの期間で「哲学的バイオ
エシックス時代（an era of philosophical bioethics）」，そして第三段階は，
1985 年からの「グローバルバイオエシックス時代（an era of global
bioethics）」と分類した。ペレグリーノは特に第一段階である「原始バイオエ
シックス時代」に「教育上の理想（an educational ideal）」という副題をつけ，
バイオエシックスが学問分野として成立する前の段階を，「教育の理想を追求
した時期」と位置づけた[2]。

　ペレグリーノの追求した「理想」とは何だったのか。それは，科学的合理性
を追求し非人間化する医療から人間性ある医療への返還とまとめられる。20
世紀における医療の特徴の一つには，医療を科学に結び付け医科学として発展
してきたことが挙げられる[3]。この傾向は医学教育カリキュラムにも反映され，
医科学科目に偏重したカリキュラムが編成された。しかし医科学科目を重視す
るカリキュラムによる教育が行われることで，学生の合理的思考が発達し，人
間を理詰めで考えるようになる。そうすると人間の情緒面を軽視した非人間的
な医療を行うようになるのではないか，という懸念が広がったのである。

　こうした教育現場からの懸念に対して考えられるようになったのが「価値教
育」である。価値教育の必要性に関して，前出のペレグリーノは，「医療の本質」
を哲学的に考察することにより，医学教育が直面する人間性を喪失した医療の
問題への回答を得ようとした。彼は医療において臨床的判断を行う場合に，科
学的客観性が要求される側面と，患者の主観の関わる「価値」を要求される側
面があると述べた[4]。臨床場面においては，患者や患者を取り巻く状況に焦点
を当てる必要があるため，科学や医療技術の問題と人間の価値と切り離して考
えることはできないため，医療の核心には常に人間の「価値」が関わると考え
た。彼は医学教育に関して，科学教育を重視し，人間の価値ならびに人間的側
面の教育を疎かにすることは，患者のケアを非人間的なものにする危険性があ
ると警鐘を鳴らした[5]。

　アメリカの医学哲学者クラウザー（Clouser, K. D.）もまた，医療の本質を

哲学的に考察した。彼は「患者と医者との相互関係に医療の核心」があると考えたが、その中でも特に「診断」や「治療」行為は、患者と医者との関係に焦点を当てたものであり、医療の核心と考えた。クラウザーは「診断」や「治療」が「純粋な科学的営為なのか」について考察した。その結果、患者の価値、信条、生活スタイル、苦痛に対する考え方等をより深く理解することが、診断や治療選択に影響を及ぼす。診断を下すにあたっては、医療者自身の価値が影響を与え、また治療の選択には、患者の価値が大きく影響する。したがって、診断や治療を選択する上で、そのどちらも純粋な科学的営為とは言えない。そのため医療の核心である「診断」や「治療」は人間の価値に関わる行為であると結論した[6]。クラウザーは人間の価値は、医療行為のあらゆる部分に影響しており、それは「診断」や「治療」に関してもあてはまる。つまり、医療の本質や核心においても、「価値」は深く関わるため、結局医療と価値は相即不離の関係にあると結論づけた。

## 2. メディカル・ヒューマニティーズ教育——人文学による価値教育

　ペレグリーノやクラウザーの医療に関する哲学的考察により、医療には科学的側面と人間的側面の両方が含まれ、診断や治療の選択といった医療の核心とも考えられる行為には価値が深く関わることが明らかにされた。彼らによって、人間の価値が医学教育において中心的に扱われるべき課題であるとの哲学的な根拠が与えられた。では、実際の医学教育ではどのように「価値教育」を行えばよいのか。この問題に対してペレグリーノは、人文学・社会科学科目に注目し、それらの科目を医学教育に取り入れることにより、人間の価値問題を考察する教育を行うことを提唱した[7]。

　人間の価値の問題は、医科学だけでは十分に解決できる問題ではない。医療における価値の問題とは、例えば、バイオエシックス問題として論じられている、延命治療の中止や差し控えや人工妊娠中絶の是非、あるいは危険を伴う手術や診断手続き等の臨床的判断の問題を含む。そうした諸問題は、患者や家族、医療者、また社会の価値とも深く関係することになる。医科学だけではこのような諸問題を評価し回答することは難しい。しかし人文社会科学分野は伝統的に価値の問題を扱ってきたため、医療の価値に関わる問題に対して何らかの解

決策を提示できるのではないかと考えられたのである。

　医学教育における人文社会科学科目を用いて価値教育を行うことは，人間的医療の実現を目標にして始まった。このような教育活動は，「医療における人間性」「人間的医療」あるいは具体的な教育方法を示し「医療における人文学」「医学教育における人文学」などと言われるようになったが，次第にメディカル・ヒューマニティーズ（医療人文学）と呼称されるようになった[8]。

　登場背景を踏まえると医療人文学は，「非人間的な医療実践，および医学生や医療者の非人間化を克服するために，医学教育の中で行われる，人文学科目による価値教育を行うこと」と定義できるだろう。また医学教育カリキュラムでは，医科学以外の人文学や社会科学などの科目を総称して，医療人文学科目といわれる。

　医療人文学は，「医療の本質には人間的側面，特に人間の価値の問題が深く関わることを理解し，価値を学ぶことを通じて，人間的な医療を実践する人材を育成すること」を目標にした教育として展開された。この教育目標をさらに咀嚼すると，医療人文学の教育目標は，様々な価値観を学び，自己の価値観を明確化するとともに，自身の人間性を涵養することにあり，また人間的な医療を実施するために必要な臨床能力を高めることといえるだろう。

　一般的に臨床能力に関しては，治療や診断などの技術面を考える傾向がある。しかし，ここでいう臨床能力は，全人的医療者が備えるべき二つの能力である，理性能力（cognitive competence）と情緒能力（affective competence）を指す。コペルマン（Kopelman, L. M.）は，理性能力を，①視点を拡大すること，②教条主義に挑戦すること，③批判的思考・推論・判断を養うこと，とまとめている[9]。一方シャピーロ（Shapiro, J.）は，情緒能力を，①患者の言葉や行動を注意深く観察し理解すること，②患者の経験に対する想像力や好奇心を働かせること，③患者やその家族の考え方に共感性を高めること，④患者との関係性を促進し感情的つながりを持つこと，⑤患者を全人的に理解すること，⑥経験を反省し，その意味を振り返ること，とまとめている[10]。

　医学教育では，伝統的に情緒能力は理性能力よりも軽視される傾向にあった。医療における客観的判断を行うためには，感情などの主観性はその妨げになると考えられてきたからである[11]。しかし，医学教育においても情緒能力に対

する評価の見直しが進められてきた。医療者が自分の感情を理解することで，良い理性的判断につながるといった理性的側面を補足する意義[12]，あるいは患者や家族を全人的に理解するために，情緒面の理解が必要と考えられるようになっている。

　こうした2つの能力を向上させるには，どのような教育を行う必要があるのか。セルフ（Self, D. D.）によれば，これら2つの臨床能力を向上させる教育方法は，それぞれ情緒能力向上アプローチと理性能力向上アプローチに分類され[13]，これらの臨床能力向上の方法論が医療人文学教育の中で用いられてきた。

　情緒能力を向上させるアプローチは，「患者，同僚，自分自身に対する思いやり，感受性，共感性の発達」を高めるための方法であり，医療者教育では，医療の中で人間の感情・態度・価値をどのように扱うのかを学ぶ方法として考えられている。具体的な目的としては，①自己イメージ，自尊心，自己洞察力の発達，②個人的・社会的・専門家としての判断・行動に関する自己反省をする力の向上，③自分自身の価値を明確にすること，④自分自身，患者，同僚に対する感情と密接に関わること，⑤コミュニケーションスキルや他者との関係性を築く力の向上が挙げられる。

　情緒能力を向上させるために，以下のような科目が考えられている。「文学」では，文学作品を通して，疑似体験することによって，人に対する感受性や共感する力が育まれ，「読む」訓練によって，患者の詳細に注目することや，円滑なコミュニケーションの必要性を学ぶ。また「読む」「書く」という作業を通して，専門家としての自己イメージを確立し，自己洞察し，深く省察することを学ぶ[14]。「倫理学」では，倫理的事例を考えることを通し，その問題に対する自己の立場，すなわち価値観を明確化する。「宗教学」では，人間を理解する上で情感やスピリチュアリティが重要であることを学び，「芸術」は，芸術作品を通して，自己と向き合い情感的に自分を知り，また他者を知ること，などを学ぶのに有効があると考えられ，実践されている。

　一方の理性能力を向上させるアプローチは，「論理的かつ批判的な思考能力の向上」が強調されている。このアプローチの具体的な目的は，①医療で生じる倫理的・社会的・法的問題に関する推論能力を修得すること，②倫理的に考え，倫理的に行動できること，③多義的な価値を理解すること（異なる考え方・

価値・態度に対し，偏見を捨て，寛容的に理解すること），④医療・医学が不確実であることを認識し受け容れること，⑤批判的に反省でき，想像力・創造性を高めること，である。

理性能力を向上させるため，以下のような科目が有効と考えられている。たとえば「歴史学」では，医療問題の歴史的な展開を認識したり，医療と医療者の役割を歴史的に確認する。「哲学」では，概念的な枠組みを認識し，また「倫理学」では倫理問題を認識し，その問題に対して推論・分析する。「文学」では，事例や問題に複雑に影響する要因を認識し，自分の行動を批判的に反省することを学び，「宗教学」では，多様な宗教的価値観があることを学ぶ。「文学」や「倫理学」のように，両アプローチともに効果があると考えられている科目もある。

## 3. バイオエシックス教育における文学を用いた価値教育

医療人文学教育では，「文学」と「倫理学」を結び付けたバイオエシックス教育が実践されてきた。文学者のジョーンズ（Jones, A. H.）は，欧米圏のバイオエシックス教育における「文学」の利用を以下の三つにまとめている。第一は医療倫理を教える場合の事例，第二はより良い人生を送るための道徳指針，そして第三は医療現場の証言として用いられている[15]。

第一の「倫理原則に基づく医療倫理を教える場合の事例」については，欧米圏での医療倫理教育の方法論は，自律尊重，仁恵（恩恵），無危害，正義原則に代表される倫理原則に基づき分析・考察することが行われていた。その分析を行う際には具体的な医療倫理問題や倫理ジレンマを描写した事例が必要になる。そこで個々の登場人物の細かな感情や複雑な登場人物の人間関係を表す事例として文学作品の物語が活用されてきた。

第二の「より良い人生を送るための道徳指針」については，医療者としての道徳的行動を考える前に，人間としての生き方を考える教材として文学が用いられてきた。医学教育者のコールズ（Coles, R.）は医療に限定しない広範にわたる道徳的問題に関心があり，学生たちの内面の成長を促すために，「より良く生きるとは何を意味するのか」「医療実践するとはどういうことなのか」を学生に問いかけ，道徳的探求を促した[16]。医療現場でどのように行動するこ

とが倫理的な実践であるかを考えるためには，学生自らの道徳的価値観を形成あるいは確認するための手法として文学作品が用いられた。

　第三の「医療現場の証言」とは，患者や家族が経験した医療について記述した自伝的な作品や，あるいは医療者が倫理的に困難な判断に迫られた場面で実際にどう行動したのかについて告白的に綴った物語が，臨床現場での実際の「証言」として用いられた。こうした証言的な当事者の語りは，患者の自己決定と人間の尊厳，治療が困難である事実を患者に語ること，インフォームドコンセントやパターナリズム的な行為などの臨床現場で生じる倫理的問題について患者の視点を提供したり，医療者の反省を促す教育的資料として用いられてきた[17]。

　バイオエシックス教育を行う対象は様々であるが，特に医療者あるいは医療に携わる職業を目指す学生（以下，医療系学生）に対する倫理教育を行う場合，何に焦点を当てて教育するかは，バイオエシックス教育を考えるうえで重要な課題である。近年では，特に日常の臨床現場において直面する倫理問題を解決するためにどうすべきかなどの，問題解決に向けた実践的な教育方法に関心が注がれる傾向がある。

　しかしながら，筆者は倫理問題を解消あるいは解決に導く能力を高める即効的な方法はおそらくないのではないかと考えている。遭遇する問題に対して自分で考え，悩む以外にそうした能力を高める方法はないと考えている。直面する問題に対して，自分だったらどうするのか，患者だったら，患者の家族だったら，医療者だったらと，様々な立場を想定して，多角的かつ多面的に想像して考える訓練をする以外に，問題解決能力を高める方法はないのではないか。

　直面した問題について自分だったらどうするのかという，一人称から問題を考え，自己対話を繰り返す必要がある。そしてまた時には他者はどう考えるかの意見交換をして対話を積み重ねることも必要であろう。こうした作業を繰り返すことで，おそらく自分の価値観が次第に明確になるものと思われる。そして自己の倫理的価値基準が形成されてくるのではないか。自分の価値基準を明らかにすることは，倫理問題にどう対応するかの基礎をつくるために最も重要となる。

　しかし，直面する問題が倫理問題であるか否かさえも判別がつかない場合は

どうすればよいか。そのようなときには「医療現場の証言」として文学作品を用い，患者や家族あるいは医療者の告白を疑似的に体験し，どう行動すべきかを考える時間をもつことが重要となる。物語によって疑似体験する機会を作ることで，倫理問題に対する考え方を学ぶことができる。

では，次に具体的に文学を用いて，どのような教育が行われているかを紹介する。紙幅の関係でトルストイの『イワン・イリイチの死』（光文社，2006）を取り上げる[18]。本書はロシアの文豪トルストイによって書かれた作品で，彼自身の精神的な危機の後に到達した新しい価値観（死生観）を反映した作品である。最初に本書の概要を述べる。

この物語は，19世紀のロシアの裁判官イワン・イリイチの死にゆく過程が描かれている。主人公のイリイチが若くして亡くなったことを知らせる新聞記事を，彼の同僚だった裁判官たちが読む場面から物語は始まる。彼は仕事をはじめ人間関係まで何事もそつなくこなす，順風満帆な人生を送っていたエリートであった。しかし彼の人生は，妻との結婚から歯車が狂い始める。妻や子ども（とりわけ娘）との関係がうまくいかなくなり，仕事に逃げ道を見出し，没頭する。しかし彼は同僚との出世争いに敗れ，精神的な安定が揺らいでいった。画策して得た職に就き，一定の収入を得ることで，家族の信頼を得たかのように見えた矢先に，彼は新しく購入した住宅の改修作業中に転落してわき腹を強打してしまった。

わき腹の傷は次第にイリイチの身体を全体的にむしばみ，死を意識するまで進行していく。死に至る過程においてイリイチは人生を振り返るが，その時に彼を最も悩ませたのは「嘘」だった。どんな嘘だったのか。一つは，病気は回復すると慰める家族や医師たち周囲による「嘘」である。そしてもう一つが，彼自身が幸福で正しいと信じてきた自分の人生が「嘘」であったかもしれないと気づくことである。イリイチは自分の人生が「真実」ではなく「偽り」であったことに気づき始めてしまったのである。死に直面している彼が「偽り」を認めてしまうことは，自分が今まで全精力を注いできた人生を自分で否定してしまうことになる。今となってはもはや人生をやり直す時間もない。彼は自分自身の気づきを必死で拒むが，拒むがゆえに自分自身に対して「嘘」をつくことになる。彼はその自分自身の「嘘」に苦しみ，その嘘はさらに死に対する恐

怖心も助長した。

　しかしイリイチは人生の最期に，彼の「真実」の人生の大切な構成要素であるはずの家族を苦しませている原因が自分自身であることに気づく。イリイチが家族を許すことで，家族は苦しみから解放され，また彼自身も死の恐怖から解放されたのだった。解放されたその瞬間にイリイチは亡くなり，そこでこの物語は終わる。

　本書を教材にしてバイオエシックスに関する議論をする場合のテーマとしては，たとえば，真実告知，インフォームドコンセント，死に直面する者に対するケアなど，終末期に関する問題を取り上げることができるだろう。

　さらに本書を価値に関連するテーマに広げるとすると，イリイチの「苦悩」や「痛み」を通して人間のもつ価値の複雑性に対する理解の必要性というテーマを考えることもできる。

　イリイチの苦悩や痛みは，わき腹を打ったことによる身体的な不具合から始まった。次第にその痛みは全身に広がり，死が避けられない方向に進むにつれて，様々な形態の痛みが生じてきた。たとえばそうした痛みには，仕事が思い通りにならなくなることで，社会的地位を喪失するなどの社会との断絶による社会的な痛みであったり，また仕事を生きがいとしてきたイリイチにとっては，仕事ができなくなることによる生きがいの喪失といったスピリチュアルな痛みでもあった。このように，治癒や回復が困難な者の苦悩や痛みは，身体的なものにとどまらず，その本人に固有の複雑かつ多層的な価値に根ざしたものである場合が多い。医療者を目指す学生には，そうした人間の多様的かつ多層的な価値観があることを認識し，またその理解に努めることも必要である。

　また，価値の問題について『イワン・イリイチの死』で取り上げられる重要なテーマとしては，死生観について取り上げることができる。従来の医療倫理教育では，終末期医療や死に関する倫理問題について考える場合には，「死」を客観的にとらえようと努め，個人的な感情を排して理性的に判断することを重視してきたように思われる。しかし筆者は，倫理教育においても，ケア提供者自身が死をどのように考えるのか，すなわち医療者自身の死生観を考えておく必要があると考えている。自身の死生観を考えずに，生と死に関する倫理的判断を行うことは難しいと考えるからである。

本書には，イリイチが亡くなるまでの数日間が，あたかもトルストイが死に
ゆく過程を一度体験したかのような臨場感をもって描かれている。死に向かう
イリイチの精神的葛藤の詳細な記述を読むと，心が締め付けられる。こうした
場面を読む中で，イリイチを自分に置き換えて，自分だったらどんな最期を迎
えるだろうか，どんな精神状況になるのだろうか，果たして死を受容すること
ができるだろうか，などについて想像しながら考えることを通して，自分の死
に対する考え方すなわち価値観が少しずつ明確になってくると思われる。

　文学作品を通して，多様な人間の価値観に気づき，そして理解すること，ま
た自己の価値観について考え，少しずつ明確にしておくことにより，今後直面
することになる様々な倫理問題に対する思想基盤が整備されるものと考える。

（足立智孝）

## 注）／引用文献

1) 本節の 1., 2. は，拙稿「Medical Humanities 教育について―登場背景と教育内容」
『Bioethics Study Network』8 巻，1 号，2009 年〈http://bioethics-s-n.up.seesaa.
net〉また 3. は，同じく拙稿「ナラティヴを用いた倫理教育アプローチ」『教育・
事例検討・研究に役立つ看護倫理実践事例 46』清水哲郎監修，日総研，2014 年，
pp.160-170 の一部をベースに加筆修正したものである。

2) Pellegrino, Edmund D., "The Origins and Evolution of Bioethics: Some Personal
Reflections," *Kennedy Institute of Ethics Journal*, 9.1: 73-88, 1999.

3) Pellegrino, Edmund D. "Medical Humanism: The Liberal Arts and the
Humanities," *Review of Allied Health Education*, 4: 1-15, 1981.

4) Pellegrino, Edmund D. "The Humanities in Medical Education: Entering the
Post-Evangelical Era," *Theoretical Medicine*, 5: 253-266, 1984.

5) Pellegrino, Edmund D. *Humanism and the Physician*, University of Tennessee
Press, 1979, p.155.

6) Clouser, K. Danner, "Humanities in the Service of Medicine: Three Models," in
*Philosophy of Medicine and Bioethics: A Twenty-year Retrospective and Critical
Appraisal*, ed. Ronald A. Carson and Chester R. Burns, Kluwer Academic
Publishers, 1997, pp.25-39.

7) Pellegrino, *Humanism and the Physician*, p. 4.

8) Warren, Kenneth S. "The Humanities in Medical Education," *Annals of Internal
Medicine*, 101: 697-701, 1984. 現在は医療 medical からさらに広い概念である保
健 health という言葉を用いて，ヘルス・ヒューマニティーズとも言われている。

9) Kopelman, Loretta M. "Development of the Medical Humanities Program at East Carolina University," *Academic Medicine*, 64: 730-734, 1989.

10) Shapiro, Johanna. "Can Poetry Make Better Doctors? Teaching the Humanities and Arts to Medical Students and Residents at the University of California, Irvine, College of Medicine," *Academic Medicine*, 78: 953-957, 2003.

11) Halpern, Jodi., *From Detached Concern to Empathy: Humanizing Medical Practice*, Oxford University Press, 2001.

12) Cassell, Eric J., "Review of From Detached Concern to Empathy: Humanizing Medical Practice, by Jodi Halpern", *New England Journal of Medicine*, 347. 20: 1628-29, 2002.

13) Self, Donnie., "The Pedagogy of Two Different Approaches to Humanistic Medical Education: Cognitive VS. Affective," *Theoretical Medicine*, 9: 227-236, 1988.

14) 医療者に対する文学教育については，以下の拙稿を参照。足立智孝「米国の医療者教育における文学教育」『生命倫理』第 18 巻，2007 年，pp.135-142.

15) アン・ハドソン・ジョーンズ「医療倫理における物語り」『ナラティブ・ベイスド・メディシン―臨床における物語りと対話』金原出版，2001, pp.221-229.

16) ジョーンズ「医療倫理における物語り」p.223.

17) ジョーンズ「医療倫理における物語り」p.224.

18) 他の文学作品については，拙稿「ナラティヴを用いた倫理教育アプローチ」『看護倫理実践事例 46』を参照。

# 第2章　生命の始期をめぐる課題

## 第1節　生殖補助技術の進歩と臨床応用の狭間で起こる諸問題

### 1．生殖補助技術の歴史と利用者の現状

### 1）生殖補助技術で生まれる児は4万人に1人から19人に1人

　1978年7月25日にイギリスの生物学者ロバート・エドワーズと産婦人科外科医パトリック・ステプトーにより世界初の体外受精児ルイーズ・ブラウンが誕生した。当時は「試験管ベビー」と呼ばれ，大きな衝撃を与え，誕生したルイーズは人々の好奇の目にさらされた。同時に，この技術は卵管性不妊に悩むカップルが子どもを授かる新たな道を切り開いた。ルイーズの両親は2人の子どもを授かるため，閉塞している卵管の代わりに体外で卵子と精子を受精させ子宮内に戻した。これは生命誕生の神秘に対する医療技術の介入を意味し，当時は安全性の保障，倫理的定義，成功例もない中での未知の可能性へのチャレンジだった。日本では1983年に東北大学の鈴木雅洲らが日本初の成功をさせた[1]。

　体外受精児は，1985年は日本の全出生児の中で約4万人に1人の割合だったが，5年後の1990年には約1000人に1人となった。その後，男性不妊の治療法である顕微授精や凍結融解胚移植が普及し，これらによる妊娠も含め同割合は1995年には約200人に1人，2015年には世界初の誕生からわずか39年しか経過していないにも関わらず，19人に1人となった（図2-1）[2]。現在この技術により世界で600万人，日本では48万人が誕生し，エドワーズ博士は2010年に「体外受精技術の開発」を理由にノーベル医学生理学賞を受賞した。

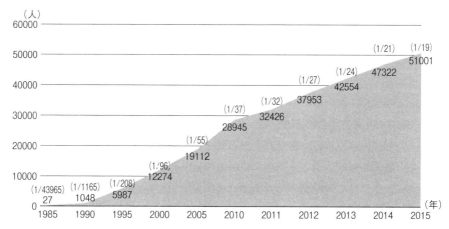

図2-1 日本のART児の出生数と全出生児に対するARTの割合の推移
(日本産科婦人科学会「ARTデータブック」より改変)

## 2. 生殖補助技術の現状と問題点

### 1) 自然妊娠・出産の機序

卵子は女性の卵巣から1か月に1個ずつ排卵され，その頃に膣内で射精された精子が子宮，卵管へと遡上し，卵管内で卵子と精子が出会い受精する。人間の細胞の染色体は46本だが，受精する際には減数分裂によって23本となり，卵子の23本と精子の23本が融合して46本になる。

受精した卵子は細胞分裂を繰り返し，受精後5日目頃には細胞数が100個ほどの胚盤胞という胚となり，7日目頃には子宮内膜に着床し妊娠が成立する。20歳代の不妊原因のないカップルが1回の排卵で自然妊娠できる確率は約20％程度であるが，胚の異常や染色体異常などの何らかの原因で10〜15％が流産する。その後，母親の子宮の中で心臓・頭部・腹部などの器官や脳神経器官が形成され平均40週の妊娠期間を経て母体の外に娩出される（出産）。

### 2) 不妊症

妊娠を希望している健康な夫婦であれば，1年以内に約90％が妊娠する。通常の夫婦生活を経て1年以上妊娠しない場合が不妊症と定義される。わが国では子どもを希望するカップルの18.2％が不妊で悩んでおり，国立社会保障人口

問題研究所の 2015 年の調査では，不妊の頻度は 5.5 組に 1 組と言われている。保険の適応される一般不妊治療で妊娠できるのは，全体の約 4 割程度で，そこから先の治療が生殖補助技術（Assisted reproductive technology, ART）を用いた高度生殖医療となる。ART は，体外受精や顕微授精，凍結融解胚移植などを総称して言い，保険適応外の治療だが，国の定める特定不妊治療に関する治療費助成制度がある。

### 3）体外受精（in vitro fertilization, IVF）

IVF は卵管性不妊や乏精子症・精子無力症，免疫性不妊症，その他長期の原因不明の難治性不妊症のカップルに適応される。

通常，女性の排卵は月経周期につき一個だが，ART の場合は，妊娠率を高めるため，複数の良質な卵子を治療に用いる。そのため，患者に複数の卵胞が発育するよう，約 1 週間から 10 日程度排卵誘発剤を投与する。発育した卵胞内の卵子は，患者に麻酔をし，経腟的に超音波で確認した卵巣内の卵胞を細い針で穿刺・吸引して採取する（採卵）。取り出した卵子は，体外で運動性の良好な精子と出会わせる（媒精）。受精後，胚を体外で数日間培養し，発育した胚を子宮内に戻す（胚移植）（図 2-2，図 2-3）。同治療は，確実に受精した質の

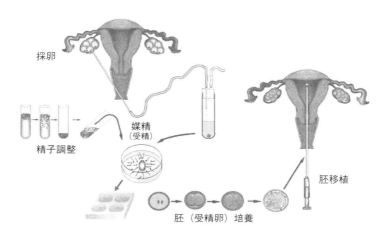

**図 2-2　体外受精の流れ**
（「体外受精ガイダンス」より一部改変）

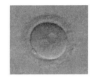

受精
(採卵翌日)

4分割の胚
(採卵2日目)

8分割の胚
(採卵3日目)

桑実胚
(採卵4日目)

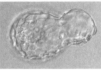
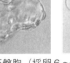

胚盤胞
(採卵5日目)

脱出胚盤胞(採卵6〜7日目)
胎児や胎盤になる細胞が殻から
脱出して着床する(孵化)

図2-3 胚(受精卵)の発育過程

高い胚を選択して胚移植するため，一般不妊治療と比べて妊娠率が高いが，デメリットとしては，身体・精神・経済・社会的な負担が大きいことが上げられる。

身体的負担には，排卵誘発剤の投与による副作用で，発育した卵胞数が多いため，卵巣が腫れ，腹水が溜まる卵巣過剰刺激症候群(OHSS)がある。これにより血液が濃縮し血栓症となる重症例が1〜3％の頻度で起こる。平成15年にARTを受けた女性が脳血栓症に伴う左上肢の機能全廃等の後遺症を発症し，仙台高裁で争われた記録がある[3]。またARTは，採卵に伴う卵巣出血，骨盤内感染，麻酔のリスクなど，自然妊娠では起こらないリスクを伴う。

精神的負担には，治療の反復や妊娠できないストレスがあり，10〜30％は抑うつ状態になるとの報告がある。経済的負担には高額な治療費が挙げられる。治療費が保険適応外のため，施設により異なるが，自費診療で1回の治療に30万〜70万円が必要となる。社会的負担には，頻回な通院負担により仕事を退職しなければならない等がある。不妊患者をサポートするFineというNPO法人団体が，当事者5,526人を対象に行った調査によれば，96％が仕事と治療の両立が困難と答え，約4割が不妊治療を理由に仕事を退職した。この状況は

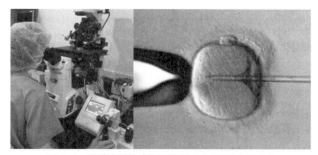

図 2-4 顕微授精（卵細胞質内に精子を注入）

「不妊退職」とも呼ばれる[4]。

### 4）顕微授精（ICSI）

　顕微授精は，通常の体外受精を行っても受精しないカップルに対して行い，現在一般的に行われている方法は，卵細胞質内精子注入法（ICSI）と呼ばれる。顕微鏡下で微細ピペットを用いて，1個の精子を吸引後，卵細胞膜を穿刺し，精子を卵子の細胞質内に直接注入する（図 2-4）。受精方法以外は，通常の体外受精と同じプロセスで行われる。

　現在では，顕微授精の適応も拡大し，高齢女性や卵子が少ない等の理由のほか，正常な精液所見だが確実な受精を求める患者カップルの希望で適応外の顕微授精が行なわれるケースも少なくない。しかし，こうした適応外の顕微授精の臨床成績に明らかな優位性は認められていない。また，顕微授精のリスクとして，重度の乏精子症や無精子症，クラインフェルター症候群，Y染色体上の精子形成に関わる遺伝子に異常を持つ症例への適用がある。これにより男児が生まれ，これらの遺伝子を引き継いだ場合には，将来的に男性不妊になる可能性が示唆されている[5,6]。

### 5）凍結融解胚移植（FET）

　体外受精や顕微授精で受精した胚を子宮内に移植し，それ以外に余った胚は凍結保存する。凍結胚を次回の治療に用いることで排卵誘発剤の使用や採卵等の身体的負担を軽減し，1回の採卵で複数回の胚移植を行い，累積妊娠率を向上させることが可能となった。さらに胚凍結により，一度に複数の胚を移植する必要もないため多胎妊娠の防止にも役立った。

また，凍結技術の進歩と普及に伴い，着床に悪影響のある採卵周期には新鮮胚を移植せず，全ての胚を凍結保存し，子宮内膜の着床環境を整えてからFET が行われるようになった。これにより高い成功率が得られている。わが国の ART は，諸外国と比べこの方法の利用者の割合が高いのが特徴で，2015年には ART 出生児の約 8 割（79.6％）が FET により出生した。

　一方で，FET は多くの卵胞を発育させるため，OHSS やその他の採卵時のリスクが高くなる。また凍結に耐えられる胚しか保存できず，融解後に稀に胚が生存せず，胚移植ができないこともある。不妊治療に用いられる一握りの凍結可能な胚以外は破棄され，患者が妊娠し必要のなくなった胚も破棄される。イタリアでは，現在では既に改定されている法律であるが，2004 年に「補助生殖医療規則に関する法律〔通称 40 号法）」において，胚は人であり生命であるという考えのもとに，受精した時点から人と考え，胚の権利が保障された。そのため胚凍結は人および生命の尊厳を冒すという論理から禁止され，1 回の治療でつくられる胚も 3 個以内と規定された経緯がある [7]。日本産科婦人科学会では，受精後 14 日以降の胚は原始線条が形成され，個体を形成するための臓器の分化が始まる段階のため，体外で 14 日を過ぎる培養を禁止している。移植する受精後 7 日目以内の不妊治療に用いられる胚を人とは定義しないのか，人の始まりはどこからなのか，また多くの破棄される胚についてどのように考えれば良いのか，等々も ART の課題と言える。

## 3. 晩婚化・晩産化と ART 利用の現状と問題点

　ART 児の割合が 19 人に 1 人となった背景には，ライフスタイルの多様化や女性の社会進出に伴い，晩婚化や晩産化が進み，女性の妊孕性が低下していることも関連している。2015 年に ART を受けた 42 万人の患者うちの 40％が 40歳から 45 歳である（図 2-5）。当初は，体外受精は卵管性不妊に対して，顕微授精は男性不妊に対して行われ，倫理的に安易に行うことを慎むようにという会告が出ていた。現在では，ART 以外の治療では妊娠の可能性がないか極めて低いと判断される場合や，ART を受けることが不妊カップルまたはその出生児に有益であると判断された場合が対象となり，適応範囲が拡大した。それを背景にわが国の ART 施設は約 600 施設となり身近な生殖医療として，容易

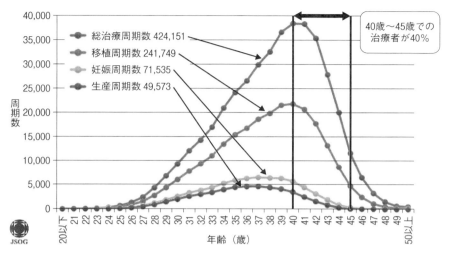

**図 2-5　年齢別　治療周期数（2015 年）**
（日本産科婦人科学会「ART データブック」より一部改変）

に利用できる環境が整った。患者の妊娠への不安感と裏腹に，ARTを受ければ，人間は何歳まで妊娠できるかという期待感も増大させている。2015年のARTデータでは50歳以上の女性の治療周期数が471周期であり，若いドナーからの提供卵子によるARTと思われるが，そのうち3症例の出産が報告されている。

しかし，卵子は卵巣内で生後あらたに作られることはなく減ってゆき，年齢とともに質も低下する。女性は30歳から妊娠率は徐々に低下し，37歳から急激に変化する。そのため医学的な妊娠・出産適齢期は25～35歳だと言われている。女性の年齢が上がれば，妊娠率は低くなり，流産率は上昇し（表2-1），ダウン症をはじめとする染色体異常の児の生まれる確率も高くなる（表2-2）。さらに，40歳を超えると，妊娠しても母体における妊娠高血圧症候群や前置胎盤のリスクが2倍以上となり，妊産婦死亡率や周産期死亡率の相対リスクも上昇する。この加齢によるリスクはARTを受けても防ぐことはできない。

男性も加齢とともに少しずつ男性ホルモンを作る力や精子を作る機能が低下する。最近では女性と同様，男性も35歳を過ぎると精子数が徐々に減少し，ARTによる出産率が低下するとの報告もある。

### 表 2-1 年齢別 流産率

| 女性の年齢 | 流産の割合 |
| --- | --- |
| 20 ～ 34 歳 | 10 ～ 15% |
| 35 ～ 39 歳 | 25% |
| 40 ～ 44 歳 | 50% |

### 表 2-2 年齢別 ダウン症の児が生まれる頻度

| 女性の年齢 | ダウン症の児が生まれる頻度 |
| --- | --- |
| 20 歳 | 1667 人に 1 人 |
| 25 歳 | 1250 人に 1 人 |
| 30 歳 | 952 人に 1 人 |
| 35 歳 | 385 人に 1 人 |
| 40 歳 | 106 人に 1 人 |
| 45 歳 | 30 人に 1 人 |

(厚生労働省「不妊に悩む方への特定治療支援事業等のあり方に関する検討会報告書・参考
資料」より改変)

　一般的に ART での奇形率は，世界的にもわが国でも自然妊娠とほぼ変わらないと言われている。一方で，ART では排卵誘発，培養液中での卵子・精子・胚の操作などの自然妊娠と異なるプロセスを，インプリントが獲得される時期に経るため，ゲノムインプリンティング異常症の発生頻度が高まるという報告がある。同異常症は，遺伝子の働きを調節する仕組みに異常が出る病態のことで，先天性疾患だけでなく，身体・精神の発育・発達，性格や行動の異常とも関連する。さらに次世代のがんや生活習慣病の原因となる懸念もある。

　2011 年の厚労省研究班による ART 出生児に関する大規模調査の結果，「胚盤胞培養・胚凍結などの人工操作を加えるほど出生時の体重が増加する」と報告された。この ART 児の過剰発育の原因として，ゲノムインプリンティング異常症が関係しているかが今後の重要な検討課題の一つとされている。ART を受ける患者は，不妊因子や加齢因子も含め一般の人口統計と異なる特殊な集団であるため，その関連を正確に評価することは難しい。しかし，ここ数年間で諸外国をはじめ日本でも，先天異常を専門とする医師や研究者により，ART のリスクを危惧する研究が複数報告されている[8]。厚生労働省では ART 児の長期予後調査を今後 15 年にわたって検証するものとしている。ART を受ける場合には，妊娠率が高いメリットだけでなく，この様なリスクも考慮する

必要があるだろう。

## 4. がん生殖の現状と問題点

ART の技術は，がん治療前の患者にも応用されるようになった。AYA 世代と言われる 15 歳以上 40 歳未満の若年成人は，がんを克服した後の人生の方が長い。がんを克服して健康な生活に戻り，初めて妊娠が困難なことを知る場合も少なくなかったが，がん治療の進歩により，治療後の生活の 1 つとして妊娠にも目が向けられるようになってきた。抗がん剤や放射線療法などのがん治療により卵巣や精巣にダメージを来し，妊娠できなくなる可能性がある。そうしたリスクが高いと予測される場合に，がん治療前にあらかじめ卵子や精子，胚および卵巣や精巣の組織などを凍結保存する妊孕性温存の目的でも ART が利用されるようになった。

一方でこの可能性の広がりにより，患者は，がんの宣告と同時に，がん治療開始までの短い時間で，がんの恐怖や不安と向き合いながら，同時に妊孕性温存のための凍結保存の選択をするかどうかの自己決定を迫られる。また，がん治療を受ける体に排卵誘発剤や採卵などの侵襲が加わる。がん治療の医療費に加え，ART の費用負担も必要となる。本人が未成年の場合は保護者の同意が必要である。しかし，小児がんの場合には本人の意思が十分に反映されない問題や初潮を迎えていない女児の採卵，射精できない男児の精液採取の問題も挙げられる。現在，がん生殖で 6000 例以上の分娩例が確認されているが，妊孕性温存をしたから必ず妊娠出来るわけではなく，1 個の未受精卵子で妊娠できる確率は 4.5 ～ 12％程度と言われている[9]。また凍結保存をしても死亡や生殖年齢を超えた場合は破棄される。

## 5. 第 1 節のまとめとして
### 1) 拡大する ART をどのように利用するのか

1978 年に人で初めて成功した ART は 39 年間でその利用者は拡大し，現在日本では，19 人に 1 人の児が ART を利用し生まれている。この現象は人間の生殖のあるべき姿とするのか。ART の利用に際して，利益と不利益を十分に考慮し，治療をうけるか受けないか，受けるとしたらどこまでの治療を受ける

> **column**
>
> ## ARTに伴う医療ミス
>
> ARTでは，肉眼では見えない小さな卵子や精子を体外に取り出し治療することで医療ミスが起こる場合がある。本邦では2000年[10]と2009年[11]に患者の受精卵が別の患者に移植された報道があった。2000年の医療ミスは妊娠には至らなかったが，2009年では患者は妊娠し，人工妊娠中絶を受けることになった（図2-6）。海外でも白人から黒人の赤ちゃんが生まれた報告がある。
>
> 2009年に米国オハイオ州の病院で起こった受精卵の取り違え[12]では，宗教的な理由から患者は人工妊娠中絶ができず，10か月間，別人の赤ちゃんを子宮で育て，出産後に生物学上の両親に戻された。
>
> また，2010年には青森県で受精卵を管理する培養器の事故が起こり，受精卵5個が生育不能になったとして，夫婦が弘前大学を提訴した[13]。2011年の東日本大震災でも医療ミスではないが，不妊治療施設内の培養器や凍結タンクの倒壊により，多くの凍結胚や凍結精子が失われた[14]。
>
>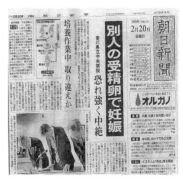
> 図2-6 受精卵の移植ミス
> （2009年2月20日　朝日新聞）

のか決定するのは患者カップルである。自費診療のため，確率が1％であっても，そこに価値を見出すことができればARTを利用する患者カップルが存在することになる。ARTを受療するカップルと治療を提供する医師により，確率やリスク，負担，医療倫理などを考慮して，妊娠だけでなく，その後の出産や育児までを見据えた自己決定を行うことが重要であると思われる。

（村上貴美子）

## 注）／引用文献

1) 日本生殖医学会編「生殖補助医療の概要（発展の歴史を含む）」『生殖医療の必

須知識』杏林舎，2014 年，pp.249-252.

2）日本産科婦人科学会：ART データブック－登録・小委員会ホームページ〈http://plaza.umin.ac.jp/~jsog-art/〉

3）宇都木伸他編『医事法判例百選』別冊ジュリスト No.183，有斐閣，pp.118-119.

4）NPO 法人 Fine（ファイン）～現在・過去・未来の不妊体験者を支援する会～「仕事と不妊治療の両立に関するアンケート Part 2〈http://j-fine.jp/prs/prs/fineprs_ ryoritsu2_1710.pdf〉

5）森崇英・久保春海・高橋克彦編集「男性不妊の解説」『コメディカル ART マニュアル』永井書店，2006 年，pp.10-13.

6）平原史樹「ICSI と先天異常」J.Mamm.*Ova Res.*Vol.30（4），149-154, 2013

7）平成 27 年度厚生労働省子ども・子育て支援推進調査研究事業「イタリアの生殖医療の変遷：40 号法とその後」『諸外国の生殖補助医療における法規制の時代的変遷に関する研究』(2016. 3)

8）有馬隆博・岡江寛明・樋浦仁「生殖補助医療由来の先天性ゲノムインプリンティング異常症」『日本生殖内分泌学会雑誌』(2012) 17: 54-58.

9）日本癌治療学会編『小児，思春期・若年がん患者の妊孕性温存に関する診療ガイドライン 2017 年版』金原出版，2017 年，pp.25-29.

10）読売新聞朝刊 2000 年 5 月 13 日

11）朝日新聞朝刊 2009 年 2 月 20 日

12）国際ニュース：AFPBB News ワシントン DC 発 2009 年 9 月 27 日

13）河北新報日刊新聞 2010 年 8 月 31 日

14）日本産科婦人科学会「生殖・内分泌委員会報告 - 生殖医療リスクマネージメント小委員会」『日産婦誌』64 巻 6 号，2012 年，1573-1576.

〔**参考文献**〕

日本産科婦人科学会ホームページ　倫理に関する見解
　　http://www.jsog.or.jp/ethic/index.html

日本生殖医学会編『生殖医療の必須知識』杏林舎，2014 年

荒木重雄・福田貴美子『体外受精ガイダンス第 2 版』医学書院，2006 年

厚生労働省『不妊に悩む方への特定治療支援事業等のあり方に関する検討会報告書・参考資料』(2013. 8)

国立社会保障人口問題研究所ホームページ　http://www.ipss.go.jp/

日本癌治療学会編『小児，思春期・若年がん患者の妊孕性温存に関する診療ガイドライン 2017 年版』金原出版，2017 年

## 第2節　生殖医療の倫理的・社会的・法的課題

### 1.　人の生命はどの時点から始まるのか

　生命の始期をめぐる課題として，最初に問わなければいけないのは，人の生命はどの時点からを始まりとし，どこから人として認知するべきかという問題であろう。この問いに対しては様々な考え方があり，生殖医療の倫理的・社会的な判断にも影響し，法的な対応も世界各地で異なっている。

　16世紀にオランダのヤンセン父子（父親 Hans Jansen，息子 Sacharias Janssen）によって顕微鏡の原型が発明され，1677年，アントーニ・ファン・レーウェンフック（Antonie van Leeuwenhoek）がこの顕微鏡の原型を応用した自作の顕微鏡で人の精液の中に精子があることを発見した。17世紀まで受精という現象が理解されていなかったため，当時は精子や卵子の中に人のひな形が存在しているという前成説が信じられていた。しかも，ひな形が精子の中にあると考える精虫論と，卵子の中にあると考える卵子論があったが，精子のほうが運動性があるため，精虫論者のほうが多数を占めていた。18世紀になると，C. F. ヴォルフ（Casper Friedrich Wolff）が著書『発生論』で後成説（新個体は雌雄両要素の混合で生じ，発生の過程で順次，諸器官が生成されるという考え方）を説いた。そして1827年には動物学者カール・エルンスト・フォン・ベーア（Karl Ernst von Baer）が哺乳類の卵細胞を発見した。そして発生初期における鳥や犬の胚（受精卵）を観察して，その類似性を発見して，卵から徐々に発達していくことが解明され，前成説は誤りであると認識されるようになった。19世紀から20世紀の前半にかけては，特にアメリカでヒト胚の標本づくりが盛んに行われ，ジョン・ロック（John Rock）とアーサー・ハーティグ（Arthur Tremain Hertig）によって，カーネギー胎児発達標本が完成した[1]。こうしたヒト胎児の標本を人が目にするようになり，胎児が女性の体とは切り離された存在と考えられるようになったと推察される。

　1970年代には超音波診断装置が登場し，子宮内の胎児を診ることも可能になり，その精度は年々向上してきている。このように胎児が可視化されることで，胎児に対する考え方はさらに変化してきた。胎児を妊婦と切り離し，個別

の命と位置づけ，胎児の命を重視するプロライフ（Pro-life）派と，女性に妊娠・出産に関する選択権があるとするプロチョイス（Pro-choice）派が，特に中絶の問題や受精卵を使った研究等の是非をめぐって争うようになった。

現在，日本では，母体保護法第2条2で「人工妊娠中絶とは，胎児が，母体外において，生命を保続することのできない時期に，人工的に，胎児及びその附属物を母体外に排出することをいう」と定義され，平成2年（1990年）3月20日厚生省発健医第55号厚生事務次官通知によって，中絶可能な期限は，胎児が母体外で生存が不可能となる妊娠22週未満と定められた。諸外国には，これよりも妊娠の初期にのみ中絶を認めている国もある。いずれにしても，胎児はまだ人ではないが，人となる潜在性を持つがゆえに，胎児の命にも尊厳があるという考え方が一般的である。しかし，胎児の生きる権利は存在するのか，望まない妊娠をした女性の中絶する権利よりも，胎児の命を守ることのほうが大事なのかという問いは，今も論争の的となっている。

## 2. ヒト配偶子とヒト胚の扱い

ヒトの配偶子（精子・卵子）や胚（受精卵）をどのようにとらえるかは，配偶子や胚を使う研究を規定する法律や指針にも大きく影響している。現在，日本にあるヒト胚の作成や研究利用を定める法や指針には，「ヒトに関するクローン技術等の規制に関する法律」（平成12年法律第146号）（2000年），「特定胚の取扱いに関する指針（平成13年文部科学省告示第173号）（2001年），「ヒトES細胞の樹立及び分配に関する指針」及び「ヒトES細胞の使用に関する指針」（2010年），「ヒトES細胞の樹立及び分配に関する指針」（平成22年5月20日文部科学省告示第86号），「ヒトES細胞の使用に関する指針」（平成22年5月20日文部科学省告示第87号），「ヒトiPS細胞又はヒト組織幹細胞からの生殖細胞の作成を行う研究に関する指針」（平成22年5月20日文部科学省告示第88号），「ヒト受精胚の作成を行う生殖補助医療研究に関する倫理指針」（平成22年12月17日文部科学省厚生労働省告示第2号）等がある。「特定胚の取扱いに関する指針の第7条では，胚の研究利用や譲渡は胚を作成した日から起算して14日までを可能期間と定め，ただし，胚を凍結保存している期間がある場合には，この期間は経過期間に算入しない」としている。この

14日までとした理由は，原始線条（将来，ヒトの背骨となる溝）が受精後約14日で現れるからである。

2015年には京都大学の研究班が人の血液から作ったiPS細胞で精子・卵子のもととなる原始生殖細胞を作成することに成功した[2]。実際に体外で人の精子や卵子を作るにはまたかなりの時間がかかると考えられるが，もしこの技術が実用化されれば，男女両性の結びつきによって起こる生殖が大きく変化する可能性がある。自らの精子や卵子が使えない人々にとっては画期的な技術といえるだろうが，人工的に作った精子や卵子を使って，人を創ることに倫理的に問題はないのだろうか。突き詰めていけば，不妊という問題を抱える人は，子どもを持つという願いをかなえるためにどの技術まで使うことが許されるのだろうか。

### 3. 生殖医療は他の医療とは異なる

生殖医療は大きく3つの種類にわけることができる。1つめは，望まない子どもの出生を回避する医療技術で，避妊技術，不妊手術や人工妊娠中絶が含まれる。2つめは，妊娠の成立を補助する医療技術で，生殖補助医療や不妊治療といわれるものである。そして3つめは，生命の質を選別する医療技術で，出生前診断，胎児治療，男女産み分けがこの技術に含まれる。また，生殖医療は，他の医療とはまったく異なる特徴を持っているがために，倫理的・社会的な問題を多く含んでいる。通常の医療は「専門の医師が，健康診断や病気の予防対策を行ったり，患者の治療に当ったりすること」（新明解国語辞典第5版）と定義されているが，生殖医療は以下の点で通常の医療と異なる特徴を持つ。

第1に不妊の問題を解決するために，生殖器官の障害部分や疾患を直接治癒せず，医学的な代替策で解決を図る場合が多いという点である。たとえば，女性の卵管に障害がある場合，卵管を直接治療することなく，体外受精という技術を用いて妊娠を試みることが多い。したがって体外受精で第1子を持てても，卵管の根本の障害は解決されていないため，さらに2子め，3子めを望む場合，再度体外受精を受けなくてはならない。第2に，不妊因子が男性側にのみある場合でも，実際の治療の多くは女性が担うことになる。また女性に卵巣や子宮がない場合には，第三者に卵子を提供してもらったり，代理出産してもらって

子どもを持つケースもある。採卵や妊娠・出産にはリスクも多く，そのリスクを第三者である女性に担わせることを問題視する人も少なくない。他の医療で疾患の原因を持つ人以外が他者の医学的問題のために，自分の身体にリスクを負うケースは，生体臓器移植や骨髄移植くらいしかないだろう。第3に，生殖医療では新たな命が生まれ，患者のみならず，複数の人が影響を受けることになる。そして最も影響を受けるはずの子どもはこうした医療の参加に同意も拒否もできない。こうした点を鑑みても，子の福祉や利益を第一に優先するべきだが，まだ存在しない子どもの利益よりも，不妊の問題を抱えるカップルの意向を優先することが現実には多い。第4に，「不妊症」という診断は，女性やカップルが妊娠や出産を希望しなければ成立しない。不妊であっても，その当事者が妊娠や出産を望んでいない場合は不妊症とは言えず，この点においても，他の医療とは異なっている。

　このように生殖医療は，通常の医療とは異なる特色を持つため，不妊治療（生殖医療）は本当に医療かという議論もある。しかし外国では，不妊は機能障害もしくは疾病として認められており，世界保健機関（WHO）も不妊を疾患（disease）と認めている。

### 1）望まない子どもの出生を回避するための医療技術と生命の質を選別する技術

　今もなお，日本は障碍を持つ人が生活しやすい社会とはいえず，そのため，胎児に障碍があるかどうかを気にする妊婦やカップルは少なくない。歴史を振り返れば，1948年にできた優生保護法は「不良な子孫の出生防止」を目的として作られた一面もあり，遺伝性疾患にかかっている場合や，四親等以内の血縁者が遺伝性疾患にかかっている場合，またハンセン病（らい病）で伝染のおそれがある場合は，中絶が容認されていた。1966年には兵庫県で「不幸な子どもの生まれない施策を進めるために」（兵庫県医第556号）が策定され，公費負担で羊水検査を実施するようになった。しかし，1974年，脳性マヒの当事者団体「全国青い芝の会」がこれに抗議し，県も羊水検査への公費負担を取り止めて，「不幸な子どもの生まれない対策室」を廃止したような事例もある。

　その後，1996年に優生保護法が母体保護法へとかわり，優生政策に関わる記述が削除された。それでも胎児の障碍の有無を懸念する傾向は依然として残

っている。2013 年には NIPT（新型出生前検査— Non-Invasive Prenatal genetic Testing）が導入され，NIPT では，母体から採取した血液で胎児の染色体異常を発見することが出来る。ヒトは通常，22 対の常染色体と 1 対の性染色体の計 46 の染色体によって構成されているが，これらの対となっている 13 番，18 番目，21 番目の染色体が，通常よりも 1 本多い症例をトリソミーと呼ぶ。ダウン症は 21 番目の染色体が通常よりも 1 本多く，21 トリソミーとも呼ばれている。その他，13 トリソミー（パトー症候群）と 18 トリソミー（エドワーズ症候群）もある。2013 年，日本ダウン症協会は，NIPT がこの 3 つのトリソミーの発見を目的に導入されたことに遺憾の意を表し，生命を選択の是非を含む，社会全体の価値観が問われるとして問題提起した。

## 2) 妊娠の成立を補助するための生殖医療技術

生殖医療技術の発展はめざましく，その技術に社会の合意が追いついていないのが現状である。医療の倫理原則には自立尊重原則があるが，生殖医療において，常に不妊の人の希望や決定を尊重，優先すべきかが問題となっている。

### A. 超高齢での妊娠

近年世界各国で，60 代の女性が提供卵子を利用して妊娠を試みた事例が報告されている。2015 年 5 月にはドイツで 65 歳の独身女性が四つ子を出産した。彼女はこれまでにも提供精子や提供卵子を使い計 17 人も子どもを出産していた[3]。閉経後の女性が妊娠するには，IVF を受けるためにホルモン治療で子宮環境を整える必要があり，妊娠による高齢になった身体への過剰な負担から，心臓発作，脳卒中，脳内出血，高血圧，子癇予備軍，糖尿病予備軍のリスクもあると言われている[4]。このような超高齢での出産も本人が妊娠・出産のリスクを承知で自己決定したなら，それを尊重するべきなのだろうか。生まれた子に対する配慮も必要である。

### B. 卵子核移植

倫理原則の中に無危害原則もあるが，不妊カップルがどんなに子どもを望んだとしても，生まれてくる子にリスクを負わせるような技術を提供することは，無危害原則に触れるのではないだろうか。2015 年 2 月 24 日，イギリス上院で卵子核移植を認める法案が可決・成立し，イギリスは世界ではじめて卵子核移植を合法化した[5]。女性のミトコンドリアの異常が，生まれてくる子どもの脳

や心臓に障がいを起こし，子が死に至る問題を解決するために登場したのが卵子核移植である。母の卵子の細胞核を正常な卵子をもつドナー女性の細胞核と交換・移植して胚（受精卵）を作製し，体外受精・胚移植する。卵子核移植によって生まれる子どもは父母とドナー女性の3人のDNAを受け継ぐことになる。2016年には，米国の医療チームがメキシコで，この卵子核移植を実施し，実際に子どもが生まれている。しかし受精卵の操作，安全面での問題を指摘する声もある[6]。さらに自然界ではありえない3つのDNAを持つ子どもに将来どのような影響があるのかは誰にもわからない。それでも，子を持ちたいカップルの意思を尊重するべきなのだろうか。子どもにも核移植で生れたことをどう告知するかも含め，倫理的にも人権の側面からも多くの議論を呼んでいる。

### C．救世主きょうだい

白血病の子どもの骨髄に適合する移植用の骨髄がなかなか見つからないため，親が体外受精で白血病の子どもと白血球の型であるHLA型の適合する受精卵だけを選び，子どもを出産するケースが海外で報告されている。こうしたケースは「救世主きょうだい」と言われる。先に生まれている兄弟姉妹の治療のために，この世に生まれてきた子どもは，自分の出生の目的についてどのように感じるだろうか。子どもの命を救うためとはいえ，生まれる子を選択し，理解も同意もできない新生児から骨髄を採取することに問題はないのだろうか。生殖医療はこのような問題も提示している。

### D．子宮移植

2014年9月，スウェーデンで世界初の生体子宮移植手術での出産が報道された。女性は先天的に子宮がなかったが，卵巣は正常で，家族の友人であり，7年前に閉経した61歳の女性から子宮の提供を受けて，それを移植した。その後，夫と自分の卵子でつくった受精卵を子宮に移植して，妊娠し，帝王切開による早産だったが母子ともに産後問題はなかった[7]。スウェーデンでは2017年までにさらに5人の子どもが生体子宮移植によって生まれている[8]。子宮移植を受けた女性は出産後，不要となった子宮を摘出する。そのため，一時的な臓器移植とも考えられている。代理出産を倫理的に問題視する人が多く，それを解決する一策として子宮移植は登場した。しかし，子宮移植は代理出産よりも安全で，倫理的に問題がないといえるだろうか。生体からの子宮摘出はドナ

ーにとってもリスクがある。今後はこのような問題を避けるために，死後女性
からの子宮提供も視野に入ってくるだろう。日本においても，慶応大学や京都
大学などが 2014 年 3 月 15 日にプロジェクトチーム（PT）を立ち上げ，子宮
がなくて出産できない女性への「子宮移植」の実施に向けて，移植対象者など
国内初の倫理指針をまとめた。そして 2017 年に慶応大学は倫理申請を行い，3
年間で 5 人の女性への移植を計画している [9]。子宮とは何か，胎児を育てる入
れ物に過ぎないのか，子宮移植はそうした問題をも提起している。

### E．社会的卵子凍結

　1986 年に世界で初めて凍結卵子を使用した体外受精での子どもの出産が報
告された。その後も卵子の凍結技術は進歩し，米国の生殖医療学会（ASRM）は，
もはやこの技術は実験的医療ではないと述べている。米国の大手 IT 企業の
Google や Facebook では，女性社員の将来の妊娠の可能性を保持するために，
従業員女性の卵子凍結に補助金を出している。日本においても，健康な女性を
対象に，将来の出産に備えた卵子凍結を行う医療機関が全国に少なくとも 23
施設あり，40 歳代の女性 3 人が凍結卵子を使って出産している [10]。また千葉
県浦安市では，2015 年から 2018 年の 3 年間に少子化対策の一環として卵子凍
結支援のために 9000 万円の予算を計上したが，日本産科婦人科学会の報告を
みても，凍結融解未受精卵（凍結卵子）の移植当りの妊娠率は 11.1% に過ぎな
い [11]。本来，女性が妊娠・出産しやすい時期に職業キャリアや将来の可能性
を失うことなく，出産育児できる社会の構築こそが必要だと思われる。

### F．死後生殖

　日本で，1999 年に慢性骨髄性白血病で亡くなった夫の凍結精子を用いて，
夫の希望を受けて 2001 年に子どもを出産した女性が，夫の死後の子の認知を
求めて裁判を起こした。日本の民法 722 条 1 項では「妻が婚姻中に懐胎した子
は，夫の子と推定する」，および同 2 項では「婚姻の解消若しくは取消しの日
から 300 日以内に生まれた子は，婚姻中に懐胎したものと推定する」と定めら
れている。本事例では，夫の死亡により婚姻は解消しているため，「婚姻中に
懐胎した子」にあたらず，夫の死亡から 300 日以内に出生していないので，
2006 年 9 月 4 日，最高裁判所は死亡した夫と子の親子関係を認めないという
判決を下した [12]。米国をはじめとする諸外国には死後生殖を認めている所も

ある。しかし，法的に生まれた子が父親から認知されない状況は問題であろう。死後生殖の問題は，生殖医療の進歩に法的対応が追い付いていない，最たる例といえよう。

## 4. 第2節のまとめとして

　生殖医療はこれまで，不妊当事者たちの問題として，社会一般の人たちからはあまり関心を持たれることはなかった。しかし，女性の晩婚化に伴う晩産化の傾向が強まり，男性不妊も明らかにされる中，自分自身や自分の身近な人が将来，不妊の問題に直面する可能性があるということは，常に念頭に置いておく必要がある。第2節全体を通して示したように，新しい生殖医療技術が次々と登場し，これらは不妊の問題を抱えない人にも影響を及ぼす可能性がある。生殖補助医療をめぐる問題は，倫理的・法的側面のみならず，社会的な問題として，専門家だけでなく，一般の人も交えて，そのあり方を考える必要がある。

（仙波由加里）

### 注）／引用文献・参考文献

1) 塚原久美（2014）『中絶技術とリプロダクティヴ・ライツ　フェミニスト倫理の視点から』勁草書房，3-14.
2) *YomiDr*.（2015/10/01），iPT 細胞で精子・卵子のもと〈http://yomidr.yomiuri.co.jp/article/20151001-OYTEW52648/〉（2017 年 10 月 31 日検索）
3) APF（2015/08/15），Quadruplets born to 65-year-old German woman 'to leave hospital soon', *The Telegraph*, http://www.telegraph.co.uk/news/worldnews/europe/ germany/11808827/Quadruplets-born-to-65-year-old-German-woman-to-leave- hospital- soon.html（2017 年 10 月 31 日検索）
4) Beezy Marsh（2006/05/08），Dozens of babies being born to mothers over 50, *The Telegraph*〈http://www.telegraph.co.uk/news/uknews/3339190/Dozens-of- babies- being-born-to-mothers-over-50.html〉（2017 年 10 月 31 日検索）
5) Health Press（2015/03/03）「3 人の親」から DNA を受け継ぐ子どもの誕生を認める，世界初の「卵子核移植」を英上院が合法化〈http://healthpress.jp/2015/03/dna.html〉（2017 年 10 月 31 日検索）
6) 讀賣経済新聞（2016/09/28）3 人の遺伝子持つ子ども誕生　米医師ら生命倫理巡り議論も〈https://www.nikkei.com/article/DGXLASDG28H2L_Y6A920C1CR0000/? n_ cid=NMAIL001〉（2017 年 10 月 31 日検索）

7）*AFP BB News*（2014/10/05）先天的に子宮がない女性が出産，世界初 閉経後の
　ドナーから移植〈http://www.afpbb.com/articles/-/3028056〉（2017 年 10 月 31
　日検索）
8）*YomiDr.*（2017/01/10）子宮移植の臨床研究，慶大が初の申請へ…年内 5 人に
　〈https://yomidr.yomiuri.co.jp/article/20170110-OYTET50018/〉（2017 年 10 月
　31 日検索）
9）*YomiDr.* 同上
10）*YomiDr.*（2016/04/04）卵子凍結, 晩婚化を反映 ・・・ 全国 23 施設で実施〈https://
　yomidr.yomiuri.co.jp/article/20160328-OYTET50053/20160328-027-
　OYTEI50008- L-JPG/〉（2017 年 10 月 31 日検索）
11）斎藤英和他, 2017 年, 平成 28 年度倫理委員会　登録・調査小委員会報告（2015
　年 分の体外受精・胚移植等の臨床実施成績および 2017 年 7 月における登録施設
　名）日本産科婦人科学会雑誌 69（9），1849 頁。
12）平成 18 年 09 月 04 日最高裁判所第二小法廷〈http://www.courts.go.jp/hanrei/
　pdf/ 20060904164054.pdf〉（2017 年 10 月 31 日検索）

## 第 3 節　第三者のかかわる生殖医療をめぐる倫理的課題

### 1. 提供精子・提供卵子・提供胚の利用の背景

　近年，子を望むのに，精子や卵子が採取できないなどの理由で，提供精子や
提供卵子を利用して子どもを持つ事例が増えている。こうした生殖補助医療で
は，不妊のカップルに加え，第三者もかかわることになるために，通常の生殖
補助医療よりも多くの倫理的・社会的問題を伴うことになる。第 3 節では，提
供精子・提供卵子・提供胚の利用によって起こっている社会的・倫理的・法的
問題を概観する。

### 1）非配偶者間人工授精（AID，DI）

　この技術はカップルの男性に精子がない（無精子症）などの場合に，第三者
の男性の精子を使って行う人工授精を指す。この医療の歴史は古く，世界初の
提供精子による人工授精（以下，AID）が報告されたのは 1884 年である。米
国フィラデルフィア大学の医学部教授だったウィリアム・パンコースト
（William Pancoast）が，男性不妊患者の妻に，患者夫婦の同意を得ないまま，
医学生の精子を用いて AID を実施した。患者の妻が妊娠した後，パンコース
トは夫にのみ妻が第三者の精子で妊娠したことを打ち明けると，夫は妻に内密

にするよう言い，妻は生涯，生まれた男児を夫の子どもであると信じて育てあげた。パンコーストと患者夫婦の死後，パンコーストの研究室の医学生だったハード（A. D. Hard）がその男児を追跡し，1909 年にこの事実が公となった[1]。1949 年 9 月には日本初の AID 児が誕生し，この AID を実施した慶応大学の安藤画一は，AID は不妊症を治す医療行為であり，夫婦にとって 50％は生物学的に自分たちの子であるから，養子よりははるかに合理的だと述べた。そして，ドナーとレシピエント夫婦はお互いに知らぬままで，出生児にも AID で生まれたことを秘密にするべきだと主張した[2]。安藤が掲げたこうした条件はその後の日本の AID に大きく影響し，1997 年の日本産科婦人科学会の「非配偶者間人工授精と精子提供に関する見解」でもドナーが匿名であることを条件にした。1992 年に顕微授精によって初の子どもが誕生し，重篤な男性不妊であっても顕微授精で子どもを持てるケースも増えた。したがって，日本でも以前に比べ提供精子の利用は減少してきているが，今なお日本国内だけも年間100 人前後の AID 児が出生している。

### 2）卵子提供

提供卵子を使った体外受精は，子どもを望む女性に卵子がない場合や卵子の質が悪く利用できない場合に，第三者の女性から提供された卵子を使って行う。1983 年，オーストラリアで世界初の卵子提供での妊娠が報告され，同年米国でも卵子提供が実施され，1984 年 2 月に米国初の提供卵児が誕生した。日本では 1983 年 3 月，東北大学が日本初の体外受精による妊娠の成功を発表し，これを受けて日本産科婦人科学会が 1983 年 10 月に体外受精に関する見解（ガイドライン）を設けた。体外受精を受ける者を「婚姻しており，挙児を希望する夫婦で，心身ともに妊娠・分娩・育児に耐え得る状態にあり，成熟卵の採取，着床および妊娠維持が可能な者」と規定した[3]。この規定によって，日本では不妊カップルのために第三者が採卵を受けることは容認されていない。しかし，こうしたガイドラインには法的な拘束力がないため，1997 年，姉妹間で行った卵子提供で日本初の提供卵子による児の出生が報告された。一方，諸外国では，卵子提供が可能であり，米国を始め，世界各国に商業ベースでの卵子提供者を斡旋する業者もいる。こうした斡旋業者を利用して，2000 年以降，日本でも，卵子提供を求めて海外へ渡るカップルが増加した。厚生労働省が 2012

年に行った調査では，卵子提供により国内で誕生した子どもの数は，2009年の約3倍にあたる年間300から400人と推計され，出産した女性の平均年齢は45.2歳であった。その調査の主任研究者であった吉村泰典は「妊娠率を考えると，年間1000人近い女性が卵子を求めて渡航している可能性がある」と述べている[4]。

　日本生殖補助医療標準化機関（以下 JISART と記す）の会員施設が，早発閉経の患者から友人の提供卵子での非配偶者間体外受精の実施を求められた。しかし政府の対応が依然としてすすまないため，2008年10月に JISART 独自のガイドラインをもうけ，現在，この規定にもとづいて，提供卵子による体外受精を実施している。英国のヒト受精および胚研究認可局（HFEA）によれば，英国では1998年から不妊女性が採卵した卵子を他の女性と共有するエッグシェアリングが導入されており，近年英国では提供卵子の約60％はエッグシェアリングだという[5]。つまり，卵子ドナーの60％が不妊患者で，治療費を安価に抑えるために卵子を他者に提供している。しかしドナーが妊娠できず，提供を受けた女性が妊娠する可能性もあり，心理的な支援が欠かせない。

### 3）受精卵提供

　近年，体外受精の実施件数は急増しており，受精の際には複数の受精卵（胚）を得るケースが多い。しかし学会などの規定で移植当たり子宮に戻せる受精卵は1個か2個と制限されているために，体外受精に使わなかった受精卵はほとんどが凍結保存される。しかしすでに子どもが生まれていたり，不妊治療を中断するなどの理由で凍結してある受精卵を利用しない場合，それらは処分するか，研究のために提供するか，他の不妊カップルに提供するかのいずれかとなる。日本においては，まだ他のカップルへの受精卵提供は行われていないが，海外では，凍結受精卵を他の不妊カップルに提供するケースもある。提供を受けたカップルに生まれてくる子どもは，両親とはまったく生物学的なつながりを持たないため，出生前養子という言い方もされる。多くの場合，ドナー夫婦は，自分たちの子どもと100％生物学的な繋がりのある子どもが他の家族に生まれるため，自らレシピエント家族を選択し，子どもが生まれた後も家族同士の関係を維持することが多い。レシピエント家族に生まれた子は，自分の生物学的親やきょうだいと接するにあたって，どのような思いを抱くのだろうか。

またドナー家族とレシピエント家族が，異なる価値観や文化を持っている場合もある。両者が良好な関係が築き，それを維持していくには何が重要かを当事者家族の経験を生かして，考えていく必要がある。

## 2. 提供精子・提供卵子・提供胚に関連する問題

精子提供や卵子提供，受精卵が授受されるようになり，特に問題となっているのが，ドナーの匿名性の保持と出生者の出自を知る権利の衝突であろう。

近年では国内外で，AID 出生者の中からドナーを知りたいという声が聞かれる。たとえば，米国ドナー・シブリング・レジストリー（DSR）が 2009 年 10 月から 2010 年 1 月にかけて行った調査では，18 歳以上の AID 出生者 741 人の回答者のうち「ドナーといつか連絡をとりたい」と回答した人が 82% だった[6]。

また世界的に，出生者のドナー情報を得る権利を尊重し，ドナーを非匿名化する動きも広がりつつある。スウェーデン，オーストリア，フィンランド，アイスランド，オランダ，スイス，英国，ニュージーランド，オーストラリアのいくつかの州，ノルウェー，アイルランド，フィンランド，米国ワシントン州，ドイツなどでは，ドナーの匿名性を廃止し，出生者にドナー情報を提供することを法で保証している。さらに近年では，ソーシャルネットワークの普及や，商業的な遺伝子検査の普及が，提供精子や提供卵子のドナー，出生者，利用者にも影響を及ぼしはじめている。たとえば偶然に卵子ドナーエイジェンシーで見た自分の子どものドナーの写真をソーシャルネットワーク上に見つけてしまった事例もある[7]。また，2005 年には，AID で生まれた 15 歳の少年が，約 3 万円（289 ドル）で遺伝子検査会社を介してドナーを見つけ出した事例もある。この事例では，ドナー自身がサンプルを登録していたのではなく，ドナーの血縁者がサンプルを登録していたために特定された[8]。

こうした事例をみれば，今後もドナーの匿名性を 100% 保障することは難しく，卵子提供についても同様のことが言える。したがって，ドナーの匿名性を廃止し，出生者に自身の情報提供できる人だけをドナーとし，出生者のドナー情報を知る権利を保障した方が倫理的にも社会的にも問題が少ないだろう。

また，精子提供や卵子提供がビジネスとして行われる場合にも，さまざまな

問題も起こっている。2009年の米国のボストングローブ社の調査では，不況のときに卵子や精子の提供が増えるという結果も出ている[9]。こうした有償提供が容認されると，経済的に困窮している若い女性がドナーとして標的とされる可能性が高く，彼女たちの卵子提供に関する知識の低さから，過剰な排卵や度重なる提供でOHSSなどの問題を抱えるリスクが高まることも懸念される。仮にインフォームドコンセントでそうしたリスクを提示しても，経済的問題を抱えている若い女性たちがその事実に目を向け，理解しようとするかも疑問である。

過剰な排卵や採卵には，大きなリスクを伴い，繰り返し提供を行うことは，女性の身体への負担が大きい。卵子提供を容認するとしても，提供回数には制限を設け，リスク情報の提供の仕方などを検討する必要があるだろう。

## 3. 代理出産をめぐる倫理的問題

代理出産は，先天的に子宮のない女性や，ガンなどのために後天的に子宮を失った女性が第三者の女性に妊娠・出産してもらう医療技術である。代理出産には人工授精型と体外受精型の2種類がある。人工授精型代理出産では，代理母が依頼者男性の精子を使い人工授精で妊娠を試みる。この場合，生まれてくる子どもは，代理母と遺伝的な繋がりをもつことになる。また体外受精型代理出産の場合は，ほとんどの場合，代理母以外の女性の卵子を使って受精卵をつくり，代理出産する女性の子宮に移植する。したがって生まれてくる子どもと代理母には遺伝的なつながりがない。

日本では，1991年，東京に代理母出産情報センターが設立され，2001年に，日本国内初の姉妹間による代理出産が実施された。そして2003年，日本産科婦人科学会が会告で代理出産を禁止したが，海外にわたって代理出産を試みるカップルが現れるようになった。たとえば2004年には，日本の有名人カップルが，米国で体外受精型の代理出産で双子を持った。生まれた双子はカップルの遺伝的な子であるにもかかわらず，民法772条によって，2007年の最高裁判所の判決では実の親子としての関係が否認されている[10]。

日本国内ではじめて代理出産を実施した産婦人科医は2008年までに約100組から代理出産の相談を受け，15組に親族間の代理出産を実施し，11組が妊

娠し，うち 8 組から計 10 人の子どもが生れたと公表している[11]。商業ベース
の代理出産ではさらに問題が起こっている。たとえば，2014 年には，日本人
の実業家男性がタイで自分の精子で代理母を利用して子ども 16 人を持ったこ
とが明らかになった[12]。

　代理出産希望者が，安価な価格で代理懐胎してくれる女性のいる第三国に行
く事例は少なくない。これは貧しい国の女性に対する搾取であるという見方も
できる。このように，代理出産をめぐっては多くの議論があり，日本では禁止
されているが，禁止しても，水面下の危険な環境の中で代理出産が行われ，生
まれてくる子どもや代理母に不利益が生じる可能性も否めない。単に禁止する
だけでなく，不妊当事者や代理母経験者，出生者を含め，その在り方を議論す
る必要がある。


## 4. 第 3 節のまとめとして

　第三者の介入する医療技術は，社会的な合意がないまま技術が先行し，実施
されている。日本でもそれは例外ではなく，第三者の介入する医療技術に関し
て，学会による会告での規制があるのみで，法整備はなされていない。そのた
め，さまざまな問題が起こっている。学会では卵子提供や代理出産を会告で禁
止しているが，実際には国内でも実施されている。また母子関係については，
分娩の事実によって客観的に親子関係が判断できるため，分娩した女性を母親
とし[13]，父親は民法 722 条で母親の夫と定められている。しかし，このよう
な技術が実施されている現在，生殖医療で形成される家族に対しては，新たな
法で規定する必要があるのではないだろうか。

　また，親子，兄弟姉妹間での精子・卵子の授受や，母娘間，姉妹間の代理出
産などについても，実際にこの医療を経験し，家族を形成した人たちの声も聞
き，その是非を問う必要がある。今後は独身や同性のカップルもこの技術の利
用を望むようになる可能性も高く，様々な状況を想定して，私たち社会はこの
問題とどう向き合うべきか，考えていくべきだろう。

（仙波由加里）

## 注）／引用文献・参考文献

1）Elen Tyler May（1995），Barren in the Promised Land ― Childless Americans and the Persuit of Happiness, Basic.

2）養子よりは合理的――一定の條件下に実施　安藤博士談」（1949/9/10）『週刊家庭朝日』1 面

3）日本産科婦人科学会（1983）「体外受精・胚移植」に関する見解〈http://www.jsog.or. jp/kaiin/html/kaikoku/S58_10.html〉（2017 年 10 月 31 日検索）

4）産経 West（2014/04/27），人生の楽譜③卵子提供，進まぬ法整備，『卵子』求めて海外へ渡る女性たち

5）Zeynep Gürtin-Broadbent（2012/04/23），Evaluating egg-sharing: new findings on old debates, BioNews 653〈http://www.bionews.org.uk/page_140735.asp〉（2017 年 10 月 31 日検索）

6）D. Beeson, P. Jennings, W.Kramer（2011），Offspring searching for their sperm donor: how family type shapes the process, Human Reproduction 26（9），2415-2424.

7）Alison Motluk（04/18/2010），The anonymous donor dilemma: To google or not to google ? The Globe & Mail,〈http://www.theglobeandmail.com/life/family-and-relationships/the-anonymous-donor-dilemma-to-google-or-not-to-google/article1538635〉（2017 年 10 月 31 日検索）

8）Alison Motluk（11/02/2005），Anonymous sperm donor traced on internet, New-Sci,〈https://www.newscientist.com/article/mg18825244-200-anonymous-sperm-donor-traced-on-internet/〉（2017 年 10 月 31 日検索）

9）Carlene Hempel（2016/06/25），Golden Eggs, Boston.com.News〈http://www.boston.com/news/globe/magazine/articles/2006/06/25/golden_eggs/?page=full〉（2017 年 10 月 31 日検索）

10）Y. Semba, C. Chang, H. Hong, A. Kamisato, M. Kokado and K. Muto,（2010）Surrogacy: Donor Conception Regulation in Japan, Bioethics, 24（7），348-357.

11）毎日新聞（2007/10/04）「代理出産　ボランティア公募断念　長野の根津院長」

12）東スポ（2014/08/10）タイ代理出産　日本人父は資産 70 億円強の御曹司〈https://www.tokyo-sports.co.jp/nonsec/social/299480/〉（2017 年 10 月 31 日検索）

13）最高裁判例昭和 37 年 4 月 27 日民集 16 巻 7 号 1247 頁

# 第3章 研究倫理

## 第1節 研究をめぐる倫理・法の枠組み（俯瞰）

　本章では，主に，医学系分野に係る研究倫理の諸問題について概説する。

　バイオエシックスにおいて，「研究倫理」はかねてより主要テーマのひとつであり，医学の進展とともにその問題領域も広がりつつある。例えば，バイオエシックスの文献検索のための米国ナショナル・レファレンスセンターの図書分類表の第18項「人を対象とする実験」では，ガイドライン，倫理審査委員会，インフォームド・コンセントなどの留意事項の他，特定の集団（特に社会的に弱者とされる研究対象者）への配慮，社会的な対応が挙げられている。

　研究倫理の歴史に言及しようとすれば，古今東西，様々なルーツを求めることができよう。実際，医学研究の倫理的な枠組みが形成されるための萌芽となるような考え方をみる文献は以前からある[1]。

　例えば，近代では，フランスの医師・生理学者のクロード・ベルナールの著書『実験医学序説』（1865年）が挙げられる。同書では，実験に基づく医学の必要性が強調され，人間について試みることのできる実験の中で，ただ害のみを生ずるようなものは禁ずべく，無害のものは許さるべく，有益なものは奨励さるべき旨が説かれた[2]。これは，従前の医の倫理の考え方を，研究の領域にまで適用した点でも注目されるものであった。

　しかし，国際的にも合意されたかたちで，研究の倫理的枠組みが公的に定められ，実質的に運用されるのは，20世紀に入ってからのことである。

　1931年，ドイツのワイマール共和国で「医療と生命医科学研究における人の保護のためのガイドライン開発」のためのイニシアティブが策定された。こ

れは，自由とインフォームド・コンセントが，生命医科学研究への参加の基本とされるものであった[3]。ところが，第二次世界大戦がはじまり，ナチス・ドイツで非人道的な研究行為が相次いで行われることになる。戦後，ニュルンベルクの法廷で裁かれた被告の中に，そうした人体実験を行った医師たちがいたことは，世界的に大きな衝撃をもたらすことになった。

　1947年，この歴史的な非人道的行為への大いなる反省をふまえて，ニュルンベルク綱領が提示された。同綱領は人体実験を厳しく規制し，国際的な生命医科学研究における人権保護に関する宣言の出発点となるものであった（表3-1）。こうした人体実験に係る事件は，他でも起きている。例えば，日中戦争時，流行性伝染病予防と兵員用の飲料水の水質浄化を目的として，ハルピンに731部隊が配備されたが，実際は細菌・化学戦（BC戦）研究のため，人を用いて非人道的な実験を数多く行ったといわれている。

　また，遠藤周作の著作『海と毒薬』でよく知られるようになった，いわゆる九大生体解剖事件は，同大が組織的に直接関与したものでないものの，今なお各方面で歴史的教訓として真摯な反省が行われている。2008年11月，九州大学医学部構内で開催された第20回日本生命倫理学会年次大会において，当時の状況を知る東野利夫博士による「いわゆる『九大生体解剖事件』の真相と歴史的教訓」と題する講演が行われ，あらためて多くの人々がこのテーマについ

### 表3-1　ニュルンベルク綱領[4]

1. 被験者の自発的な同意が絶対に欠かせない。
2. 他の方法では得られない，社会のためになる成果が上がらなければならない。
3. 動物実験と自然の経過に関する知識に基づいていなければならない。
4. 不必要な身体的・心理的苦痛を避けなければならない。
5. （実験者本人が被験者になる場合を除き）死や障害をひきおこすと行う前からわかる実験はしてはいけない。
6. リスクが利益を上回ってはいけない。
7. 適切な準備と設備がなければならない。
8. 科学的に資格がある実験者が行わなければならない。
9. 被験者はいつでも自由に実験を中断できなければならない。
10. 被験者に傷害・死が生じると予測できる場合，実験者はいつでも実験を中断する用意がなければならない。

て深く考え，話し合うことになった。

　時代的背景，環境，組織，状況等に依拠して，人間が有する倫理的な規範がないがしろにされてしまうおそれをめぐっては，これまでも様々な考察がなされてきた[5]。いずれにしても，その時，その場所の状況に委ねるのみではなく，人間が人間として守るべき倫理的規範について考え，行動していくことの重要性は，研究倫理の文脈でも銘記されていく必要があろう[6]。

　その後，1964年の第18回世界医師会（WMA: World Medical Association）総会で，有名な「ヘルシンキ宣言」が採択されることになる。同宣言は，その後も修正・追加が重ねられるが，上述のニュルンベルグ綱領で示された倫理的観点をふまえつつ，現在に至るまで，多くの国々の生命医科学研究機関の倫理指針のよりどころとなっている。近年では，2013年，ブラジルのフォルタレザで開催された第64回総会で大幅な修正が行われた。

　上記の他，国際医学団体協議会（Council for International Organizations of Medical Sciences：CIOMS）による「人を対象とする生物医学研究（Biomedical Research Involving Human Subjects）の国際倫理指針」も重要である。

　CIOMS は，1949年に WHO と UNESCO の協力によって設置された国際的な非政府組織であるが，先進国・開発途上国共同の公衆衛生学的研究・医薬品開発が意識されたかたちで，1982年に上記の国際倫理指針の初版が策定された。

　その後も同指針は他の関連ガイドラインとともに見直しが進められ，2016年には「人を対象とする医療関連研究（Health-related Research Involving Humans）の国際倫理指針」としてまとめられた。同指針は，地球規模の研究を念頭に置いて，資源の乏しい状況下で行われる研究（第2項），研究対象者・研究対象集団の選択における利益と負担の公平な分配（第3項），研究及び研究審査のための協働体制及びキャパシティ・ビルディング（組織的な能力強化）等，国際共同研究に関する倫理的配慮に関する事項が多く含まれているのが特徴といえる[7]。

　以上，これまでも世界中で様々な研究倫理に係る枠組みが策定され，医学研究の実施に活かされてきた。近年では，Ezekiel J. Emanuel らの「臨床研究における8つの倫理的原則」もよく参照されるため，表3-2に紹介しておきたい。

## 表 3-2　臨床研究における 8 つの倫理的原則 [8]

1. 研究を実施する地域社会との連携（Collaborative Partnership）
2. 社会的価値（Social Value）
3. 科学的妥当性（Scientific Validity）
4. 適正な被験者選択（Fair Subject Selection）
5. 適切なリスク・ベネフィットバランス（Favorable Risk-Benefit Ratio）
6. 第三者による独立した審査（Independent Review）
7. インフォームド・コンセント（Informed Consent）
8. 研究参加者の尊重（Respect for Participants）

## 1. 医学研究に関するさまざまな不正事案

　研究倫理を考える際，これまでの不正事案の歴史から学ぶことも多い。特に有名なものを挙げるとすれば，それは，1932 年から 72 年の長期にわたって行われた「タスキギー梅毒研究」（アラバマ州タスキギーで公衆衛生局がアフリカ系アメリカ人男性を対象として実施した，梅毒の病状変化の調査に係る事案）であろう。この研究では，患者に無料で治療を行うと伝えていたものの，積極的な治療は意図的に一切行われなかった。1972 年になってマスコミに報道され，治療処置に名を借りた悪質な人体実験として中止に追い込まれた [9]。

　こうした事案は他にも数多く起こっている。例えば，1946 ～ 48 年にかけて行われた「グアテマラ梅毒・淋病治療実験（米国政府がグアテマラ政府の協力のもとで，受刑者や精神病院の患者らを対象として実施した，抗生物質ペニシリンの薬効の確認を目的とする梅毒スピロヘータや淋菌の意図的な接種に係る事案），1956 年から 72 年にかけて行われた「ウィローブルック肝炎研究」（ニューヨーク大学の研究チームが肝炎研究の一環で，多数の精神遅滞の児に対して実施した，肝炎ウィルスを人為的に感染させる実験に係る事案），さらに 1960 年代の「ユダヤ人慢性疾患病院事件（メモリアル・スローン・ケタリング癌研究所の医師が囚人や癌の末期患者を被験者として実施した，腕と前腿部への生きた癌細胞の皮下注射，及び，免疫応答の低下した慢性疾患の末期患者に対する，適正な説明と同意によらない実験に係る事案）などが挙げられる。

　1966 年，米国ハーバード大学医学部のヘンリー・ビーチャー教授が *The New England Journal of Medicine* に「倫理と臨床研究」（Ethics and Clinical

Research）と題する論文を発表した。同論文は，人を対象とした非倫理的な22の研究の事例がカテゴリーごとに客観的かつ丁寧に記述され，各々の倫理的な諸問題について検討・考察が行われたものであった。

　同論文では，特に，(1) インフォームド・コンセントについて，「同意が得られたということだけでは意味がなく，どのようなことが被験者に対して行われるのかについて，被験者あるいはその保護者に理解する能力があり，そして，すべての危険性についてはっきりと説明されていなければならない」こと，(2) リスクとベネフィットの比較衡量について「実験の結果が，実験の目的に達する手段や方法を正当化するわけではない」こと，(3) 結果の公表に際しては「実験結果を発表する場合には，適正さが守られていることを明白にしておかなければならない」ことなど，現代の医学研究の問題にも十分に当てはまるような問題点が指摘された[10]。

　こうした不正事案は，人文・社会科学の研究領域においても相次いで発覚し，学界はもちろんのこと，世論をも喚起して研究倫理のあり方が科学者コミュニティ以外の一般の人々からも注視されることになった。

## 2. 人を対象とする医学研究の倫理に関する規制

　こうした背景において，米国では，1974年，国家研究法（National Research Act）が成立し，人を対象とするほぼ全ての研究に対し，被験者の権利と福利を保護するために，連邦政府が監視することが定められた。この法律によって「生物医学及び行動学研究の対象者保護のための国家委員会」が設立され，1979年，被験者保護のための倫理原則および指針を示す「ベルモント・レポート」が公表された。同レポートは，「診療と研究の区別の必要性，(Part A)」，「基本的な倫理原則（Part B）」，「倫理原則の適用（Part C）」から構成され，今日の研究倫理の考え方の根幹ともなりうる枠組を示すものであった。

　上述の国家研究法の成立を受けて，米国保健福祉省（DHHS）が45CFR46（連邦規則第45編第46部）を制定，被験者保護に関する連邦規則が成立した。この連邦規則では，後に国際的に大きく広がり，定着していく様々な倫理的事項が定められた[11]。

　ちなみにCFRとは，連邦行政規則集（Code of Federal Regulations）の略

語であるが，第45編第46部は，その後，米国連邦政府の多くの省庁の被験者保護に関するコモンルールとなっていく。同規則の成立によって「人を対象とした研究」に係る被験者保護の公的な基本方針が確立されていくことになるわけである[12]。

なお，米国FDA（食品医薬品局：Food and Drug Administration）についても連邦規則第21編第50部及び56部（21CFR part 50, 56）が制定され，被験者保護や倫理審査委員会の要件が定められることになった。

米国では，保健福祉省に被験者保護に関する諸々の機構が設けられるようになったが，2000年にこれらが再編され，被験者保護局（OHRP, Office for Human Research Protections）が発足した。これに伴い，被験者保護に係る制度的な対応はOHRPに一本化された。

一方，EUでは，米国とは異なる制度的変遷をたどってきたが，2014年4月16日に，EU臨床試験規則（No.536/2014）が採択されたことが記憶に新しい。

## 3. 倫理審査委員会

上述の米国の連邦規則では，倫理審査委員会の要件として，（1）IRBのメンバーは最少構成で5人，（2）研究機関で実施される研究活動を適切かつ十分に評価できる人物から選出すること，（3）メンバーには一定の経験と専門知識が要求され，その専門領域を越える範囲で提起された研究については，研究評価を支援するコンサルタントを雇うことも可能であること，（4）メンバー構成には多様性を持たせることとされており，人種，性別，文化的背景，感受性の違い等のバランスを考慮すべきこと，（5）メンバーには，研究計画に利害関係（Conflict of Interest: COI）をもつ人物は含まれてはならないこと，（6）少なくとも1人は，研究を実施する研究機関に所属していない者であって，かつ，当該研究機関に所属する者の肉親でない者を含めること，（7）自然科学分野を専攻とする者，及び，自然科学以外の分野を専攻とする者をそれぞれ少なくとも1人以上は含めること，等が求められている。

倫理審査委員会は，多様なバックグラウンドを有する複数の委員が，学際的かつ多元的な視点をもって，公正かつ中立に，倫理的観点ならびに科学的観点から，研究計画書や説明・同意文書の内容，有害事象報告などの各種報告の内

容について調査審議を行うための合議機関といえる。「倫理審査」が，「倫理」のみならず「科学」の観点からの審議も必要としていることにも注意しておきたい。

いずれにしても，研究をあくまで適正に推進をさせていくには，倫理審査のプロセスは必要不可欠であることを忘れてはならない。そして，研究の場面をより俯瞰的に見据えるならば，それは，社会への説明責任を果たすことにもつながるものとも考えられる。そのためにも，非専門家の視点を取り入れた検討を行うことも重要となる。

さらに，後述するように，産官学にまたがる関係者が参画する研究の場合，知的財産の取扱い，秘密保持等を含む契約内容についても，利益相反管理の問題に関連して重要な事項となることに注意しておきたい。

わが国における倫理審査委員会の歴史は，体外受精の問題を契機として，1982年に徳島大学医学部に倫理審査委員会が設置されたことに始まり，1992年までに全ての大学医学部，医科大学に倫理委員会が設置された。なお，1989

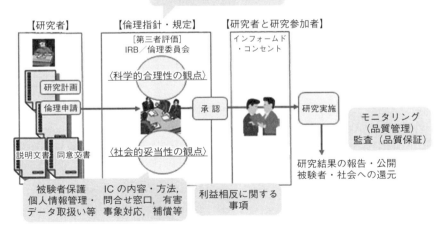

図3-1　研究計画策定から実施に至るまでのプロセス（概観）

年には，星野一正教授（当時・京都大学）のイニシアティブで「全国医学部・医科大学倫理委員会連絡懇談会（現在：医学系大学倫理委員会連絡会議）」開催されるようになった[13]。

　近年では，倫理審査委員会で扱われる研究の内容も多様化しており，遺伝子治療，ヒトゲノム・遺伝子解析研究，特定胚の取扱い等，それぞれに対応した指針・ガイドライン等に基づいて，倫理審査委員会で研究計画が審査されることが，科学者にとって，当然の社会的責務となっている。

　ただし，わが国では全国で1700件にものぼるといわれる倫理審査委員会の審査の質に，ばらつきが見られるといった懸念もあり，審査方法や委員の質が一定水準にあるかどうかを第三者が確認し，公的機関が認定する制度の運用が始められているところである[14]。

　米国では，以前から，ヒト研究保護計画認証協会（the Association for the Accreditation of Human Research Protection Programs：AAHRPP）によるIRB認証制度が運用されてきた。また，民間の独立IRBも多く，顧客への信用を得るためにも，こうした認証を得る箇所が多いといわれている[15]。IRB専門職認定委員会（The Council for Certification of IRB Professional）による「認定IRB専門職」（Certified IRB Professional：CIP）の制度もある。研究倫理に関わる様々な職域が参加する「医学と研究における公衆の責任」（Public Responsibility in Medicine and Research：PRIM & R）という組織の活動も有名であり，様々な教育プログラムや年次大会が盛んに行われている。

　さらに，国際的には，アジア太平洋地区倫理委員会連絡会議（FERCAP）によるIRBの認証制度も存在している。今後，わが国でもこうした制度が普及していく可能性は大いにあるだろう。

　なお，米国では，基本的には，病院などで臨床のジレンマを解消するための病院倫理委員会（Hospital Ethics Committee：HEC）と，実験研究計画の審議をする施設内審査委員会（Institutional Review Board：IRB）とが区別されてきた。ところが，わが国では，この区別が曖昧の場合が多い点も以前から指摘されている。

　ところで，昨今では，臨床場面で生じうる倫理的ジレンマをめぐって「倫理コンサルテーション」についての議論も活発に行われるようになったが，研究

倫理の文脈でも，コンサルテーションのあり方が模索されるようになった。

　そもそも，臨床場面の倫理コンサルテーションでは，病院等の倫理審査委員会が母体となる場合もあれば，より小規模で特定の委員のみによって構成されるチーム，あるいは，個人コンサルタントによって行われる場合もあるといわれてきた。また，こうしたコンサルテーションは，（1）問題の解明，（2）意見衝突の解消，（3）治療法の推奨の3つの目標があるといわれており，ジレンマの原因を注意深く分析・明確化して調停を行ったり，医師，患者や家族に助言を与え，時に意見表明を行ったりするものといわれてきた[16]。

　これを研究倫理の枠組みでどのように捉えていくかは今後の課題である。当然，臨床の倫理と，研究の倫理は，区別されて考えられるべきであろう。しかしながら，倫理審査委員会事務局，施設内の研究支援組織，その他の倫理・安全に係る組織に携わる教職員が協働して，研究実施に係るコンサルテーションを行っていくような機会も，今後増えていくかもしれない。

## 第2節　わが国の代表的な指針の概要

　近年，わが国では，治験を含む臨床研究への支援体制や新薬等の審査体制に関して，法的に担保される GCP（Good Clinical Practices：医薬品の臨床試験の実施基準）と，研究倫理指針との間の制度的な乖離も懸案となってきている[17]。

　したがって，研究倫理に係る制度的な対応にあっても，医薬品医療機器等法（薬機法）や GCP を意識した検討が今後意識されていく可能性は大いにあるだろう。

　当然，臨床研究のみならず，非臨床研究のレベルから，GLP（Good Laboratory Practice：医薬品等の非臨床試験の実施基準）や GMP（Good Manufacturing Practice：医薬品等の製造管理・品質管理の基準）などの枠組みに準拠した制度のあり方も意識される時代になったといえる。

　また，規制科学（レギュラトリー・サイエンス：根拠に基づく的確な予測，評価，判断を行い，科学技術の成果を人と社会との調和の上で最も望ましい姿に調整するための科学[18]）の重要性もいっそう注視されている。

こうした文脈をふまえ，「倫理と法」をめぐる関係性に留意し，指針はもとより，関係する法令等を網羅的に理解しておくことは重要である。後述する「臨床研究法」が制定されたこともあり，従来の臨床研究の倫理的枠組みは変わりつつあることに注意したい。

　さて，本節では上述の観点をふまえ，「人を対象とする医学系研究に関する倫理指針」（以下，「指針」という）を中心に，わが国の研究倫理の枠組を概観してみたい。

　この指針は，「疫学研究に関する倫理指針」（平成 19 年文部科学省・厚生労働省告示第 1 号）と「臨床研究に関する倫理指針」（平成 20 年厚生労働省告示第 415 号）について，文部科学省・厚生労働省の合同会議で一体的に見直され，両者が統合されるかたちで平成 26 年 12 月 22 日に策定されたものである。

　指針では，研究者等，研究責任者，研究機関の長の責務に関する規定の整備，バンク・アーカイブに関する規定の新設，倫理審査委員会の機能強化と審査の透明性確保，インフォームド・コンセントに係る規定の整備およびインフォームド・アセントの明文化，さらに，利益相反管理に関する規定，試料・情報等の保管に関する規定，モニタリング・監査に関する規定をまとめた「研究の信頼性確保」の章が設けられていることなどが特徴である。

　その適用範囲は実に広いものであり，介入研究はもとより，介入を伴わない研究（観察研究）にも適用される，わが国の代表的な指針といえよう。

　この指針における「人を対象とする医学系研究」は，人（試料・情報を含む）を対象として，（1）傷病の成因及び病態の理解，（2）傷病の予防，診断及び治療方法の改善又は有効性検証を通じて，（3）国民の健康保持増進，又は，患者の回復若しくは QOL 向上に資する知識を得ることを目的として実施される活動，と定義されている。

　なお，指針の公表後に示された「人を対象とする医学系研究に関する倫理指針ガイダンス」（以下，「ガイダンス」という。）では「傷病の予防，診断又は治療を専ら目的とする医療は，同指針でいう「研究」に該当しないとされている。

　特に，「研究か，医療か」の問いにどのように対処していくかは重要な論点である。これらの価値判断を行うにあたっては，そもそも，目の前の患者自身

の治療のために意図しているものか，あるいは，一般化されうる新たな知識の獲得を目指すものか，といったように当該行為の「目的」から考えてみることも重要であろう

## 1. 指針における個人情報の取り扱いとインフォームド・コンセント対応

2017年5月30日，個人情報保護法改正に伴う改正倫理指針が施行され，(1)「個人識別符号（ゲノムデータを含む)」，(2)「要配慮個人情報（病歴等)」，(3)「匿名加工情報・非識別加工情報」といった定義が新たに追加された。

また，従来用いられてきた「連結可能匿名化」と「連結不可能匿名化」の用語は廃止となり，(1) 単なる「匿名化されている情報」（研究実施にあたり，例えば氏名などの特定の個人を識別できる情報を可能な限り削除するが，識別性や照合性が残るため，個人情報として扱う必要があるもの）と，(2)「匿名化されている情報（特定の個人を識別することができないものに限る。）とに大別されることになった。

上記 (1) は，旧連結可能匿名化に準じる対応，すなわち，対応表の管理方法及び個人情報の管理責任者を決めておくことが求められる。ゲノムデータ(個人識別符号に該当するもの）を用いる案件では，この対応に基づくようにガイダンスで指示されているので注意が必要である。

一方，(2) は一層ハードルの高い匿名化がなされた情報であり，①情報単体で特性の個人を識別することができるもの（氏名，顔画像等)，②他の情報と照合することによって特定の個人を識別することができるもの（対応表によって特定の個人を識別することができる他の情報と照合できるもの)，③個人識別符号（ゲノムデータ等）が全て削除されたもの，すなわち，個人が特定できる情報が一切含まれないものを指す。

ちなみに，上述の指針改正では，試料・情報の授受に関する記録の作成・保管も求められることになった。ただし，これらの対応は様々な手法による代用が認められており，研究計画書と研究実施状況報告書（同意を取得する研究においては同意文書）をもって対応することも可能とされている。

また，インフォームド・コンセントに係る対応については，(1) 新たに試料・情報を取得して研究を実施しようとする研究の場合，(2) 自らの研究機関で保

有している既存試料・情報を用いて研究を実施しようとする場合，（3）他の研究機関に既存試料・情報を提供しようとする場合，（4）他の研究機関から既存試料・情報の提供を受けて研究を実施しようとする場合について，事前の文書による同意取得を原則としつつも，やむを得ない場合は，一定の条件のもと，口頭による同意，オプトアウト（研究対象者等に研究に関する情報を通知し又は公開し，拒否できる機会を保障）等による対応も可とされた。なお，海外への試料・情報の提供の際も，一定の同意取得に係る対応が求められることになった。

なお，上記の留意事項と併せて，医学研究の方法に関する国際ガイドラインも参照することが望ましい。例えば，「CONSORT2010 声明」（Consolidated Standards of Reporting Trials: 臨床試験報告に関する統合基準 ランダム化並行群間比較試験報告のための最新版ガイドライン）は研究実施計画を策定する上で重要である。また，観察研究の場合は，「STROBE 声明」（Strengthening the Reporting of Observational Studies in Epidemiology（STROBE）: Explanation and Elaboration: 観察的疫学研究報告の質改善のための声明）が重要となることも覚えておきたい。

## 2. その他の指針・法律など

もちろん，上記の指針の他，研究内容に応じて，準拠する指針や法律なども多様にあることを忘れてはならない。特に，（1）ヒト ES 細胞研究・生殖細胞作成研究，（2）特定胚研究，（3）ヒトゲノム研究，（4）生殖補助医療研究，（5）遺伝子治療臨床研究関係など，それぞれに積み重ねられてきた議論があり，厳格な規制が設けられていることに注意が必要である。

例えば，平成 16 年 7 月，総合科学技術会議は，その意見「ヒト胚の取扱いに関する基本的考え方」（以下「総合科学技術会議意見」という。）において，「研究材料として使用するために新たに受精によりヒト胚を作成しないこと」などを原則（「ヒト受精胚尊重の原則」）としつつ，その例外として，生殖補助医療研究のためのヒト受精胚の作成・利用については，十分科学的に合理性があるとともに，社会的にも妥当性があるため，容認し得るとした（表3-3）。

その上で，例外的に作成・利用が認められるヒト受精胚の取扱いについて，

第3章 研究倫理 *89*

**表3-3 総合科学技術会議意見「ヒト胚の取扱いに関する基本的考え方」**

（平成 16 年 7 月）

▶ヒト受精胚は「人」そのものではないとしても，「人の尊厳」という社会の基本的価
値の維持のために特に尊重されるべき存在であり，かかる意味で「人の生命の萌芽」
として位置付けられるべきものと考えられる。

▶ヒト受精胚の取扱いの原則：
「研究材料として使用するために新たに受精によりヒト胚を作製しないこと」を原則
とするとともに，その目的如何にかかわらず，ヒト受精胚を損なう取扱いが認められ
ないことを原則とする。

▶ヒト受精胚尊重の原則の例外が許容される3条件（下記をすべて満たす必要があると
される）：
 1）ヒト受精胚の取扱いによらなければ得られない生命科学や医学の恩恵及びこれへ
  の期待が十分な科学的合理性に基づいたものであること
 2）人に直接関わる場合には，人への安全性に十分な配慮がなされること
 3）そのような恩恵及びこれへの期待が社会的に妥当なものであること

▶人間の道具化・手段化の懸念をもたらさないよう，適切な歯止めを設けることが必要。

ヒト受精胚尊重の原則を踏まえた取扱い手続を定めるとともに，未受精卵の入
手制限や自由意思によるインフォームド・コンセントの徹底，不必要な侵襲の
防止など，未受精卵の提供者である女性の保護を図るための制度的枠組みを整
備する必要があるとした。こうした経緯を経て，生殖補助医療研究目的でヒト
受精胚の作成・利用を行う研究を実施するため，インフォームド・コンセント
に係る対応のあり方なども含めて，特別な手続きが規定されていることにも留
意しておきたい。

また，平成26年11月に「医薬品，医療機器等の品質，有効性及び安全性の
確保等に関する法律」とともに施行された「再生医療等の安全性の確保等に関
する法律」も重要である。同法は，再生医療等の安全性の確保に関する手続き
や細胞培養加工の外部委託のルール等を定めたものであり，再生医療等に係る
「治療」と「研究」の双方を規制するものとして，今後もその運用のあり方を
含めて，なお議論されていくことが予想される。

なお，基礎研究の組上にあっても，遵守すべき様々な法・倫理の枠組みがあ
ることを忘れてはいけない。例えば，遺伝子組み換え実験を行う場合，不確実
なリスクに向き合う際の対応をめぐって，これまでも「予防原則」の捉え方に

関する議論が数多くなされてきた。さらに，「遺伝子組換え生物等の使用等の
規制による生物の多様性の確保に関する法律」（カルタヘナ法）をはじめ，関
連する省令・法律規則，告示などがあり，これらの規制の理解が不可欠となっ
ている。

　一方，動物実験を行う場合，Refinement（苦痛の軽減処置），Replacement（代
替法の利用），Reduction（動物利用数の削減）の「3R」の原則はよく知られ
るところである。なお，動物実験に係る規制の枠組みとして「動物の愛護及び
管理に関する法律」をはじめ，各省で定める「動物実験等の実施に関する基本
指針」，日本学術会議の「動物実験の適正な実施に向けたガイドライン」，さら
には，動物実験における実験処置の分類などがあることも忘れてはいけない。

　いずれにしても，基礎研究に係る新たな技術の適用のあり方が社会的関心事
となることは依然として多くあり，その倫理的対応についての議論が今後も進
展・拡充していくことは十分考えられる。

## 第3節　研究のインテグリティとその対応

　さて，本節では，研究不正に関する諸問題について述べておきたい。

　研究不正にまつわる話は古くからあったようで，例えば，ニュートンが観察
結果に合うように結果を修正したのではないか，あるいは，メンデルのエンド
ウ豆の実験結果は実際とは異なるものであったのではないか，といった疑義が
あったことが知れている[19]。

　近年では，サマーリン事件（ペインテッドマウス事件）が挙げられる。1974
年，ニューヨークのスローン・ケタリング記念癌研究所で，サマーリン博士が，
ネズミの皮膚移植実験の成功を示すため，白いネズミの皮膚をペンで黒く着色
していたことが発覚した。当初，個人の責任問題とみなされたが，研究チーム
上司のグッド博士からの研究成果を求める圧力で，サマーリン博士が追い詰め
られて行ったことが後に判明した。問題ある研究者個人ではなく，むしろ，科
学研究の組織や制度に原因があることが，社会的に問われるターニングポイン
トとなった事件として語り継がれている[20]。

　また，シェーン（ベル研究所）事件も有名である。ベル研究所に研究者とし

第3章　研究倫理　*91*

て勤務していたヘンドリック・シェーンは，2000 年に有機物における超伝導転移温度の最高記録を塗り替えたことを皮切りに，次々と記録を更新し，わずか 3 年足らずで世界的な研究を次々と発表した。しかし，ついに複数の論文の不正疑惑が持ち上がることになる。2002 年，ベル研究所は第三者による調査委員会を立ち上げ，調査を開始した。その結果，本人からは実験の生データは消去・破棄されていることが主張される一方，データが加工されていたことなどが明らかになったことから「不正行為」が認定されることになった。シェーンはアメリカとドイツに研究拠点を持っており，研究のデータの保管先が不明瞭な状況にあって生データや実験サンプルを明らかに示すことはなかった。世界的な研究者が集うベル研究所であっても，長い間その不正が見破られることはなく，研究不正への対応の脆弱性を露呈する結果となった。

　さらに，ソウル大学校の 黄 禹錫 教授（当時）が起こした事件も有名である。2004 年，同教授は体細胞由来のヒトクローン胚から胚性幹（ES）細胞を作製することに世界で初めて成功したと発表。翌年には，患者の皮膚組織からさらに 11 個の細胞を作製したと主張する論文を発表した。同教授には，大統領から勲章を与えられたり，特別記念切手が発行されたりするなど，国中の期待を集める状況であった。しかし，2005 年，研究対象となる未授精卵の入手方法が倫理的ではなかったことが指摘されて問題となった。また，公表された複数の培養細胞の画像が水増しされた虚偽のものであったことが明らかになるなど，研究内容そのものに対する疑惑も次々と浮上した。2006 年，ソウル大学校の調査委員会はその最終報告で，問題のクローン ES 細胞は存在せず，当該結果を示すデータは捏造だったことを明らかにした。同教授は免職処分となり，研究費の詐取，生命倫理法違反等の疑いで起訴され，最高裁で懲役 1 年 6 ヶ月，執行猶予 2 年の判決が確定した[21]。

　今般，研究倫理を考えるうえで，上記以外にも数多の事案が起こっており，後述する利益相反に関連する事案も含めて，研究倫理の問題領域はなお広がり続けているといえよう。

　こうした問題に向き合うとき，近年では「責任ある研究（RCR：Responsible Conduct of Research）という概念が注目されるようになってきた。この RCR という概念は，研究の倫理（Research Ethics）と，研究のインテグリティ

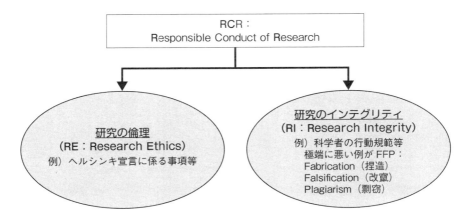

図 3-2 責任ある科学研究（RCR）：研究の倫理とインテグリティ

(Research Integrity) の枠組みに大別されるといわれている[22]（図 3-2）。

「研究のインテグリティ」は，しばしば，「研究の公正性」とも訳されるが，誠実（Honesty），正確（Accuracy），効率（Efficiency），客観性（Objectivity）といった一連の言葉にも表されるように[23]，研究者としての行動規範に関わる問題領域ともいえる。

この「インテグリティ」を侵す事項として「FFP」― Fabrication（捏造），Falsification（改竄），Plagiarism（剽窃）が挙げられる。

私たちにとって，研究不正行為が起こらないために何をすべきかを考えていくことは勿論重要である。しかし，実際にそうした事案が生じてしまった場合についても，あらかじめ考えておかねばならない。

米国では，現在の研究公正局（Office of Research Integrity: ORI）に至るさまざまな制度的な改革が行われてきた。

一方，わが国では，これまで日本学術会議「科学者の行動規範」等の原則をもとに，基本的には，各大学・研究機関の自律的な管理運営に委ねられてきた。しかし，2015 年には，文部科学省の科学技術・学術政策局人材政策課に「研究公正推進室」が設置されたほか，「公正な研究活動の推進に関する有識者会議」も設置された。一方，同年に設立された国立研究開発法人日本医療研究開発機

構（AMED）には「研究公正・法務部」が設置され，さまざまな取組みが進められている。

2014年，わが国では，文部科学大臣決定「研究活動における不正行為への対応等に関するガイドライン」が公表された。

特に，同ガイドラインでは，「対象とする不正行為（特定不正行為）」として「故意又は研究者としてわきまえるべき基本的な注意義務を著しく怠ったことによる，投稿論文など発表された研究成果の中に示されたデータや調査結果等の捏造，改ざん及び盗用」と定義づけられたことは重要である。

これは，わが国における不正行為の定義が「故意による」行為だけではなくなったことを示すものであり，特に注意しておきたい事項である（表3-4）。

ちなみに，米国の研究公正局（ORI）の考え方では，「誠実な誤り（故意ではない誤り），あるいは，意見の相違は，研究不正行為に含まれない」（"Research misconduct does not include honest error or differences of opinion."）とされており，研究不正の定義をめぐる微妙な捉え方の違いについても注意が必要である。

なお，剽窃に関しては，しばしば適切な「引用」のあり方が問われる場合があるが，これについては，(1) 主従関係（引用する側とされる側の双方は，質的量的に主従の関係であること），(2) 明瞭区分性（両者が明確に区分されていること），(3) 必然性（なぜ，それを引用しなければならないのかの必然性）がポイントとなることに留意しておきたい[24]。

もっとも，FFP は狭義の研究不正として捉えられるものであるが，これに

表3-4　文部科学大臣決定「研究活動における不正行為への対応等に関するガイドライン」における特定不正行為

> ▶今般，わが国では不正行為の定義が「故意による」行為だけでなくなったことに注意。
> 　1) 捏造：存在しないデータ，研究結果等を作成すること。
> 　2) 改ざん：研究資料・機器・過程を変更する操作を行い，データ，研究活動によって得られた結果等を真正でないものに加工すること。
> 　3) 盗用：他の研究者のアイディア，分析・解析方法，データ，研究結果，論文又は用語を当該研究者の了解もしくは適切な表示なく流用すること。

## 表3-5　研究のインテグリティ：結果の公表に係る諸問題

▶同時投稿：1つの論文を同時に複数の雑誌に投稿
▶二重／複数出版：基本的に同じ仮説，データ，論点，結論を持ち，完全な相互参照に
　なっていない2つ以上の論文を出版すること。
▶サラミ論文：1本の論文を複数の論文に切り分ける方法による。一般には，仮説，母
　集団，方法が同じである場合，許容されない行為とされる。
　研究の重要な成果を別々に記述することが正当とされる場合もあるが，その場合も，
　各論文は仮説を明確に定義し，大きな研究の一部として発表される必要がある。
▶オーサーシップ：明確な貢献はないが出版の可能性を高めるための列記など。

限定されることなく，例えば，同時投稿，二重／複数出版，サラミ論文，オーサーシップ（論文著者資格）などの研究結果の公表に係る諸問題も懸案となっている[25]（表3-5）。近年では，医学雑誌編集者国際委員会（International Committee of Medical Journal Editors：ICMJE）が「生物医学雑誌への統一投稿規定」を策定し，研究のインテグリティに関する国際的規範の1つとして注視されている[26]。

さらに，「QRP（Questionable Research Activities: 疑わしい研究行為）」と呼ばれるグレーゾーンの行為も注意が必要である[27]。

いずれにしても，研究不正は広義には「正常な科学的コミュニケーションを妨げる行為[27]」全般に及ぶとも考えられ，研究費獲得のための不誠実な申請，研究上の直接的・間接的な妨害やハラスメント，無責任なメンタリング，ずさんな研究資金の管理，不正が疑われるような研究行為の黙認，内部告発者への報復など，研究環境や研究室のマネジメントに係る事項も問題領域に含まれうると考えられる。

近年は，研究の実施体制もいっそう大規模かつ複雑なものが多くなり，関与する研究者らも複数の機関・組織に及ぶ場合が多くなってきている。また，各種の検査・解析の装置もいっそう高度化・複雑化し，誰がいつどのように当該試料や情報に関与したのかといった事柄も含めて，データ処理のプロセス全体が不明瞭となっていくことも懸念される。そのため，研究全般において，試料・情報の取扱いには最新の注意が求められる時代になったといえよう。

治験や臨床試験の分野では，紙，電子等の媒体の種類にかかわらず，原資料

第3章 研究倫理 95

表3-6 ALCOA-CCEA 原則

1) Attributable（帰属 / 責任の所在が明確）
2) Legible（判読 / 理解できる）
3) Contemporaneous（同時である）
4) Original（原本である）
5) Accurate（正確である）
6) Complete（完結している）
7) Consistent（矛盾がない）
8) Enduring（永続的である）
9) Available when needed（必要時に取り出せる）

に求められる基本要素として，ALCOA（もしくは ALCOA-CCEA）の原則が普及している[29]（表3-6）。今般，研究不正事件が起きるたびに，再現性（reproducibility）の問題が話題となるが，そもそも実験の過程で取り扱われた試料や情報を適正に管理し，その追跡可能性（traceability）を担保しておくことを忘れてはいけない。

## 第4節　研究倫理に係る今後の課題と展望

　さて，これまで述べてきたように，研究倫理の問題領域は，前節で述べたインテグリティの諸問題とも連関しながら，いっそう複雑な様相を呈しつつある。こうした背景において，利益相反に係る諸問題は，今後も重要な課題であり続けるといっても過言ではないだろう。本節では，この問題を中心に考察を行うとともに，研究倫理に係る課題と展望についてまとめてみたい。

　利益相反について考えるとき，それは，研究で取り扱われる試料・情報の信頼性確保のあり方とも密接に関係していることにも注意が必要である。特に，資金提供者との研究契約の締結を前提として，臨床評価，データ収集，データ管理，統計解析，報告書作成等を行うにあたり，それらの独立・中立性の確保のあり方も注視されるようになってきている。

　実際，利益相反に係る問題は国内外で数多く起こっており，後述する臨床研究法の制定にも少なからず影響を与えたといえる。

## 1. 利益相反に係る事案

1999年9月，米国ペンシルバニア大学ヒト遺伝子治療研究所において実施されていた，先天性代謝異常の一つであるオルニチントランスカルバミラーゼ欠損症（OTCD）の患者を対象とした遺伝子治療の臨床試験で，当時18歳のジェシー・ゲルシンガーさんが重篤な感染症を引き起こし，臓器不全により死亡した。

これを受けて，米国食品医薬管理局（FDA）による調査が入った結果，研究者側が治験プロトコールをFDAに何の連絡もすることなく変更していたこと，動物実験で類似した多臓器不全を確認していたにもかかわらず，FDAにその事実を報告していなかったこと，また，患者との間で取り交わすインフォームド・コンセントの文書にもその旨が記載されていなかったことなどが問題となった[30]。

しかし，その後，別の問題すなわち，上述の研究所長であるウィルソン医師が，研究のスポンサー企業であるジェノボ社の設立者かつ株式の所有者であり，後に利益を得る予定であったこと，大学とジェノボ社との契約でも相互に権利や利益の供与があり，大学が多くの株式を所有していたことが問題となった[31]。すなわち，こうした金銭的な利益を得ることが動機となって，本来参加させるべきでない研究対象者に，危険性を知りながら，公正ではない臨床試験を強行してしまったという利益相反に係る疑義が明らかになったわけである。結局，これを回避できなかった大学に対しても，連邦政府研究費のストップや損害賠償支払いを命ずる判決が下された[32]。

以後，アカデミアと民間セクターが合流することの危険性に対する意識が高まり，全米のほとんどの生命科学系の大学が，人を対象とした研究に係る利益相反（COI）に関する指針を策定するようになった。また，多くの学術団体や医学専門雑誌編集に関わる組織も対応を検討することになった。

近年，わが国でも，（1）ディオバン事案（ノバルティス社の高血圧症治療薬ディオバンに係る臨床試験において，試験結果の信頼性や研究者の利益相反行為等の観点から2013年に社会問題化した），（2）SIGN研究事案（ノバルティス社の白血病治療薬タシグナに係る臨床試験において同社によるさまざまな役務提供が行われていたことや，患者情報が同社に流出していたことなどが問題

第3章 研究倫理 97

となる）、(3) CASE-J 事案（武田薬品工業の高血圧症治療薬ブロプレスについて、既存の高血圧治療薬との比較で、心血管系疾患の発生に統計学的に有意差がないのに、一定期間経過後には差があるかのような誤解を招きかねない広告があったことが発覚して問題となる）などがよく知られている[33]。

　これらの事案を通して、大学・企業双方における利益相反管理のあり方、臨床研究の質の確保及び被験者保護に関する問題が、あらためて注視されることになってきている。ただし、研究者側に利益相反状態が生じること自体が否定されるわけではなく、それを適正に管理し、信頼性が担保されたかたちで、適正な研究実施体制を確保することこそが、倫理的に重要であるということが念頭に置かれるべきであろう。

　こうした問題に対して、日本医学会はかねてから COI 管理ガイドラインを公表しており、改訂が重ねられているところである。

### 2. 臨床研究法に係る動向

　さて、上述の事案等もふまえ、平成29年4月14日、医薬品等を人に対して用いることにより、その医薬品等の有効性・安全性を明らかにする臨床研究を対象とした「臨床研究法」（平成29年法律第16号）が公布された（平成30年4月1日施行）。同法は、臨床研究（医薬品等を人に対して用いることにより、当該医薬品等の有効性又は安全性を明らかにする研究〔治験を除く〕）のうち、(1) 医薬品等製造販売業者又はその特殊関係者から研究資金等の提供を受けて実施する臨床研究、(2) 薬機法における未承認・適応外の医薬品等を用いる臨床研究、のいずれかに該当するものを「特定臨床研究」と位置づけたうえで、①臨床研究実施基準、②認定臨床研究審査委員会、③臨床研究に関する資金等の提供などを定めるものである。

　臨床研究法では、基本的には、研究責任医師が特定臨床研究ごとに実施計画、利益相反管理計画等を作成し、「認定臨床研究審査委員会」の意見を聴かなければならない。そのうえで、実施医療機関の管理者の承認を得て、実施計画等の書類を国に提出することとなる。また、各種の疾病等又は不具合報告書、定期報告書等の対応に係る規定も整備された。こうした手続きに違反した場合は国の立入検査・報告徴収、改善命令、場合によって罰則も課されることにな

る[34]。

　②については，臨床研究審査委員会の構成要件（同一の医療機関（当該医療機関と密接な関係を有するものを含む。）に所属している者が半数未満であることなど）のほか，技術専門委員による評価に係る規定，事務局に係る規定も整備された。審査意見業務に関しては，委員や技術専門委員の中立・公正性に係る規定があることにも注意を要する。

　③については，製薬企業等は，自社製品の臨床研究に対する資金提供時の契約締結，資金提供情報等の公表を義務付けられることになった。

　なお，特定臨床研究以外の臨床研究にも努力義務に係る規定が設けられた。


　以上，本章では，医学研究の倫理的枠組みについて，最近の臨床研究法の話題も含めて概観してきた。

　研究の俎上にあって，倫理的見地と，科学的見地は，実に不可分の関係にあり，そこには一貫してヘルシンキ宣言で述べられる精神があることを，私たちは忘れてはいけない。

　これからの規制に係る動向を展望すれば，医学研究に関わる様々な立場の人々の協働が重要になるとともに，一貫した説明責任や透明性の担保のあり方に留意した，適正な研究実施体制の確立が，重要な課題となっていくであろう。また，倫理と法の制度的な接続のあり方について，いかに個人，そして，組織が対処していくか，各々のレベルから考えていくことも重要となるだろう。

　個々人が，普段の研究環境のなかで直面する課題に向き合いながら，議論を重ね，Ethical Sense がおのずと育まれていくことが望ましい。そして，多様な規制に対する組織的運用のあり方が追求される中で，個々人の Compliance Mind が醸成されていくことが理想的といえよう。

　重要なのは，画一的で硬直した枠組に終始するのではなく，研究者の問題意識に根差した実効性のある運用のための工夫を行うことである。こうした発想は，今後一層，研究を実施する組織全体に求められることになるように考えられる。

（河原直人）

第3章 研究倫理 99

図3-3 厚生労働省ウェブサイト上で示された臨床研究法で義務付けられる特定臨床研究の実施の手続

〈特定臨床試験の実施プロセス〉

研究実施者が、研究計画を認定臨床研究審査委員会に提出

認定臨床研究審査委員会が研究計画を審査

厚労労働大臣に研究計画を届出（認定臨床研究審査委員会の意見書を添付）

研究実施者が特定臨床研究を実施
⇒以下の事項について遵守することを義務付け

○適切なインフォームド・コンセントの取得
○記録の作成・保存
○研究対象者の秘密の保持

●臨床研究の実施基準
・臨床研究の実施体制・構造設備に関する事項
・モニタリング・監査の実施に関する事項
・健康被害の補償・医療の提供に関する事項
・製薬企業等との利益相反管理に関する事項 等

〈上記の手続に違反した場合の対応〉

立入検査・報告徴収
（検査の忌避・虚偽報告の場合）

改善命令
（保健衛生上の危害の発生又は拡大防止のために必要と認めるとき）

停止又は研究の全部一部の命令

緊急停止命令（研究等の）

罰則

■保健衛生に係る緊急命令に違反した者は三年以下の懲役若しくは三百万円以下の罰金又は併科。
■秘密を漏らした者は一年以下の懲役又は百万円以下の罰金。
■正当な理由なく実施計画を未提出／記載すべき事項の未記載／虚偽記載による実施等は五十万円以下の罰金。
■当該行為者を罰するほか、その法人等にも各条の罰金刑を科する…等。

## 注）／引用文献

1) Rec Net Fukuoka（福岡臨床研究倫理審査委員会ネットワーク）e ラーニング「歴史的背景〈http://www.med.kyushu-u.ac.jp/recnet_fukuoka/e-learning/background.html〉Last Access：Nov.19, 2017. これに関しては，新しい治療の試みにおける同僚への相談の必要性を述べた英国の医師パーシバルの綱領（1803年）や，非治療的な研究における自発的同意の必要性を述べた米国の医師バーモントの綱領（1833年）などが知られている。

2) 三浦岱栄訳『実験医学序説』，岩波文庫，1938年，改訳1970年

3) Peter Kemp, r Jacob Dahl Rendtorff, Ibid.

4) 土屋貴志，1999年度大阪市立大学インターネット講座「人体実験の倫理学」（当時）

5) Rihito Kimura, 'Bioethical "Norms" after Nuremberg Military Tribunal and Medical Crime of the Unit 731, Japanese Imperial Army, Journal of Human Science, 16（1），早稲田大学人間総合研究センター，pp.41-47.

6) 四ノ宮成祥・河原直人編著，『生命科学とバイオセキュリティ デュアルユース・ジレンマとその対応』，東信堂，2013年

7) the Council for International Organizations of Medical Sciences（CIOMS）in collaboration with the World Health Organization（WHO）International Ethical Guidelines for Health-related Research Involving Humans, https://cioms.ch/ wp-content/uploads/2017/01/WEB-CIOMS-EthicalGuidelines.pdf, last Access: Nov.19, 2017.

8) Ezekiel J. Emanuel, Christine Grady, Robert A, Crouch, Reider K. Lie, Franklin G. Miller, David Wendler, eds., "The Oxford Textbook of Clinical Research Ethics", 2008　なお，上記の倫理要件は2004年に「研究を実施する地域社会との連携（Collaborative partnership）の1要件が追加され8要件となった。しかし，この8つ目の要件は，主に発展途上国で行われる治験を想定したものであり，やや難解でもあること，および，1つ目の要件は，最重要の「Social or Scientific Value」とすることが望ましいと考えられるため，JCOG ではそれを除いた7要件が採用された。この経緯から，本邦では現在「7要件」として広く知られている〈http:// www.jcog.jp/basic/policy/A_020_0010_04.pdf〉。

9) 木村利人，『自分のいのちは自分で決める』，集英社，2000年，pp.226-227.

10) 星野一正，患者の人権運動を促進したビーチャー博士の重要論文，時の法令1568号，53-67, 1998年〈http://cellbank.nibiohn.go.jp/legacy/information/ethics/refhoshino/hoshino0055.htm〉，last Access: Nov. 19, 2017.

11) 第26回医学系大学倫理委員会連絡会議（大阪大学大学院医学系研究科主催），2001

12) 河原直人，「7. ライフサイエンスと研究倫理」，平成25年度文部科学省「リサ

ーチ・アドミニストレーターを育成・確保するシステムの整備」（研修・教育プログラムの作成）

13）同上
14）国立研究開発法人日本医療開発機構（AMED）臨床研究課，倫理審査委員会設定制度構築事案〈https://www.amed.go.jp/program/list/05/01/009.html〉Last Access: May. 23, 2018.
15）中野真汎，「米国の臨床試験参加者保護事情」，『臨床薬理』，38（4），2007，pp.237-238.
16）D. ミカ・ヘスター編／前田正一・児玉聡監訳，『病院倫理委員会と倫理コンサルテーション』，勁草書房，2009年
17）ミクス Online，「治験と臨床研究の統一でシンポ」，〈http://www.mixonline.jp/Article/tabid/55/artid/39589/Default.aspx〉，2010. 9, 2011, Last Access Mar.1, 2012.
18）内閣府，第4期「科学技術基本計画」，〈http://www8.cao.go.jp/cstp/kihonkeikaku/ 4honbun.pdf〉，2011, Last Access Mar.1, 2012.
19）William Broad and Nicholas Wade, "Betrayers of the Truth: Fraud and Deceit in the Halls of Science" London: Century Publishing, 1982.
20）Gerald Weissmann, "Science fraud: from patchwork mouse to patchwork data" The FASEB [Federation of American Societies for Experimental Biology] Journal, Vol.20, 2006, pp.587-590.
21）高橋真理子「クローン ES 細胞論文を捏造した黄禹錫博士の「復活」」，朝日新聞 WEBRONZA，〈http://astand.asahi.com/magazine/wrscience/2014090400011.html〉Last Access: Nov.21, 2017.
22）Nicholas H. Steneck, "Fostering Integrity in Research: Definitions, Current Knowledge, and Future Directions", Science and Engineering Ethics 12（1），2006, pp.53-74.
23）Nicholas H. Steneck, 上掲書, pp.53-74.
24）公益社団法人 応用物理学会「引用に関する Q&A」，http://www.jsap.or.jp/profile/copyrightpolicy_faq.html　Last Access: Nov. 21, 2017.
25）Elsevier "Publishing & Research Ethics"〈https://www.publishingcampus.elsevier.com/pages/63//ethics/Publishing-ethics.html〉Last Access: Nov.21, 2017.
26）International Committee of Medical Journal Editors, http://www.icmje.org/ Last Access: Nov.21, 2017.
27）Nicholas H. Steneck, 上掲書，pp53-74.
28）文部科学省，「研究活動の不正行為への対応のガイドラインについて 研究活動の不正行為に関する特別委員会報告書（概要）」，http://www.mext.go.jp/b_menu/

shingi/gijyutu/gijyutu12/houkoku/06082316/002.htm, Last Access: Nov.21, 2017.

29) EMA/INS/GCP/454280/2010 GCP Inspectors Working Group（GCP IWG））／日本製薬工業協会医薬品評価委員会臨床評価部会タスクフォース 1, 「治験の効率的実施を目指した医療機関での品質管理 治験依頼者の視点から」, 2011 年 6 月
http://www.jpma.or.jp/information/evaluation/allotment/chiken_hinshitsu.html

30) 李啓充, Conflict of Interest（利害の抵触）(2), 「続 アメリカ医療の光と影 第 16 回」, 週間医学界新聞第 2531 号, 〈http://www.igaku-shoin.co.jp/nwsppr/n2003dir/n2531dir/n2531_05.htm〉Last Access: Nov.21, 2017.

31) 郷間厳, 医のプロフェッショナリズム：企業―医師関係, 京府医大誌 120 (6), 411-418, 2011.

32) 国立大学法人東北大学, 東北大学利益相反マネジメント平成 21 年度活動報告, 〈http://www.bureau.tohoku.ac.jp/coi/report/pdf/h21houkoku.pdf 〉Last Access: Nov.21, 2017.

33) 厚生労働省, 臨床研究事案に関する最近の報道〈http://www.mhlw.go.jp/file/05-Shingikai-10801000-Iseikyoku-Soumuka/0000043784.pdf〉Last Access: Nov.21, 2017.

34) 厚生労働省医政局「臨床研究法案について」（平成 28 年 7 月）〈http://www.mhlw.go.jp/file/05-Shingikai-10601000-Daijinkanboukouseikagakuka-Kouseikagakuka/0000130763.pdf〉

# 第4章 再生医療

　本章では，先端医療の一例として再生医療を取り上げ，医療者としてその現状と課題を理解し，いかに対応すべきかについて考えるための材料提供を目指す。まず，第1節では，再生医療とは何かについて解説し，第2節で新たな技術が「治療」として世に出るまでの過程を述べる。第3節では，日本における再生医療の課題を紹介し，最後に第4節で，医療者に求められることを述べる。

## 第1節　再生医療とは何か

　この節では，再生医療や，再生医療を支える幹細胞研究がどのようなものであるか，目指しているところはどこかについて解説する。再生医療や幹細胞研究の目的や成果について知ることは，課題を考える上で必要であると同時に，医療者として患者からの質問に適切に答えるためにも重要である。

### 1.　再生医療とは

　「再生医療」と聞くと，失われた臓器をまるごと再生して移植したり，老化などで機能が低下した細胞を入れ替えて不老不死の身体の実現を目指したりすることをイメージするかもしれないが，そうではない。細胞を利用して，組織や臓器の機能を補助したり，健やかに過す時間をできるだけ長くできるよう手助けしたりすることが目的である。

　日本再生医療学会によれば，「再生医療」とは，『機能障害や機能不全に陥った生体組織・臓器に対して，細胞を積極的に利用して，その機能の再生をはかるもの』である。また，再生医療を規制する法律では，『①人の身体の構造又は機能の再建，修復又は形成，または，②人の疾病の治療又は予防を目的に，

細胞加工物を用いて行われる医療』と規定されている[1]。

例えば，心臓の細胞や細胞を加工したシート等をつくり，それを心臓病の患者に移植して，心臓の機能改善を目指すというような医療である。このように，用いるものは主に「細胞」であることから，再生医療のことを「細胞医療」や「細胞移植」と呼ぶ場合もある。

## 2. 再生医療で使う細胞の特徴

心臓の細胞を治療に使おうと思った場合，人の心臓の細胞を培養して増やせばよいと考えるかもしれない。しかし，一度心臓の細胞になってしまったものを増やすのは難しいことから，心臓の細胞になる前の「もとの細胞」から誘導してつくる必要がある。人の身体は，もともとは精子と卵子が受精してできたひとつの細胞（受精卵）がはじまりである。この受精卵が，2つ，4つと分裂を繰り返し，その後，血液の細胞，皮膚や骨の細胞，心臓や肝臓や眼球といったさまざまな臓器の細胞に分化することで，最終的には約40兆個あるといわれる細胞が集まったものが人の身体である。

再生医療に用いるのは，さまざまな細胞に分化する手前の「もとの細胞」であり，「もとの細胞」そのものを利用することもあれば，前述の心臓病の治療の例のように，「もとの細胞」に心臓に分化するための因子を作用させて，心臓の細胞を作って利用することもある。

「もとの細胞」のことを「幹細胞」と呼び，大別して，1）成体幹細胞，2）多能性幹細胞の2種がある。以下，各細胞の特徴について概説する。

### 1）成体幹細胞とは

私たち成人の身体の中にも，実は「もとの細胞（幹細胞）」が存在している。例えば，包丁で指先を傷つけたとしても，1週間もすれば治るが，これは傷口のそばに存在していた「もとの細胞」が皮膚や筋肉に分化することで傷口を修復したからである。

成体幹細胞の中で治療に応用されている例としては，造血幹細胞がある。造血幹細胞は，血液を構成する細胞，例えば，白血球，血小板，血しょうなどの「もとの細胞」で，白血病等の治療に利用されている。白血病は，正常な機能を失った白血球が増えてしまう病気だが，この治療法として，健康な人の造血

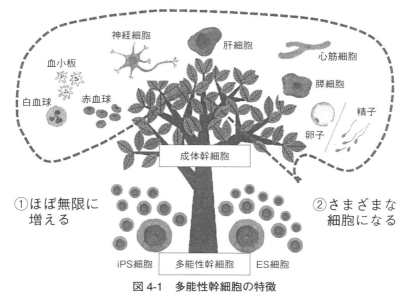

図 4-1　多能性幹細胞の特徴
（イラスト素材提供：京都大学 iPS 細胞研究所）

幹細胞を移植することで正常な白血病を増やし治癒を目指すという方法がある。造血幹細胞が多く含まれる骨髄や臍帯血を移植することから，「骨髄移植」や「臍帯血移植」と呼ばれる。ただし，造血幹細胞が分化できるのは「血液を構成する細胞」に限られており，皮膚や心臓などの細胞に分化する能力はない（図4-1）。つまり，皮膚には皮膚になる「もとの細胞」が，筋肉には筋肉になる「もとの細胞」が，血液には血液になる「もとの細胞」がそれぞれ存在し，このような「もとの細胞」を総称して「成体幹細胞」と呼ぶ。

### 2) 多能性幹細胞とは

多能性幹細胞は，身体を構成するさまざまな細胞になることができる「多分化能」と，自分と同じ細胞を無限に増やすことができる「自己複製能」という2つの特徴をもつ細胞の総称である。代表的なものは，胚性幹細胞（Embryonic Stem Cell，以下，「ES 細胞」）と，人工多能性幹細胞（induced Pluripotent Stem Cell, 以下，「iPS 細胞」）で，樹木に例えるならば，幹の部分にあたる「おおもとの細胞」といえる（図4-1）。

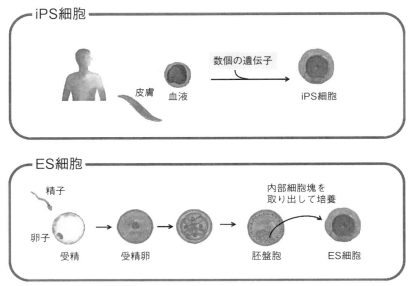

図 4-2　多能性幹細胞の作製方法

　以下では，それぞれの細胞の樹立方法と，科学的な歴史を簡単に紹介する。
　ES 細胞は，受精卵が分裂を繰り返して 5，6 日たったころの「胚盤胞」と呼ばれる細胞から造られる（図 4-2）。胚盤胞の中の，内部細胞塊は，分化が進めば人間の身体になる部分であるが，この時点ではまだどの細胞になるかが決まっていない状態の細胞である。この部分を取り出して培養したものが ES 細胞である。1981 年，英国のエバンス博士がマウスの ES 細胞株を樹立し[2]，1998 年には，米国のトムソン博士がヒトの ES 細胞株を樹立した[3]。
　一方の iPS 細胞は，皮膚や血液の細胞などの身体由来の細胞に ES 細胞で働いている遺伝子を導入することで，ES 細胞とほぼ同等な「おおもとの状態」にしたものである（図 4-2）。京都大学の山中伸弥教授らは，2006 年にマウスの iPS 細胞を樹立し[4]，2007 年にはヒトの iPS 細胞を樹立した[5]。分化した細胞を，おおもとの状態にリセットすることは不可能だと考えられてきたが，これが可能であるということの発見に対して，2012 年に山中教授に，ケンブリッジ大学のジョン・ガードン教授とともにノーベル生理学・医学賞が授与され

た[6),7)]。

## 3. 多能性幹細胞の活躍が期待される分野

iPS 細胞は「再生医療に用いられる」というイメージをもたれる場合が多いが，多能性幹細胞には，再生医療以外でもさまざまな応用が期待されている。ここでは，1）再生医療への応用，2）薬を作らせる，3）薬の効果や副作用を調べる，4）病気の原因を解明する，5）生命現象を解明するといった 5 つの分野について概説する[8)]。

### 1）再生医療への応用

これは既に紹介したように，失われた臓器の機能を補うために，iPS 細胞や ES 細胞から目的の細胞や組織を作製し，それを患者に移植するという方法である。臓器をまるごと作製することは技術的に困難であるため，細胞や組織の一部を作製して移植することが行われている。

海外では，ES 細胞を用いて，目の網膜の細胞を作製し加齢黄斑変性症の患者に移植したり，神経細胞の一種を作製して脊髄損傷の患者に移植したりする臨床試験が行われている[9)]。ES 細胞から作製した細胞は，他人由来のものであるので，移植する際は免疫抑制剤が必要である。

一方わが国では，ES 細胞を用いる研究は，2014 年まで基礎研究に限られ，移植（臨床応用）に用いることはできなかった。日本での多能性幹細胞を用いた最初の臨床応用例は，2014 年，理化学研究所の高橋政代プロジェクトリーダーらによるもので，ヒト iPS 細胞由来網膜色素上皮細胞を加齢黄斑変性症の患者に移植した臨床研究である。この事例では，患者自身の血液の細胞から iPS 細胞を作製し，そこから網膜の組織を作って患者に移植するという「自家移植」という方法を行った[10)]。iPS 細胞を用いる利点の一つは，本人の細胞を用いることにより，免疫拒絶が起こらないことであるが，患者本人の細胞から iPS 細胞を作製し，さらに組織の細胞を誘導する方法は，準備に多くの時間と費用がかかることから実用的ではない[11)]。そこで，2017 年には「他家移植」と呼ばれる他人の iPS 細胞を用いる方法で加齢黄斑変性症の患者に移植する臨床研究が実施された。ここで使用している iPS 細胞は，京都大学 iPS 細胞研究所が再生医療用 iPS 細胞ストックプロジェクトのもと作製しているもので，免

疫拒絶反応が起きにくい HLA（Human Leukocyte Antigen：ヒト白血球型抗原）型を持つ人に提供してもらった血液から作製した特殊な iPS 細胞である[12]。この他家移植が成功すれば，患者に移植をするまでにかかる期間が短縮でき，また，費用も削減できると見られており，将来の再生医療の普及につながると考えられている[13]。

一方，日本におけるヒト ES 細胞を用いる臨床研究は，2014 年の「ヒト ES 細胞の樹立に関する指針」改正により，医療での使用を目的とする ES 細胞の樹立が可能となり，2017 年には新たな ES 細胞の樹立が開始されたことから，今後の発展が注目されている[14]。

ところで，iPS 細胞の登場により ES 細胞はもはや必要ないかといえばそうではない。再生医療への応用が進んでいる米英などでは，ES 細胞を使用して分化・誘導などの技術を開発したり，臨床研究での応用を先行させ，そこで得られた知見を iPS 細胞でも応用するという流れを採る場合が多い。iPS 細胞は人工的に遺伝子を導入して作製していることから，iPS 細胞そのものに未解明な点が存在することも踏まえ，ES 細胞と比較しながら，用途に対しどちらがより適切かを検討し，それぞれの細胞の特徴に適した使い方を選択することが重要である。

### 2）薬を作らせる

iPS 細胞や ES 細胞から，薬になるような物質を産生する細胞を作製し，その物質を大量に産生させて，薬として用いるという使い方である。

例えば，インスリンは膵臓が産生する物質であるが，iPS 細胞や ES 細胞から膵臓の細胞を作り，その細胞にインスリンを分泌させるという使い方である。実際には，インスリンは人工的に合成できるが，合成するのが難しい物質の場合，その物質を作る細胞を作ることができれば，細胞を大量に培養することで，薬になる成分を効率よく手に入れることができ，薬として用いることが可能となる。

### 3）薬の効果や副作用を調べる

iPS 細胞や ES 細胞から作った目的の細胞に，薬の候補を作用させて，その有効性や毒性を確かめるというものである。

例えば，不整脈の薬を開発する際には，不整脈の心臓の細胞が必要であるが，

第4章 再生医療　*109*

不整脈の患者から心臓の細胞をいただくわけにはいかない。代わりに，患者の血液からiPS細胞を作製し，そこから，病気の状態を再現する心臓の細胞（心筋細胞）を造ることができれば，それを使って不整脈薬の候補物質のスクリーニング（選別）に役立てることができる。

　具体的な例として，進行性骨化性線維異形成症（Fibrodysplasia Ossificans Progressiva: FOP）という希少難病に対する治療薬を探索する試みがある。2017年，京都大学iPS細胞研究所の研究者らは，患者由来のiPS細胞を作製し，これを用いて既存の薬剤候補物質約7000個の中から，細胞毒性が低く，疾患の症状である異所性骨化を抑える作用が強い候補物質約80個に絞り込むことに成功した。

　この中から，既に他の疾患の治療薬として日本でも使用されている薬剤（ラパマイシン）に着目し，モデル動物を用いた実験結果も踏まえ，ラパマイシンが異所性骨化の抑制に有効である可能性を見出した[15]。この成果をもとに，ラパマイシンを薬剤候補として，その安全性と効果を検証するための治験が計画されている[16]。

### 4）病気の原因を解明する

　3）で紹介したのと同様な方法で，患者の細胞からiPS細胞を作製し，疾患の原因やしくみの解明に用いるというものである。

　例えば，難治性の疾患などは，そもそも何が原因なのか，なぜそのような症状が発症するのかといったしくみがよくわかっていないことが多い。患者由来の血液からiPS細胞を作製し，そこから疾患の細胞を分化させて，細胞の性質や遺伝子などの情報を詳しく調べることで，疾患の原因やしくみを解明することができれば，治療法の開発につながると期待されている。

　このような患者由来のiPS細胞を「疾患特異的iPS細胞」とよび，希少難病を中心に網羅的に作製するプロジェクトも実施されてきた[17]。また，3）で紹介したFOPの例では，FOP患者由来のiPS細胞を用いることで，異所性骨化の分子レベルでの発症メカニズムを解明することにも成功している[15]。

### 5）生命現象を解明する

　幹細胞を，より基礎的な生命現象の解明のために用いるというものである。

　例えば，私たち「ヒト」の発生がどのようにして進むのか，精子や卵子はど

のようなしくみで作られるのかということは，生物学的には大きな謎であった。そこで，ヒトiPS細胞やヒトES細胞から精子，卵子を作製し，身体の外で観察することで，ヒトの発生がどのように進むのかなどについて解明しようとする研究が注目されている。

また iPS 細胞そのものについても，血液に複数の遺伝子を入れたら「おおもとの状態に戻った」という「現象」は分かっているが，「どんなしくみでそうなったのか」については，実はまだ未解明な点が存在する。細胞が未分化な状態にもどるしくみや，細胞が分化していくしくみなどを精緻に解明することは，治療法を開発する際に役立つ重要な知識を提供することになるだろう。

---

— column —

## 役に立たない研究は，税金の無駄遣い？

　5）で解説したような基礎的な研究は，その成果がすぐに医療現場で役に立つということはほとんどなく，経済的な利益に直結するわけでもないが，そのような研究は「無駄」だろうか。あるいは，税金を使って行う研究としては不適正だろうか。

　市民にとっては「新しい薬が出た」というような，直接患者の利益になる成果が「役に立つ」とみなされる。メディアから発信されるニュースでも，いかに治療に役立つかなどの点が強調されて報道されることが多い。しかし，新薬や新しい治療法の開発というのは，一見何の役に立つのかわからないような地味な基礎研究が数多く積み重ねられて，はじめて世に出てくるものである。幹細胞の研究も，基礎中の基礎といえる研究であり，ここでの成果があって現在の再生医療や創薬開発などの応用分野の進展があるといっても過言ではない。

　したがって，すぐに役立つ（と思われる）研究だけに研究費を投資することは，近道のようでいて，実は，多くの可能性や選択肢を減らすことになるかもしれないということを，納税者の私たちも理解しておく必要がある。

第4章　再生医療　*111*

## 第2節　新たな技術が「治療」として世に出るまで

　ここでは，新しい技術が「治療」として世に出る前に必須となる人を対象とする研究（臨床研究）について概説する。なぜ臨床研究が必要かを理解し，新しい研究成果が「治療」となって世に出るまでの過程を知ることは，患者の治療に直接携わる医師でなくとも看護師や薬剤師をはじめ，医療者にとって重要である。

　なぜなら，現在われわれが使っている薬や治療は，人で安全性や効果を確かめるという段階を経て確立されてきたのであり，そのような研究段階の必要性や，研究によって得られた根拠に基づいて確立された「標準治療」を用いることが患者の利益になることを理解しておく必要があるからである。また，「最先端の治療」という呼称は，患者に「夢の治療法」という印象を与えることがあるが，実際には実験段階で治療法として未確立の場合もあるということも理解しておく必要がある。

　そこで以下，1. なぜ臨床研究で根拠を出さなくてはいけないか，2. 新たな技術が「治療」として世に出るまでに経る段階：薬の場合，3. 新たな技術が「治療」として世に出るまでに経る段階：細胞の場合，について概説する。

### 1.　なぜ臨床研究で根拠を出さなくてはいけないか

　「ある候補物質」が，「薬」として世に出るためには，人の病気に対して効果があり，副作用は許容される程度であることを確かめておかなければならない。効果は大いに期待できるが，命が危険にさらされるようなものは「薬」とは言い難く，逆に，副作用はほとんど心配がないが，効果もないというものも「薬」とは呼べないからだ。

　したがって，ある候補物質が「薬」として患者に用いられるためには，「安全性」と「効果」を見極めて，患者の利益になりうることを確かめておく必要がある。安全性や効果は，動物実験や，人の細胞を用いる実験でもある程度はわかるが，最終的には，「人」に対して実験してみないと確かめることができない。この段階が「臨床研究」であり，薬剤以外の治療，つまり，「手術の術式」

や「医療機器」，さらには「再生医療（細胞治療）」であっても，同様の過程が必要である。この過程を経ることで，「現在のところ，ある疾患（症状）にはもっとも効果があり，副作用も受け入れられる程度に小さいという根拠があるといえる」というものが「標準治療」として位置づけられるのである。

## 2．新たな技術が「治療」として世に出るまでに経る段階：薬の場合

薬は，製薬会社が製造・販売しているが，製品として世に出るまでには，非常に長い年月がかかる。薬の原料は，植物の成分や微生物が産生する物質，あるいは人工的に合成した化合物など多岐に渡るが，これが薬として使われるようになるには，多くの段階を経る。以下，段階ごとに概説する。

### 1）基礎研究：薬の候補をつくる

薬の候補物質を合成したり，自然界に存在するものの中から探したりする段階である。あるいは，薬のターゲット（標的）となるタンパク質や遺伝子を探索することもこの段階にあたる。

### 2）非臨床試験：候補物質を細胞や動物で試す

候補物質を動物やヒト細胞に試し，効果や副作用を調べる段階である。効果があり，副作用が少ないものを選び，次の段階へ進める。

### 3）臨床試験（治験）：候補物質を人で試す

薬の候補物質を人に投与して「人の病気に対してきちんと効果があり，副作用が受け入れられる程度である」ということを確かめる段階である。これらを評価する段階が「臨床試験」であり，新たな薬を開発して承認申請するための臨床試験は「治験」と呼ばれる。薬の開発段階で最も長い時間のかかる工程である。実際の臨床試験には，以下の3つの段階がある。

第1段階（フェーズ1）は，薬の候補物質を人で初めて試す段階で，数人の健康な人を対象にして，副作用が受け入れられる程度のものであるか，効果が得られる投与量がどの程度かを確認することが目的である。対象となる人に直接の利益がもたらされることはないことから，一般薬の場合は健常人を対象にするが，抗がん剤などのように大きなリスクが予想される場合は，進行期の患者を対象にする。

第2段階（フェーズ2）は，薬の候補物質の効果の大きさを調べる段階で，

数十〜数百人の患者に，予め設定した投与量を試し，効果がどのくらい得られるかを調べる。

第3段階（フェーズ3）は，薬の候補物質を既存の標準治療と比較して，どれくらいの効果や副作用があるかを調べる段階である。新しく世に出す薬は，すでに市販されている薬より優れた部分がないと意味がないため，その実力を確認する。通常は，数百から数千人の患者を薬の候補物質と標準治療の2つのグループに五分五分の確率で振り分け，効果や副作用を比較する。このような方法を「ランダム化比較試験」と呼ぶ。

**4）審査・承認：厚生労働省へ申請し，承認を受ける**

得られたデータをまとめて，厚生労働省へ提出し，法令等に基づく審査を経た上で，安全性と有効性が確認されたものが「薬」として承認され，製造・市販されることになる。


**3. 新たな技術が「治療」として世に出るまでに経る段階：細胞の場合**

新たな技術が薬ではなく，細胞を用いる方法の場合も，製薬会社が製品として製造・販売する場合には，薬と同様の段階を経る。薬の場合と対比しながら，以下，段階ごとに概説する。

**1）基礎研究：移植に用いる目的細胞をつくる**

移植に用いる目的細胞を iPS 細胞や ES 細胞から作製する段階である。また，分化・誘導した目的の細胞が生体内のそれと同等といえるかを検証したり，目的とする細胞を精確に効率よく分化・誘導する方法を確立する研究等もこの段階にあたる。

**2）非臨床試験：細胞（製品候補）を動物に移植して試す**

分化・誘導させた細胞を疾患モデル動物に移植し，細胞がきちんと生着するか，がん化しないかなど，副作用や効果を検討する。副作用が少なく，効果が期待できることが，科学的に実証されれば，次の段階に進める。

**3）臨床試験（治験）：細胞（製品候補）を人に移植して試す**

移植を検討している細胞（製品候補）が，「人の病気に対してきちんと効果があり，副作用が受け入れられる程度である」ということを確かめる段階である。

薬を開発する場合は，投与量を決め，効果を確かめて，大勢の人を対象に標準治療と比較して評価するという過程を経る。しかし，細胞を移植する場合は，①薬のように品質を一定に保つことが難しく，有効性を予測することが困難である，②細胞移植のような手術を伴う場合，コントロール群（対照群）を置いた臨床試験の実施が難しいといった事情に加え，③希少疾患が対象になる場合には，十分な数の患者を確保できないことが多いこともあり，薬と同じような評価方法を採ることが難しい。そこで，限られた条件と人数を対象にした臨床試験（治験）により安全性が確認され，有効性が推定されれば，条件および期限付きで早期に暫定的な製造販売承認が与えられる。条件および期限付きで承認することで，少しでも効果が期待される方法を，より早く患者に届けるのと同時に，実際の臨床現場での使用に基づく安全性や効果に関するデータをより多く収集できるという利点がある。このしくみは，2014年に施行された医薬品医療機器等法（正式名称「医薬品，医療機器等の品質，有効性及び安全性等の確保に関する法律」）により制度化されたものである。

4）審査・承認：厚生労働省へ申請し，承認を受ける

条件および期限付きで早期に暫定承認された製品は，期限内に有効性と安全性を検証するためのデータを収集し，再度，承認申請をしなければならない。審査の結果，承認が得られ製造・販売が継続となれば，新たな治療として確立されたことになるが，有効性が確認されない場合には，暫定承認の取消しということもある。

## 第3節　日本における再生医療の課題

この節では，日本で実施されている再生医療に関する課題として，自由診療下で提供される再生医療の問題について紹介する。

自由診療とは，保険適用にはなっていない治療法を患者が全額自己負担で受ける医療行為である。再生医療の提供を標榜するクリニックが，患者から細胞を採取し，濃縮したり培養したりしたうえで，再び患者の身体に戻すといったことを実施しているが，問題は，提供される手技が，安全性や効果が定かではない段階であるにもかかわらず，あたかも既に確立された「治療」であるかの

ように実施されている可能性がある点である。保険適用外の自由診療であるた
め，患者は全額自己負担する形となり，一般的には高額であることが多く，国
内外で問題視されている。

　なぜこのような問題が生じるかといえば，ひとつには，日本における制度上
の問題があると言える。日本では，細胞を用いる医療行為を，製薬会社が製品
として製造・販売しようと考える場合には，第2節で概説した臨床試験（治験）
の段階を経て，世に出ることになる。一方，細胞を用いる医療行為を製品とし
て製造・販売を目指さない場合には，「臨床研究」あるいは「治療」として提
供する選択肢がある。いずれの場合も，手続きとしては，2014年に施行され
た再生医療等安全性確保法（正式名称「再生医療等の安全性の確保等に関する
法律」）に基づき，申請者の医師（研究者）は提供しようとする手技について，
事前に計画書を作成し，厚生労働省の認定を受けた委員会で審査を受け，厚生
労働省に届出が受理された上で提供することになる。問題は，申請者である医
師（研究者）が「臨床研究」として実施するのか，「治療」として実施するの
かを自由に選べる点にある。「臨床研究」を選択すれば，提供する手技の安全
性や効果を科学的に検証することが目的となるが，「治療」とした場合は，科
学的な検証段階を経なくても，あたかも既に確立した方法であるがごとく患者
に提供できてしまう。

　安全性や効果に関する科学的根拠がある手技であれば，いくら高価であって
も，一か八かで効果に期待し多額の資金を投じて実施するというのは患者の権
利として認めてよいのかもしれない。しかし，安全性や効果の科学的根拠が不
十分であるにも関わらず「治療」として提供する行為は，他に治療法がなく藁
をもつかみたいという患者の心理を悪用したものであり，「期待から詐欺へ」
と表現されることもある [18]。国際幹細胞学会（ISSCR）は2008年に策定した「幹
細胞の臨床応用に関するガイドライン」で次のように記している [19]。

　「世界中の多くのクリニックでは深刻な病気の患者の治癒への希望を利用し
て，新しくて効果的な幹細胞治療を標榜することで，典型的には高額で，信じ
られる科学的根拠や透明性，見通し，患者の保護という観点のない治療を供し
ている。安全性および効果の確立されていない幹細胞「治療」を受ける患者が
身体的，精神的，経済的な損害を被る可能性のあることや，一般的にこれらの

治療行為に従事する人々に，科学的透明性や専門家としての責任が欠けていることを，ISSCR は深く憂慮する。」

　実際，再生医療等安全性確保法の施行後，厚生労働省に届出された再生医療等計画の一覧を見てみると，似たような手技を，「臨床研究」として実施している医療機関もあれば，「治療」として実施している医療機関もあることがわかる[20]。このような状況は，患者や市民の立場からすれば，どの再生医療が「治療」として確立したものであるか区別できないという混乱を招くばかりか，「治療」として掲載されている再生医療は科学的な根拠に基づき確立されたものであるという誤解を与えることになると想像する。

　再生医療等安全性確保法の施行前は，事前の審査や届出の制度もなく，情報公開もなかったことを思えば，少なくとも安全性に関しては法に基づく手続きを経ていることがわかるという点で，一歩前進したともいえる。しかし，効果の検証については明確に規定されておらず，リスクは問題ないが効果も期待できない手技が治療として提供される可能性があり，大きな課題である。安全性に主眼を置いた審査に加え，効果について評価指標を明示することや，提供後の検証を行うしくみを作るなどの対策が必要であると考える。

　加えて，この状況を招いている要因として，治療を提供する医師のありかたの問題がある。そこで，最後の節では，再生医療に携わる医療者・研究者がもつべき行動基準について概説する。


## 第4節　医療者に求められること

　この章では，再生医療に代表される先端的な医療を実施する場合に，医療者に求められることについて概説する。具体的には，1. 再生医療人の行動基準について紹介し，2. 医療者の役割は何かについて述べる。


### 1. 再生医療人の行動基準とは

　日本再生医療学会が 2014 年 3 月に採択した「再生医療人の行動基準」（以下，「行動基準」）は，幹細胞研究を行う研究者や再生医療を提供する医療者のプロフェッショナリズムの基軸となる部分を明示し，各人が自らの基準（プリンシ

プル）を作り，身の内に持つことを促すことを目的に策定された[21]。この行動基準で，「再生医療人」とは，再生医療に関する医療や事業などに携わる人全体をさす名称として定義されており，理念をもって行動する人という意味を込めて用いられている。

### 1）行動基準の必要性

再生医療に限らず，先端的な医療は常に実験的な要素を持ち合わせており，内容も難しく，専門家の中でも多様な意見が存在するという特徴がある。そして最先端であればあるほど，法令やガイドラインなどの規制は後追いになるのが常である。さらに，多能性幹細胞を用いる研究の場合であれば，ヒト ES 細胞を樹立する際に受精卵（ヒト胚）を壊すという問題や，ヒト多能性幹細胞から精子や卵子などを作製し，これを受精すれば新たに受精卵（ヒト胚）ができる可能性もあるといった倫理的な課題も存在する。

このような状況において，再生医療に携わる者が，社会的・文化的価値から大きく逸脱した行動をしたり，根拠が不十分な手技を治療として提供したり，あるいは自分や自分が所属する組織の利益のみを追求して行動したりすることは，再生医療やそれに関する幹細胞研究に対する社会からの信頼を失うだけでなく，最終的には社会全体の利益を損なう結果になる。したがって，再生医療に携わる者は，自らがどうふるまうのかを判断するための基準，すなわち，判断の拠りどころとなる基準「プリンシプル」を持っている必要がある。

もちろん，再生医療を提供したり，幹細胞研究を実施したりする際には，関連する法令や指針が存在するので，それを守れば十分だという考え方もある。しかし，法令や指針により厳しく規制されている状況は，「医療者や研究者の中には不心得者がいる」ということが前提となっているが故に，社会からの「安心」は得られるかもしれないが，「信頼」はむしろ遠のくとされる[22]。したがって，社会の信頼に基づき，適正に再生医療が実施されるためには，法令や指針を守っているということだけでは不十分である。

### 2）行動基準の特徴

再生医療人の行動基準では，守るべき価値として3つ（①人間の細胞，生命や尊厳，それをとりまく環境を尊重する，②文化的・社会的価値を尊重し，再生医療の理念を尊重した活動を行う，③責任と能力を持ち，誠実に行動する）

*118*

表 4-1　再生医療人の行動基準の骨子

---

1. 前文
   (1) 行動基準を策定した目的
   (2) 再生医療人の業務と責任
   (3) 職能集団と行動基準策定の必要性
2. 再生医療人の使命と守るべき価値
   (1) 研究者等の使命
   (2) 守るべき価値
      1) 人間の細胞，生命や尊厳，それをとりまく環境を尊重する
      2) 文化的・社会的価値を尊重し，再生医療の理念を尊重した活動を行う
      3) 責任と能力を持ち，誠実に行動する
3. 行動基準
   (1) プロフェッショナリズムを有する
   (2) 研究を適正に行う
   (3) リスクや利益を適切に評価する
   (4) 細胞の提供者や臨床研究ならびに医療の対象者の選択を適切にする
   (5) 対象者の自律性を尊重する
   (6) 提供者や対象者の福利を保護する
   (7) 透明性を確保し，社会との円滑なコミュニケーションを推進する
   (8) 法やガイドラインを遵守する
   (9) 不正行為を予防する
   (10) 利益相反による弊害を防ぐ
4. 背景

---

を明示し，これに続き具体的に 10 項目の行動基準を示している（表 4-1）。特徴的な点として，「再生医療人は，○○します／○○しません」という宣言型を採っている点が挙げられる。これは，法令や指針にみられる「医師・研究者は，○○すべきである／してはならない。」という命令するスタイルと対照的である[23]。

　そして，この行動基準は，あくまでも再生医療人たる各人が，自らの判断の拠りどころとなる基準「プリンシプル」を自ら考え，身に着けるために必要となる使命や守るべき価値を示し，導くものという位置づけになっている。

## 2. 医療者の役割とは何か

　再生医療は，社会からの期待は大きいものの，標準的な治療として確立され

たものは少なく，そのほとんどは研究段階にある。したがって，法令や指針などの規制も構築途上にあるという特徴がある。このような状況において，医療者にどのような役割が求められるかについて，1）医学的・科学的に正しい知識とスキルに基づく実践，2）医学的・科学的に不確実な治療法に興味のある患者への対応，3）自らの行動基準を常に意識し，磨き続けるという3つの点から考える。

### 1）医学的・科学的に正しい知識とスキルに基づく実践

　人の命に携わる医療の専門職としての要件の一つは，医学的・科学的に正しい知識とスキルを身に着けた上で患者に対応することである。再生医療や幹細胞研究領域は，国家戦略として位置づけられていることもあり，さまざまなメディアで取り上げられる機会も多い。中には，マウスを用いて得られた成果であるにも関わらず，いかにもすぐにヒトへの治療として応用されるかのような記事が書かれることもある。また，法令や指針が新設されたり改訂されたりすることも多く，常に最新かつ正確な情報を得ることが難しいこともある。このように玉石混交の情報が溢れる中，医療に携わる者であれば，何を根拠に判断したらよいか迷う患者への適正な助言ができるようになる必要がある。

### 2）医学的・科学的に不確実な治療法に興味のある患者への対応

　再生医療など新しく先端的な医療や技術に対する患者の期待は，他に治療法のない疾患であればあるほど，大きなものとなって当然である。医学的に効果が期待できるとは思えないような治療に関心を持つ患者に対しては，医学的・科学的に正しい情報を提供することはもちろんであるが，それだけで患者が納得するとは限らない。関心を持っている治療法で提示されている効果には科学的な根拠がないことをいくら丁寧に説明したとしても，受け入れてもらえる場合はむしろ少ないかもしれない。

　そのような場合，「なぜ」その治療を受けたいと思っているのか，その治療を受けて「どのような生活を実現したいと考えているのか」について問いかけてみることは意義があると考える。患者が実現したいと考えている「生活」が，その治療で実現するようであれば薦めることができるが，仮に患者が，その治療に対して，非現実的な期待や誤解をもっているようであれば，その背景を聞き出し，共感をもって受け止めた上で，患者が大事にしたいと考える生き方を

実現するために，納得のできる解決策を一緒に考えるなどの対応が必要である。

　患者の望みの中には，医療や技術だけでは解決できないものが含まれている可能性がある。その部分を引き出し，解決策をともに探るのも医療者に求められる役割と考える。

### 3) 自らの行動基準を常に意識し，磨き続ける

　再生医療人の行動基準で紹介したように，医療者は，プロフェッショナルとして責任を持ち判断するためには，自らの身の内に，拠りどころとなる基準「プリンシプル」をもっている必要がある。プリンシプルを考えるにあたっては，「医療者としての自分は，どうあるべきか」ということを折に触れ考える機会をもつことが大事だと考える。

　医療者としてのあるべき姿を考えるにあたっては，まず自分自身の気持ちと向き合うために「なぜ自分は，医療者の道を歩もうと思ったのか」，「医療とは誰の何のためにあるのか」，「自分が医療者として仕事をする上で大切にするものは何か」などについて自ら問いかけて考えてみるとよいだろう。また，責任という観点からは「医療者としての自分は，同僚や後輩に対しどのような責任があるか」，「雇用者，患者，市民に対してはどのような責任があるか」を意識してみるとよい。さらに，困難な状況と遭遇した場合を想定し「正統な医療の実施を阻害する要因にはどんなものがあるか」，「阻害要因を克服するにはどんなことが必要か」について考えてみることも意義がある。

　このような自問自答を経て立てた自らの基準「プリンシプル」は，日々の業務をこなす中で常に意識すると同時に，磨き続けることが大切である。学生時代に考えた自分のプリンシプルと，医療者として一年目に再度考えたプリンシプルとは，おそらく違いが出てくるだろうし，さらに時を経てできあがったプリンシプルは，より深化しているに違いない。このように，自分の中にある基準「プリンシプル」を常に意識し，磨き続けることが，医療者としての誇りにもつながると考える。

（鈴木美香）

### 注）／引用文献

1）『再生医療等の安全性の確保等に関する法律』〈http://www.mhlw.go.jp/file/06-

Seisakujouhou-10800000-Iseikyoku/0000030847.pdf〉

2）Evans, M. J. and Kaufman, M. H. Establishment in culture of pluripotential cells from mouse embryo, Nature, 292:154-156, 1981.

3）Thomson, J. A. et al. Embryonic stem cell lines derived from human blastocysts, Science, 6; 282, 5391: 1145-1147, 1998.

4）Takahashi, K. and Yamanaka, S. Induction of pluripotent stem cells from mouse embryonic and adult fibroblast cultures by defined factors, Cell. 126（4）: 663-676, 2006.

5）Takahashi, K. et al. Induction of pluripotent stem cells from adult human fibroblasts by defined factors, Cell. 30;131（5）: 861-872, 2007.

6）西川伸一監修・監訳，ニシカワ＆アソシエイツ訳『山中 iPS 細胞・ノーベル賞受賞 論文を読もう　山中 iPS2 つの論文（マウスとヒト）の英和対訳と解説及び将来の実用化展望』一灯社 , 2012 年

7）浅香勲『フォトサイエンス生物図禄』数研出版 , pp.138-139, 2014 年

8）佐藤恵子・鈴木美香『幹細胞研究ってなんだ』京都大学再生医科学研究所 , 2016 年〈http://www.cira.kyoto-u.ac.jp/uehiro-ethics/wp-content/uploads/2016/02/what-is-stemcell.pdf〉

9）文部科学省生命倫理・安全対策室『ヒト胚・幹細胞研究に関連する 倫理指針のポイント』2016 年 1 月〈http://www.lifescience.mext.go.jp/files/pdf/n1662_01.pdf〉

10）Mandai M, et al.Autologous induced stem-cell-derived retinal cells for muscular degeneration.New England Journal of Medicine 376（11）: 1038-1046. 2017.

11）理化学研究所他『加齢黄斑変性に対する自己 iPS 細胞由来網膜色素上皮シート移植―安全性検証のための臨床研究結果を論文発表―』, 2017 年 3 月 16 日〈http://www.riken.jp/pr/press/2017/20170316_1/〉

12）京都大学 iPS 細胞研究所『再生医療用 iPS 細胞ストックプロジェクト』〈http://www.cira.kyoto-u.ac.jp/j/research/stock.html〉

13）NHK「かぶん」ブログ『iPS 細胞で「他家移植」世界初の手術実施』2017 年 03 月 28 日〈http://www9.nhk.or.jp/kabun-blog/200/266182.html〉

14）京都大学『臨床用ヒト ES 細胞株の樹立やストック作製計画について，国内で初めて 指針への適合性が確認されました。』2017 年 6 月 30 日〈http://www.kyoto-u.ac.jp/ja/research/events_news/department/saisei/news/2017/170630_1.html〉

15）京都大学 iPS 細胞研究所『FOP における骨化を抑える方法の発見〜 FOP の異所性骨形成のシグナル伝達メカニズムの解明〜』, 2017 年 8 月 1 日〈http://www.cira.kyoto-u.ac.jp/j/pressrelease/news/170801-091500.html〉

16）京都大学 iPS 細胞研究所『進行性骨化性線維異形成症（FOP）に対する医師主

導治験の開始について』，2017 年 8 月 1 日〈http://www.cira.kyoto-u.ac.jp/j/pressrelease/news/170801-140000.html〉

17）再生医療実現拠点ネットワークプログラム『疾患特異的 iPS 細胞樹立促進のための基盤形成』〈http://www.jst.go.jp/saisei-nw/kadai_04.html〉

18）アラステア・V・キャンベル『生命倫理学とは何か　入門から最先端へ』勁草書房，2016 年

19）国際幹細胞学会『幹細胞の臨床応用に関するガイドライン』2008 年〈http://www. isscr.org/docs/default-source/all-isscr-guidelines/clin-trans-guidelines/isscr_glclinicaltrans_japanese_fnl.pdf?sfvrsn=2〉
※なお，最新のガイドラインは 2016 年に『Guidelines for Stem Cell Research and Clinical Translation』として発行されており，過去に策定した 2 つのガイドライン の内容を盛り込み，最新動向を反映したものとなっている（英語版のみ）。

20）厚生労働省『厚生労働省のホームページから，再生医療等提供機関の名称や再生医療等の名称が確認できるようになりました』〈http://www.mhlw.go.jp/stf/seisakunitsuite/bunya/0000186471.html〉

21）日本再生医療学会『再生医療人の行動基準』，2014 年〈https://www.jsrm.jp/behaviors/〉

22）中谷内一也『安全. でも安心できない…』ちくま新書，2008 年.

23）佐藤恵子「研究の倫理指針とは何か，どう策定するのか」『医学のあゆみ』医歯薬 出版株式会社，p.559-564，2013 年.

〔参考文献〕

赤林朗編『入門・医療倫理 I ［改訂版］』勁草書房，2017 年

乾賢一監修『バイオ医薬品と再生医療』中山書店，2016 年

乾賢一監修『薬学倫理・医薬品開発・臨床研究・医療統計学』中山書店，2017 年

山中伸弥監修『科学知と人文知の接点 - iPS 細胞研究の倫理的課題を考える』弘文堂，2017 年

『医薬品，医療機器等の品質，有効性及び安全性等の確保に関する法律』2013 年〈http://www.mhlw.go.jp/seisakunitsuite/bunya/kenkou_iryou/iyakuhin/dl/140825_0-1.pdf〉

『再生医療を国民が迅速かつ安全に受けられるようにするための施策の総合的な推進に関する法律』2013 年〈http://www.mhlw.go.jp/file/06-Seisakujouhou-10800000-Iseikyoku/ 0000150835.pdf〉

Eva Bianconi, et al. An estimation of the number of cells in the human body. Annals of Human Biology, November-December, 40（6），463-447．2013

# 第5章 ゲノム医療

## 第1節 ゲノム情報とは

　本章の主題である「ゲノム医療」とは，個人一人ひとりの「ゲノム情報」に基づく医療を意味する。具体的には，個々人が自身のゲノム情報を基に疾患への予防的な措置を取れたり，医療者が患者のゲノム情報に応じて選択的な治療を行えたりする個別化・層別化医療を指す。例えば，がんを患う患者への治療であれば，その患者のゲノム情報に応じて選択的に抗がん剤を投与することにより，患者に対して，治療効果の向上や重篤な副作用の回避といった新たな恩恵を届けられるようになる。このようなゲノム医療は，現時点では十分に実現している段階にはなく，この実現に向けて，私たちの持つゲノム情報と疾患との関わりを調べる「ゲノム研究」が進められている状況にある。

　そもそも，ゲノム医療やゲノム研究において中核を担う「ゲノム情報」とは，一体どのような情報なのだろうか。ゲノム情報は，塩基を意味する A，T，G，C という4つの記号が約30億個繋がった情報である。一人の人間を構成する約40～60兆個の細胞の中にそれぞれ含まれているが，そのいずれにおいても基本的にはほぼ同一の情報である。これは，私たち人間が，もとはたった1つの受精卵であり，その増殖・分化によって形成されることに起因する。各細胞におけるゲノム情報の役割としては，未解明な部分も多いものの，ゲノム情報の1～2％の領域において，私たちが生きていく上で必要なタンパク質を作っていたり，その他の領域において，タンパク質の産生量やそのタイミングを調整したりしていることが，徐々に判明してきている。

　それでは，このようなゲノム情報は，私たちの個性や多様性とどのように繋

がっているのだろうか。これを考えるためには，ゲノム情報の持つ「遺伝性あるいは継承性」（以下，「遺伝性」と表記）と「多様性」について理解する必要がある。まずゲノム情報は，父親と母親から受け取り，次の世代へと受け渡していく「遺伝性」を持つ。親子間で顔立ちや体型等が似るのは，このためである。一方，ゲノム情報は「多様性」を有しており，一卵性双生児を除けば，個人間では0.1％程度の差異がある。これは，ゲノム情報が30億個のA，T，G，Cという記号の並びであることを考慮すると，個人間では300万個程度の記号の違いが存在することになる。ゲノム情報における，このような違い，言い換えれば，多様性が，個々の人間の多様性に寄与するわけである。

　さて，このような特性を持つゲノム情報は，ゲノム医療やゲノム研究とどのように結びつくのだろうか。ゲノム情報と疾患との関係性に注目してみると，疾患は，基本的には，遺伝性の強い疾患と比較的に弱い疾患とに大別できる。一部のがんや難病・希少疾患を含め，遺伝性の強い疾患は，ゲノム情報の「遺伝性」を色濃く反映するものである。またこの中には，「単一遺伝子疾患」と呼ばれる稀な疾患群もある。他方，遺伝性の弱い疾患には，多数の人々が罹患するがんや糖尿病等といった生活習慣病があり，これはゲノム情報の「多様性」と深い結びつきがある。生活習慣病は，ゲノム情報における多数の部位が関わっており，また生活習慣病という名の通り，喫煙や食事，運動，睡眠，ひいては生活環境等の要因も影響して発症する。このような複数の要因が関わるために，生活習慣病を「多因子疾患」と呼ぶこともある。特に近年の研究では，多くのがんの発症に，突然変異やストレス，紫外線等の内的・外的要因によって生じる，生涯を通じたゲノム情報の変化が深く関与していることが明らかになってきている。しかしながら，単一遺伝子疾患や多因子疾患等においては，個人間のゲノム情報の差異が，いつどの程度疾患の発症に影響するか不明確なところも多く，現在，この解明に向けてゲノム研究が進んでいるところである。またゲノム研究の推進においては，患者を中心とする家族等（家系）に加え，多数の健常者や患者の研究への理解・参加が前提となるため，研究と社会との繋がりについても考慮していくことが必須となる。

　ゲノム医療と社会との関係性について考える上では，前述の「遺伝性」や「多様性」に加えて，ゲノム情報の持つ次の7つの性質についても把握しておく必

要がある。それは，ゲノム情報の「固有性」，「不変性」，「個人識別性」，「機微性」，「予測性」，「共有性」，そして「公共性」である。言い換えれば，ゲノム情報とは一人ひとりが持つ特異的な情報であり（固有性），生涯を通してほとんど変わらず（不変性），指紋と同じように個人の識別に用いることができ（個人識別性），疾患との繋がりから個人のプライバシーと結びつき（機微性），また一部の疾患の発症を予測できる可能性があり（予測性），見方によっては，血縁者間のみならず，地域や部族・エスニシティ（共有性），さらには人類の間で幅広く共有される情報ともいえる（公共性）。つまり，ゲノム情報は，A，T，G，Cという単なる記号の並びという見方がある一方で，その記号の性質や意味，また他の情報との繋がりを考慮することにより，さまざまな特性が浮き彫りになるのである。

　以上のように，「ゲノム情報」という用語には多義的な意味合いを見て取ることができる。このようなゲノム情報のさまざまな性質について理解を深めることは，ゲノム情報と疾患との関係性を明らかにするゲノム研究や，その応用としてのゲノム医療，ひいては，ゲノム研究やゲノム医療の推進に伴う倫理的な問題を考えていく上で重要な意味を持つ。

## 第2節　ゲノム研究の経緯と現状

　「ゲノム研究」の経緯を理解するためには，前提として，ゲノム情報とDNAとの関係性について把握する必要がある。まずDNAは，馴染みのある言葉かもしれないが，デオキシリボ核酸（Deoxyribonucleic acid）の略称であり，A，T，G，Cといった記号で表される分子をその一部に含む化学物質の名称である。一方で，ゲノム情報は物質ではなく，一人の人間が持つDNAに記されている情報であり，30億個の記号の並びを指すが，多くの場合，疾患との関係性も含めた情報を意味する。つまり，両者の関係性を端的に述べれば，私たちの体内にあるDNAという物質にゲノム情報が記されていることになる。この関係性から，ゲノム研究では，ゲノム情報の役割を解明するにあたり，ゲノム情報が記されるDNAの構造や性質に注目が集まることになる。

## 1. DNA 研究の幕開け

　DNA に関する研究において，歴史上重要な出来事としては，1953 年の DNA の二重らせん構造の発見がある。これは，当時，DNA の結晶化や X 線を用いた解析が可能になってきていた中で，ロザリンド・フランクリン（Rosalind Franklin）という女性研究者が DNA の結晶構造を示す X 線写真の撮影に成功したことに端を発する。これを受けて，ジェームズ・ワトソン（James Watson）とフランシス・クリック（Francis Crick）という研究者が DNA の二重らせん構造モデルを世界で初めて論文で報告することとなり，後にノーベル生理学・医学賞を受賞するに至っている。この発見の学術界における影響は非常に大きく，1970 年代には，DNA の記号の並び・配列を解読するための手法を，生涯で二度のノーベル化学賞に輝くフレデリック・サンガー（Frederick Sanger）がサンガー法として開発する等，新たな潮流が生じることとなる。

　このような DNA の構造の解明と解読技術の登場等を受けて，1980 年代以降には，私たちの DNA に記されるゲノム情報の一部と疾患との関わりを調べる研究手法が確立していくことになる。特に注目を集めた方法としては，連鎖解析手法がある。これは，疾患への遺伝的要因の影響度が高い単一遺伝子疾患を主な対象としており，数世代の同一家系における患者と健常者に着目し，患者にのみ受け継がれるゲノム情報の領域を明らかにすることにより，疾患の遺伝的要因を突き止める方法である。この手法は，遺伝的要因の影響度が低い疾患には適用しがたいという制約があるものの，これまで多数の疾患の遺伝的要因の特定に貢献してきている。20 世紀後半は，このような生物の機能を分子・細胞レベルで解明する「分子生物学」が本格的に開花するとともに，私たちの疾患とゲノム情報との関わりを調べる研究が著しく発展していくことになる。

## 2. ヒトゲノム計画の登場

　そして，1990 年頃には，「ヒトゲノム計画」というゲノム研究において最も有名な研究プロジェクトが登場することになる。ヒトゲノム計画は，私たち人類のすべての DNA 配列（ゲノム情報），つまり 30 億個の記号の配列を読み解くという国際共同プロジェクトである。米国や英国，日本を含む 6 カ国の連携の下，13 年の歳月をかけてその達成を迎えている。最終的な成果として，

2000 年に，世界で初めて人類のゲノム情報のドラフト版（未精査版）を，続く 2003 年には，より精度の高い完成版を公表している。加えて，ヒトゲノム計画は，人類のゲノム配列の解読に貢献しただけでなく，米国を中心に，大規模な研究プロジェクトのあり方や進め方においてもさまざまな教訓を残している[1]。具体的には，研究プロジェクトの実施においては，研究の推進と並行して，解析技術の開発や，研究者間での迅速なデータの共有，さらに社会的課題への事前対応等を推進することが重要であることを示している。特に社会的課題への対応に関して，米国は，「ヒトゲノム計画」の発足当初から，従来，大規模な予算化が難しかった科学技術の倫理的・法的・社会的影響への研究に対して，当該研究予算の 3 〜 5％を充当するという大胆な施策を取り入れている。こうした社会的課題に対する取組みは，研究の発展と社会への配慮の双方を考慮する上での重要な施策となってきており，米国のみならず，欧州や日本にも波及してきている。

## 3. ゲノム研究の発展

2003 年のヒトゲノム配列の解読後，ゲノム研究は，ゲノム情報のさらなる解明とともに，ゲノム情報に基づく医療応用を目指す方向へと進んできている。ヒトゲノム計画時には，微生物や動植物と同様に，人類のゲノム情報がどのような配列であるかを明らかにすることに主軸があったが，ヒトゲノム計画以後は，疾患と膨大なゲノム情報との関わりを調べる研究が本格化することになる。最初に注目された研究手法は，疾患を発症する患者集団と，疾患を発症していない健常者集団とに区分し，両集団における A，T，G，C という記号群の違いを比較する方法である。この方法を用いることによって，患者集団のみにおいて顕著に現れる記号群から疾患の遺伝的要因を絞り込むことができ，結果として，数多くの疾患と関連する遺伝的要因を特定してきている。

他方，最近では，「個人のゲノム配列」に注目する新たな研究手法が登場している。これは，これまでのような，個人間で異なることが多い記号のみに着目するものではなく，個人のゲノム情報の一部，もしくは，すべての領域を配列情報として取り出し，個人間のゲノム情報の差異を詳細に比較するものである。この手法は，個人間で異なることが稀な記号や，従来の方法では検出でき

なかった領域も研究の対象として扱えるため，疾患の遺伝的要因の解明に著しく貢献している。なお，このような手法が登場した背景には，「ヒトゲノム計画」により人類の基本的なゲノム情報が既知となり，個々人のゲノム情報の解析において参照可能な素地が整っていたこと，加えて，解析技術や情報技術の発展により，個人のゲノム情報を安価かつ迅速に解析できるようになったことがある。現在，ゲノム研究では，さまざまな研究者が疾患の遺伝的要因を解明するために，多数の個人のゲノム情報を解析し利活用している。またヒトゲノム計画時のように，各国の取組みとしてだけでなく，国際的な取組みとして進める方が研究の飛躍的な発展を望めることから，がんや難病・希少疾患等を中心に，いくつもの国際共同研究が進んでいる。

### 4. ゲノム医療に向けた取組み

このようなゲノム研究の目覚ましい進展を受けて，近年，「ゲノム医療」の実現化を目指す動きが活発化している。例えば，海外では，米国や英国，フランス，オーストラリア，スイス，エストニア，シンガポール，中国，韓国等，さまざまな国々がこのような取組みを進めている。日本においても，国の政策の一環として，ゲノム医療の実現化を積極的に推進している状況にある。

日本のゲノム医療実現に向けた政策を理解するためには，公的な研究費を用いる医学研究の仕組みを踏まえる必要がある。そもそも国の政策は，政府が取り組むべき方向性を提示するとともに，文部科学省，厚生労働省，経済産業省等が中心となって具体的な方策を立案し公的な研究資金を確保することにより進んでいく。各省がこうした公的研究費を公募を通じてさまざまな大学や研究機関に配分する一方で，大学や研究機関の研究者が公的研究費を用いて医学研究を行っていくことにより，新たな医学的知識の蓄積，ひいては研究成果の医療への橋渡しが進展していくこととなる。なお，公的研究費は，もともと三省がそれぞれ直接配分していたが，2015年以降は，日本医療研究開発機構（Japan Agency for Medical Research and Development: AMED）という新たに発足した公的な予算配分機関が，一元化した上で配分する仕組みへと変わっている。こうした変化が生じた背景には，関係省間の連携を促進するとともに研究の医療応用を加速するという政府の方針がある。

第5章 ゲノム医療　*129*

　AMEDは，現在，三省と連携しながらさまざまな医学研究を推進しているが，その重点施策の1つに「ゲノム医療の実現化」がある。具体的には，難病・希少疾患やがん，認知症，糖尿病等といった疾患を主な対象とした研究プロジェクトの企画・運用を進めるとともに，既存のゲノム情報やヒト試料を有効活用するためのバイオバンクやデータベースといった研究基盤の整備に取り組んでいる。最近では，これらに加えて，研究の発展に伴う倫理的・法的・社会的課題に対応するための研究プロジェクトも立ち上げている。こうした三省やAMEDによるゲノム研究の推進の他にも，厚生労働省は，ゲノム研究の進展が著しい「難病・希少疾患」や「がん」を中心に，ゲノム医療の実装に向けた規制や体制の整備を始めている。

## 第3節　ゲノム研究の発展に伴う倫理的課題

### 1．国内の制度と倫理的課題の特徴

　ゲノム研究は，国内外を問わず，著しく発展してきているが，同時に，ゲノム研究の推進に伴う倫理的課題への取組みも進展してきている。日本においては，文部科学省，厚生労働省，経済産業省等が，ユネスコ（国際連合教育科学文化機関）や世界医師会が策定する国際的な倫理規範等を踏まえながら，ゲノム情報の取扱いを含め医学研究に関するルールを策定してきている。このような行政による規律は，通常，法律そのものではなく指針という形を取る[2]。指針自体は法的な拘束力を持たないが，法律とは異なり，その策定・運用・改定に柔軟に対応できる他，ゲノム研究に関わる研究者やその所属機関にはある程度強い影響力を持つため，研究の進展と倫理的対応の双方を考慮していく上では1つの有用なアプローチとなる。

　ゲノム研究に関係する規律は，現時点で主に3つある。それぞれ「ヒトゲノム研究に関する基本原則について（基本原則）」（旧総理府・科学技術会議，2000年策定），「ヒトゲノム・遺伝子解析研究に関する倫理指針（ゲノム指針）」（文部科学省，厚生労働省，経済産業省，2001年策定），「人を対象とする医学系研究に関する倫理指針（医学系指針）」（文部科学省，厚生労働省，2014年策定）が該当する。基本原則は，ゲノム研究における倫理面の大枠を示す憲法

的文書であるのに対し，2つの倫理指針は，研究を進める上で必要な体制や手続き，対応等を詳しく示すガイドラインである。なお，倫理指針に関しては，研究の進展や関連する法律の策定・改定等の状況に応じた定期的な改定があり，例えば，最近の指針改定は，2015年の個人情報保護法の改正（2017年より施行）によるものである。

　これらの指針の要点としては，研究を実施する機関の長が研究機関内における適正な研究の実施を監督すること，また研究を実施する機関内（外）に設置され，多様な専門家や非専門家から構成される倫理審査委員会が，各研究者が実施予定の研究内容を事前に審査すること，さらに，研究者が研究に参加する患者や健常者（以後，研究対象者）に対して適切なインフォームド・コンセント（Informed consent）を取得すること等がある。このような指針に基づき，具体的に研究者が研究を始めるにあたっては，次のような過程を経ていくことになる。すなわち，研究者は，(1) これから行う研究の計画書とインフォームド・コンセントに関する書類（説明同意文書）を作成し，(2) 研究を実施する研究機関内（外）の倫理審査委員会による審査・承認を受け，研究機関の長の許可を得て，(3) 研究に参加する希望者を招集し，インフォームド・コンセントを取得した後に，(4) 試料や情報を収集・解析することとなる。また研究者が，実際に研究を進めていくにあたっては，倫理指針を踏まえながら，研究対象者への倫理的対応を十分に考慮していくことが重要になる。

　研究対象者への倫理的な問題としては，特にゲノム研究の場合，身体への侵襲性といった物理的・身体的側面というよりも，不安・動揺等といった心理的・精神的側面やプライバシー保護の側面が中心になる。物理的・身体的側面が問題になりにくい理由には，ゲノム研究が，基本的には，唾液や血液，治療目的における手術で得られた試料等を用いるために，研究対象者への著しい身体的苦痛を伴わないことがある。また心理的・精神的側面やプライバシー面等が問題になりやすい理由には，ゲノム研究が細胞や組織から得られるゲノム情報を扱うために，その個人識別性や機微性，血縁者間での共有性から，研究対象者やその家族に心理的・社会的影響を与え得ることがある。こうした特性から，ゲノム研究の実施にあたっては，ゲノム情報の取扱いを中心に倫理的な対応を図っていく必要がある。従来，ゲノム研究の倫理的課題を巡っては，さまざま

な議論が交わされてきているが，本章では特に注目を集める，「インフォームド・コンセント」，「研究結果の返却」，「試料や情報の個人識別性・機微性」という3つの論点を中心に取り扱う[3]。

## 2. インフォームド・コンセント

「インフォームド・コンセント」については，研究者が研究対象者に対する事前説明をどのように行うかが課題となる。インフォームド・コンセントは，研究者が研究への参加を希望する研究対象者に対して，研究の内容を十分に説明し，理解・納得が得られた上で同意を受ける行為ないし過程を意味する。そして，この正当性は，研究者側による説明の内容と，研究対象者側のその認知・理解の程度に大きく依存することになる。しかしながら，ゲノム研究の場合，研究内容を説明する研究者が，その目的や影響を事前に把握しがたいという問題がある。これは，一人分の DNA 情報であるゲノム情報を読み解くことが，特定の解析領域や疾患という範囲や領域を超え，さまざまな情報を取り出すことに繋がるからである。研究を計画する段階において，その対象範囲を限定できる場合には問題は生じにくいが，その範囲が広範に及ぶ場合には，意義や役割の不明確な情報が多分に得られることを含め，研究の範囲や内容を予め特定することが困難になる。つまり，研究の対象範囲が拡大するほど，研究対象者への説明内容が曖昧になるのである。インフォームド・コンセントに関しては，少なくとも研究者は自身の研究の推進に必要な研究目的や対象範囲を明確にしつつ，研究対象者に対しては，可能な限り，具体的に研究内容を説明することが重要になる。

このような課題は，試料や情報の二次的な研究利用を促すバイオバンクやデータベースといった取組みにおいて，より複雑な問題となる。バイオバンクやデータベースは，それぞれ，研究で得られた細胞や組織，情報を，将来的にさまざまな研究者が使えるように蓄えておくための研究基盤になる。これらの研究基盤を利用することにより，さまざまな研究者が，研究を計画する度に研究対象者に対して試料や情報の提供を個別に求める必要がなくなったり，蓄積された大規模な試料や情報を一括して解析できたりすることが可能になる。特に，ゲノム研究は，多因子疾患を中心に，その遺伝的要因を正確に突き止めるにあ

たり，数千人から数万人を超える規模でゲノム情報が解析される状況に至っている。この状況から，個々の研究で得られる試料や情報を特定の目的で利用した後も，他のさまざまな研究で利用していくことが貴重な資源の有効活用になるともいえる。しかしながら，バイオバンクやデータベースを介した試料や情報の二次的な研究利用に関しては，研究対象者が個々の研究に参加する最初の時点において，試料や情報の将来的な取り扱われ方について予見できないために，研究対象者への事前説明をどのように行うべきかが問題になる。

　インフォームド・コンセントに関しては，このような論点に加えて，研究対象者の意思や意向をどのように配慮していくかも大事な論点となる。例えば，研究対象者が自身の疾患に関する研究にのみ参加を希望する場合や，バイオバンクやデータベースを用いた研究への参加を希望しない場合等に，どのように対応するかを考慮する必要がある。これに対しては，インフォームド・コンセントの際に，参加を希望する研究の対象・範囲や，データベースやバイオバンクへの研究協力への希望や意向を反映できるように，説明同意文書において選択肢を記載する等の方法がある。またそもそも研究者が，研究の計画段階において，研究の対象となるゲノム情報や疾患領域を絞り込んだり，個人識別性や機微性の高い情報を必要以上に収集・公開しないように努めたりすることにより，研究対象者に対する不利益の緩和・軽減を図ることも重要な点となる。ただし，このような対応においては，実務上の手間やコストがかかりすぎ，研究の推進に著しい支障が生じる懸念もあるため，現実的には，研究を進める立場と研究に参加する立場の双方を，状況や文脈に応じて，熟慮していくことが必要になる。そして，インフォームド・コンセントの議論は，次の「研究結果の返却」や「試料やデータの個人識別性」の課題とも深く結びつく。

## 3. 研究結果の返却

　「研究結果の返却」においては，医療ではなく研究の過程で，研究対象者に対して医学的に極めて有用な結果，つまり，生命に重大な影響を与える診断・所見が見つかる場合に，どのように対応していくかが課題になる。まずゲノム研究の基本的な目的は，ゲノム情報と疾患との関係性について調べ，新たな医学的知識を獲得・蓄積することにより，将来の患者や健常者に対して有益とな

る医療を届けることにある。言い換えれば，ゲノム研究で得られる研究成果が，試料や情報を提供する研究対象者に直ちに役立つことは決して多くはない。これは，診断や投薬の有効性や安全性等を含め，研究成果の実用性や信頼性を確保するのに多大な時間や労力を要するためである。この意味において，「研究」は，個々の患者のために施される「医療」とは，根本的に異なる性格を持つ。

　このように「研究」は，本来，「医療」とは異なるものであるが，ゲノム研究においては，「研究」の過程でも「医療」として役立つ所見を得ることが稀にある。このような所見は，ゲノム情報の全域を研究の対象とする場合，少なくとも3種類に大別できる。1つ目は，研究の目的として当初から設定する対象疾患において見つかる所見である。この所見については，当該研究を担う研究者が対象疾患に対する専門的な知識や経験を持つために，返却方法を比較的に検討・対応しやすいという特徴がある。2つ目は，当初の研究目的・対象疾患に加えて，医療の観点から対処可能な重篤な疾患について，意図的・付随的に探索する結果として見つかる所見（二次的・付随的所見）である[4]。この場合は，医療ではなく研究の過程において，さまざまな生命を脅かす疾患に関わる所見を返却することになるため，研究対象者に対して，恩恵をもたらす可能性がある一方で，不利益を与える懸念もある。研究者が，研究結果の信頼性や有用性に確証を持てるか，返却対象の疾患について専門的な知識・経験を有しているか，返却後のフォローアップを図れるか，さらには，研究対象者が返却の内容や過程，影響を想定できているか等を幅広く考慮することとなる。3つ目は，研究の過程で全くの偶然に見つかる所見である。これは，当初は想定されていなかった所見となるため，所見が得られた段階で具体的に検討を図る必要があるが，事前に対応方針を策定しておくことも重要となる。また，こうした研究結果の返却に際しては，ゲノム情報の共有性の観点から，研究対象者だけでなく，その家族，特に血縁者への影響にも留意する必要がある。

　さらに，研究対象者の視点から研究結果の返却を捉える場合，これらの所見を知るべきかどうかが大きな論点となる。研究対象者の「知る権利」と「知らないでいる権利」として紹介されることもあるが[5]，研究結果の返却においては，研究対象者の判断・選択を最大限に尊重することが極めて重要になる。この点が軽視されると，例えば，研究対象者が，研究の発展に貢献する意図で研

究に参加したにも関わらず，突然，自身についての重篤な疾患の病名やリスクを告げられ，予期せぬ精神的な苦痛や困惑等を含め，多大な心理的・社会的影響を被るおそれがある。なお，研究対象者に研究結果を返却するにあたっては，研究対象者が研究に参加していることを必ずしも十分に自覚・把握できていない場合や，研究を診療として誤解・誤認してしまう場合も生じ得る。このため，インフォームド・コンセントの段階や研究結果の返却を行う際には，研究対象者との意思疎通を十分に図っておく必要がある。これまでの論点を整理すると，研究結果の返却については，研究の内容や体制，所見の信頼性や有用性，インフォームド・コンセントの内容，研究対象者，状況に応じてその家族の意見や意向を調整しながら対応を図っていくこととなる。

## 4. 試料や情報の個人識別性・機微性

「試料や情報の個人識別性・機微性」については，ゲノム研究で用いるゲノム情報や関連する情報をどのように取り扱っていくかという倫理的課題がある。まずゲノム研究を含め，医学研究では，研究対象者のプライバシーを保護するために，研究で用いる試料や情報から氏名や住所等の情報を取り除く「匿名化」を行うことが一般的である。つまり，ゲノム研究では，前提として，誰のものかがわからない状態で試料や情報を取り扱うこととなる。しかしながら，ゲノム研究で取り扱うゲノム情報には，それ自体に個人を識別できたり疾患のリスクと結びついたりする性質がある。このため，たとえ試料や情報を匿名化していたとしても，研究対象者が特定されることにより，秘匿性が失われてしまったり[6]，場合によっては，疾患のリスクとの関わりから研究対象者に不利益を与えてしまったりする懸念もある。このような問題は，ゲノム情報，さらには付随する健康・医療情報を含め，ゲノム研究で取り扱う情報の性質や関係性とも深く結びつく。

ゲノム情報や関連情報の倫理的課題を巡っては，「個人識別性」や「機微性」が重要な論点となる。まずゲノム情報の「個人識別性」に注目した場合，基本的には，一人の個人から得られるゲノム情報の量が増えるほど個人識別性が高まる。より正確には，前述した通り，個人間でのゲノム情報の差異は0.1％程度であるため，個人間で差異のある部分の情報量が増えるほど個人識別性は高

まることとなる。さらに，ゲノム情報の個人識別性は，ゲノム情報に付随する，研究対象者の基本情報（性別や生年月日等）や健康・医療情報の質や量によっても影響を受ける。特に，長寿者や希少疾患の患者のように研究対象者の数が限定されてしまう場合や，身長や体重，合併症の有無等のさまざまな情報が紐づく場合には高い個人識別性を持ち得るものとなる。

　次に，ゲノム情報の「機微性」に注目した場合，ゲノム情報と疾患との繋がりが深まるほど機微性は一般に高まる。具体的に，ゲノム情報の疾患への寄与度・影響度を考慮すると，健常者を対象とする研究，多くのがんや糖尿病等の生活習慣病に関する研究，そして単一遺伝子疾患を中心に難病・希少疾患を扱う研究の順に，ゲノム情報の機微性は高まることとなる。特に，遺伝性の強い疾患研究の場合には，ゲノム情報が血縁者間で共有される可能性があるために，研究対象者だけでなく，家族にとっても高い機微性を持ち得る。加えて，「研究結果の返却」の項で記述した通り，研究の過程において，探索的あるいは偶発的に重篤な疾患に関わる所見が見つかる可能性があるが，こうした場合にも，ゲノム情報が重篤な疾患と紐づくために機微性は高まることがある。このように，ゲノム情報や関連情報の「個人識別性」や「機微性」は，研究の目的や内容，方法等によって大きく影響を受けるため，一定で不変というものではなく，状況に応じて変動する性質を持つこととなる。

　このようなゲノム情報や関連情報に関する性質は，バイオバンクやデータベースとも深く関わる。前述した通り，ゲノム研究では，得られた試料や情報を研究者の中で共有する方向に進んでいる。例えば難病・希少疾患等の場合，研究対象者数が限定されて研究が進みにくいという課題に対して，同様の症状を持つ研究対象者の試料や情報を共有することには大きな意義がある。またがんや糖尿病等の生活習慣病の場合においても，遺伝的要因や生活習慣におけるさまざまな因子の関係性を調べるためには，大多数の研究対象者の試料や情報が必要になるという課題があるが，これに対しても，研究対象者の試料や情報を大規模に共有することで対応を図ることができる。しかしながら，ゲノム研究で取り扱う試料や情報には，前述の個人識別性や機微性を含め，研究対象者のプライバシー面のリスクがあるために，どのように試料や情報を利活用するかを検討していく必要がある。このような課題に対しては，試料や情報を共有す

る上での利用者に対する審査・制限，試料や情報の追跡可能性の確保等を通じて対応していくことが重要になる。加えて，国際的な共同研究を行う際には，関係国の倫理的・法的な規制・枠組みについても留意していくこととなる。このように，ゲノム研究に関わる試料や情報の取扱いを巡っては，試料や情報を幅広く共有することで得られる研究の迅速な発展と，研究対象者のプライバシーの保護の双方を併せて考えていくことが不可欠になってきている。

## 5. その他の倫理的課題

　ゲノム研究の倫理的課題に関しては，前述した３つ以外にも，さまざまな倫理的課題がある。本項では，「既存試料・情報の取扱い」，「遺伝カウンセリングの提供」，「未成年者の研究参加」について取り上げる。

### 1）既存試料・情報の取扱い

　ゲノム研究では，研究の実施にあたって，新たに試料や情報を採取するという方法以外にも，すでに取得済みの試料や情報を用いる方法がある。例えば，医療の場面で用いられる検査後の残余検体や，医学研究を通じて得られる既存の試料や情報がある。これらは，さまざまな医学研究のための貴重な研究資源ともみなせるが，研究者が当初の目的を超えて研究に利用する場合には，インフォームド・コンセントの範囲から外れることになるため，倫理的な検討・対応が必要になる。この場合，研究者が研究対象者から改めてインフォームド・コンセントを取得することが原則となる。しかしながら，この対応においては，研究対象者と再度連絡が取れなかったり，必要な時間や予算を確保できなかったりすることにより，インフォームド・コンセントの取得が十分に行えず，医学的に意義の高い研究が著しく遅延する状況も生じ得る。こうした状況においては，研究機関内（外）に設置されている倫理審査委員会が「例外的対応」を認めることもあり得る。これは，倫理審査委員会による，研究の目的・意義や内容，研究対象者への影響等の考慮の結果，研究対象者に対する情報公開や参加拒否の機会提供等を条件に，当初の目的とは異なる研究の実施が例外的に可能になることを意味する。既存試料・情報の利活用を巡っては，貴重な資源の有効活用とともに研究対象者の意向や不利益を総合的に判断していくことが重要となる。

## 2）遺伝カウンセリングの提供

研究参加や研究結果の返却にあたっては，研究対象者は，参加する研究の内容に応じて，さまざまな精神的負担を受ける可能性がある。そうした例としては，遺伝性の強い疾患に関する所見の返却において，研究対象者が，将来的な影響や，場合によっては血縁者への影響も含めて，その所見を知るべきかどうかの判断に苛まれる状況を想定できる。このような状況において，研究対象者が，正確な知識や情報に基づきながら自ら判断・行動できるように医学的・心理的に支援する取組みのことを遺伝カウンセリングと呼ぶ。遺伝カウンセリングにおいては，従来，難病・希少疾患領域や遺伝性・家族性がん等において対応方針や体制が整備されてきているが，他の多様な疾患研究領域における対応や，「研究結果の返却」の項で記載した「二次的・付随的所見」への対応に関しては，さらなる検討が必要になってきている。また遺伝カウンセリングに関しては，対象疾患によっては，研究対象者だけでなく，血縁者にまで影響が及ぶ場合にどのように対応していくか，さらには，遺伝カウンセリングを担う専門的人材（医師や看護師等）の育成と定着をどのように進めていくかが主要な論点となってきている。

## 3）未成年者の研究参加

未成年者を研究の対象にする際には，研究者は，研究への参加や研究結果の返却等において未成年者の意向を尊重する必要がある。まず16歳未満の未成年者の研究参加に関しては，理解力・判断力の不十分性から，インフォームド・コンセントの取得が認められていないため，親等の代諾者からインフォームド・コンセントを受けることとなる。しかしながら，このような場合，研究者は，未成年者に対しても，研究の内容をわかりやすく説明し，研究への理解が得られるように努める必要がある。これは，「インフォームド・アセント」（Informed assent）と呼ばれるものである。一方，16歳以上の未成年者に対しては，研究者は，未成年者と代諾者の両方からインフォームド・コンセントを得る必要がある。加えて，未成年者への研究結果の返却にあたっては，16歳未満においては代諾者の意向を尊重する必要があり，16歳以上においては，未成年者の意向を尊重することとなる。実際に，未成年者を対象とする研究を行うにあたっては，研究者は，未成年者に研究参加を求める意義や，研究結果を返却す

る場合にはその理由等について，研究機関内（外）に設置される倫理審査委員会の判断・助言を受けることとなる。但し，研究の過程においては，将来的に発症し得る疾患へのリスク等を中心に，未成年者自身や代諾者が大きな精神的負担を感じたり，関係者間で意見や意向の不一致が生じたりする可能性があるため，状況に応じて，前述の遺伝カウンセリングの提供を含め，未成年者や代諾者への適切な支援が必要となる。

## 第4節　ゲノム研究の展望

　本章では，ゲノム情報やゲノム研究の進展，さらには倫理的課題とその対応等，さまざまな事柄を取り扱ってきている。前述の通り，一言で「ゲノム情報」といっても，さまざまな意味合いを見て取ることができる。またゲノム研究は，DNAの二重らせん構造の発見以来，目覚ましい発展を遂げる一方で，それに伴うさまざまな倫理的課題に対応する必要性が高まっている。本節では，最後に，ゲノム研究の医療への応用が進められている領域についていくつかの事例を提示する。

### 1．がん領域

　ゲノム研究の医療応用に関しては，特に，がん領域において著しい進展がある。がんという疾患は，遺伝性のある程度強いものと弱いものとの2種類に大別できる。多くのがんは，必ずしも遺伝性が高いというわけではなく，後天的なゲノム情報の変化によって生じることが明らかになってきている。このため，治療に向けては，がんの発症や進展の主因となる変化部位の特定と，これに対応する分子標的薬の開発に注目が集まっている。最近では，がんの主因となる多数の変化部位に対して網羅的なゲノム解析を行えるようになり，この解析結果に基づく新薬開発や先端医療施設での診療が始まっている。一方，遺伝性の強い疾患としては，大腸がんや乳がん，卵巣がん等の一部が該当する。このような疾患に対する診断・治療においては，当該患者のみならず，状況に応じて，未発症者や未成年者を含めた血縁者についても対応を図っていく必要がある。また最近では，このような疾患においても有効な分子標的薬が現れてきている。

第5章 ゲノム医療 *139*

がん領域においては，診療においてゲノム解析が高い有効性を示す疾患が増え
てきているが，ゲノム解析の結果には意味や意義が不明確なものも含み得るこ
とから[7]，解析結果の継続的な検討・検証が重要な取組みとなってきている。

## 2. 難病・希少疾患領域

　ゲノム研究の成果は難病・希少疾患領域においても有用性が高い。ゲノム研
究が進むことにより，難病・希少疾患の遺伝的要因を特定できれば，疾患の発
症の仕組みの解明とともに，診断手法の確立や治療方法の検討も進むことにな
る。従来，難病・希少疾患においてゲノム研究が盛んに行われてきており，数
多くの疾患の遺伝的要因を特定してきている。現に，全国の医療機関が，単一
遺伝子疾患を中心に，遺伝子診療への対応を進めてきている状況にある。最近
では，ゲノム情報の解析技術の発展により，解析対象がゲノム情報上の特定領
域だけでなく全域にまで広がり，遺伝的要因のさらなる解明に拍車がかかって
いる。その一方で，難病・希少疾患においては，遺伝的要因が明らかな場合，
有効な予防・治療法が存在するか否かが大きな論点になる。特に，予防・治療
法のない疾患への診断では，診断の難しい希少疾患・難病において確定診断を
行えるという大きな意義があるものの，当該患者や血縁者に対する診断・告知
の影響については慎重に対応する必要がある。また難病・希少疾患領域におい
ては，指定難病として登録されている疾患を含め，希少疾患・難病の診断への
ゲノム解析の導入や，患者への早期診断を実現する検査実施機関の体制整備を
どのように進めていくかが主要な課題となってきている[8]。

## 3. 未診断疾患領域

　難病領域に続いて，未診断疾患もゲノム研究の医療応用が注目される研究領
域である[9]。患者に何らかの症状が現れていても，必ずしも，臨床の場におい
て診断がつくわけではない。このような患者（未診断疾患患者）は，診断がつ
かないことにより，さまざまな医療機関を巡りながら，十分な対応が受けられ
ない状態が続くこととなる。このような既存の医療の枠組みでは診断のつかな
い患者に対して，ゲノム解析が役立つ事例が現れてきている。具体的には，患
者のゲノム情報の解析とともに疾患の症状について総合的な診断を試みたり，

国内外問わず，類似症状を比較・参照したりすることにより，早期診断や新たな疾患の同定が可能になってきている。特に，国内外のデータベースを通じた迅速な情報交換が，患者数の少ない希少疾患を中心に，発症から診断までの期間短縮に加え，診断方法や原因究明の確立において不可欠な役割を担うようになってきている。

### 4．ファーマコゲノミクス領域

　この他にも，「ファーマコゲノミクス」（Pharmacogenomics: PGx）と呼ばれる領域においてゲノム研究が進展している[10]。ファーマコゲノミクスとは，薬理学（Pharmacology）とゲノム学（Genomics）からなる造語であり，日本語では「ゲノム薬理学」と呼んでいる。端的には，医薬品における創薬・投薬と患者個人のゲノム情報との関わりについて調べる研究領域を意味する。従来の医療では，疾患ごとに治療薬を定め，患者に対しては一様に投薬する仕組みを取ってきている。このような仕組みでは，投薬による治療効果や副作用等において個人差が生じることも多く，医師が手探りで対応するような状況も少なくない。これに対し，PGx は，患者のゲノム情報に基づく薬の開発や投薬の最適化（用法・用量）を行うことにより，個々の患者に応じた医療の提供を目指している。創薬・投薬における個別化・層別化が進むことにより，患者の治療効果の改善だけでなく，患者への負担の軽減や医療費の削減も期待できる。すでに国の保険適用となる事例も登場してきており，今後の進展にさらなる注目が集まっている。

## 結びに代えて

　ゲノム研究の医療への橋渡しは著しく進んでおり，ゲノム医療は，私たちの社会に少しずつ浸透していく方向にある。これにより，既存の医療では対応が困難であった患者や，場合によっては血縁者等に対しても，新たな恩恵がもたらされる可能性が高まってきている。しかしながら，ゲノム医療の実現においては，診断・治療方法における確実性の担保や，公的な医療保険のあり方を含め，既存の医療制度の見直しを図るとともに，専門的人材の育成・定着や医療

機関の整備・連携等を進めていく必要がある。また倫理的・法的・社会的観点から，ゲノム情報を巡るプライバシーの保護に加え，疾患の発症予測を目的とする検査や有効な治療法のない疾患の診断における患者や血縁者への対応も喫緊の課題となっている。さらには，ゲノム情報を容易に取り扱える社会が間近に迫る中，保険や就職，就学，婚姻等の場面においてゲノム情報に基づく差別[11),12)]が生じないように，社会制度のあり方を議論していく意義も高まっている。他のさまざまな科学・医療領域と同様に，ゲノム研究・ゲノム医療の領域においても，ゲノム情報の取扱い次第では，社会に恩恵だけでなく不利益がもたらされることとなる。これからのゲノム医療の到来にあたっては，恩恵の最大化と不利益の最小化に向けて，専門家のみならず，社会を構成する一人ひとりがどのような将来社会が望ましいかについて考えていくことが重要になるであろう。

（三成寿作）

## 注）／引用文献

1) Green, Eric D. Watson, James D. and Collins, Francis S. "Twenty-five years of big biology," *Nature*, 526, 2015, 29-31.
2) 位田隆一「先端医学・生命科学研究と法」『ジュリスト』No.1339．2007年，2-10.
3) 三成寿作・加藤和人「パーソナルゲノム時代の研究ガバナンス」『医薬ジャーナル』第50巻，2014年，55-58.
4) 「偶発的所見・二次的所見への対応についての検討と提言（サブテーマ2別冊報告書）」ゲノム医療実用化推進研究事業「メディカル・ゲノムセンター等におけるゲノム医療実施体制の構築と人材育成に関する研究」2017年.
5) 神里彩子・武藤香織編『医学・生命科学の研究倫理ハンドブック』東京大学出版会．2015年.
6) Gymrek, Melissa. McGuire, Amy L. Golan, David. Halperin, Eran. and Erlich, Yaniv. "Identifying personal genomes by surname inference," *Science*, 339, 2013, 321-324.
7) 田辺記子「がん個別化医療のクリニカルシークエンシングにおける偶発的・二次的所見」『医学のあゆみ』第260巻，2017年，961-966.
8) 前田彰久「これからの難病対策」『医学のあゆみ』第258巻，2016年，1133-1137.
9) 小崎健次郎「ゲノム医療研究開発の希少疾患領域における国内外の動向」『実験医学増刊』第35巻，2017年，12-15.

10) 渡邉淳「オーダーメイド医療とファーマコゲノミクス」玉井真理子・松田純編『遺伝子と医療（シリーズ生命倫理学第 11 巻）』丸善出版，2013 年，168-187.

11) 永水裕子「遺伝子検査とインフォームド・コンセント」甲斐克則編『インフォームド・コンセントと医事法（医事法講座第 2 巻）』信山社，2010 年，115-144.

12) 小椋宗一郎「遺伝子差別」玉井真理子・松田純編『遺伝子と医療（シリーズ生命倫理学第 11 巻）』丸善出版，2013 年，143-167.

# 第6章 臨床倫理

## はじめに──学習の目的

　本章で考えるバイオエシックスのテーマは，医療の臨床現場において意思決定や治療方針などをめぐって生じるさまざまな倫理的な葛藤（ジレンマ）に対して，医師や看護師その他の医療従事者などの関係当事者が実践的な対応を求められる臨床倫理である。具体的な医療現場の事例における望ましい治療方針や意思決定の在り方を導き出そうとする臨床倫理の方法論について理解する。具体的な事例としては，末期癌などの診断結果の告知や病気の今後の見通しなどの予後についての情報開示の問題，将来の重篤な遺伝性疾患に関する情報の告知・開示の問題，胃瘻の問題などを取り上げる。そこでは，患者さんの自らの生死や将来の健康状態に関するプライベートな情報の「知る権利」や「知らないでいる権利」，そして自己決定とそれを本人自身のために制約する「パターナリズム」の問題などが主題となっている。入試問題と異なり，明らかな正解のない，倫理的なジレンマへの対応において，どのような方法やプロセスによって，より望ましい治療方針の決定や意思決定の在り方にアプローチしていくかという実践的な視点や方法論についての理解を深めることが本章での学習目的である。

## 第1節　臨床倫理とは

　臨床倫理という言葉を聞いたことのある方はどの程度いるであろうか。医療倫理と生命倫理と臨床倫理はどこが違うのか，疑問に思っている読者も少なく

ないのではないか。医師や看護師などの医療のプロフェッショナルが，患者さんやご家族に対して有しておくべき倫理が「医療倫理（Medical Ethics）」と呼ばれてきている。医師の父と呼ばれることもある古代ギリシアのヒポクラテスが，医師の倫理を説いた「ヒポクラテスの誓い」に遡る長い歴史を医療倫理は有する。最近は特に看護師という職種に特化した倫理を扱う「看護倫理」という用語も良く耳にするようになってきている[1]。

　本書のタイトルになっている「バイオエシックス（生命倫理）」は，1960年代に米国において公民権運動などの社会運動とも連動するかたちで誕生し，また中絶や安楽死などの医療の臨床事案に対する司法判断などの裁判実務の影響も受けて，医師と患者の関係における伝統的な医療慣行を変革する知的な活動として成長してきている。バイオエシックス（生命倫理）は，医療倫理に限定されるものではないことにも注意をしておく必要がある。将来世代の権利（生存）に関わる「環境倫理」や非人道的な人体実験や研究不正の問題を扱う「研究倫理」，戦争やバイオテロリズムなどの問題，なども含む広い学際的学問領域を総称して用いられることが多い。従来の医療倫理学や生命倫理学が，後ほど説明する4原理の調整という原則に基づくアプローチであるのに対し，「臨床倫理（Clinical Ethics）は医療現場の倫理的なジレンマを検討する際に臨床現場の患者・家族・医師・看護師，ソーシャルワーカーや臨床心理士などの多職種によって，患者・家族などの当事者間の個別性，すなわちその事例を取り巻く状況の特殊性に焦点をあて，その具体的な事例において適切な解決策を模索するアプローチである。米国の『生命倫理百科辞典』（第3版2004年）によれば，米国の1970年代の人工妊娠中絶や人工呼吸器取り外しに関する裁判例などを経て，臨床倫理という用語は1980年代初め頃から使われはじめ，臨床の現場において生じる価値の葛藤や不確実性を分析し解決を図るものであり，生命倫理のアカデミックな取組みとは異なり，臨床の文脈（コンテクスト）に着目して考えるものであるとされる[2]。

　国際的には，国際臨床倫理コンサルテーション学会が設立されている[3]。

　日本国内では，バイオエシックスに関する学会としては，日本生命倫理学会（1988年設立）や日本医学哲学・倫理学会（1982年発足），日本看護倫理学会（2008年設立）などがあるが，2012年に日本臨床倫理学会が設立され会員数は5年

第6章　臨床倫理　*145*

間で4倍以上に増えてきている[4]。なお，2017年12月開催の第29回日本生命倫理学会の大会テーマは「臨床倫理・研究倫理コンサルテーションの現在と未来」であり，興味深い実践報告がなされている。また医学哲学・倫理学会でも，2017年1月東京で一般市民を対象とする公開講座「『気づき』からはじまる臨床倫理」が開催されるなど，臨床倫理が注目されている。

## 第2節　臨床倫理の方法論

　臨床倫理の方法論に詳しい群馬大学医学部の服部健司教授の紹介によれば，ウィダーショーベン『臨床現場の倫理』（2000年）が，原則論アプローチ，現象的アプローチ，物語論的アプローチ，解釈学的アプローチ，討議倫理学的アプローチ，ケア倫理学的アプローチを取り上げている。また，ヴァン・ダルテルとモレヴァイク『よいケアについて対話を重ねる：実践における倫理のためのコンサルテーションの方法』（2014年）においては，ジレンマ法，ソクラテス的対話，ユトレヒト方式，ケース比較法，ナイメイヘン方式，解釈学的アプローチ，2種類のケア倫理学的対話法など，実に多様なアプローチがあげられている。（参考文献② 164頁）ここでは以下，それらの中のいくつかのアプローチや自由制約の4原理を取り上げて解説することにする。

### 1. 医療倫理の4原理（原理アプローチ）

　医療における臨床現場での倫理的な問題や課題は，受験勉強のように唯一の正解があるものではなく，また暗記で対応できるようなものでもない。人によって意見が分かれ，直ぐには答えが出せないことが少なくないのが常である。倫理的な問題は，人の死生観や価値観（倫理観）によって，何が倫理的で正しいのかについての見解が異なるからである。価値観は文化や人によって異なるといった「価値相対主義」に立って，目の前にある医療の臨床倫理の問題にいつまでたっても何の回答も出せないのでは，倫理的な問題を放置することになってしまい，当事者にとって望ましくない。医療の倫理的な問題に向き合い，暫定的であっても何らかの決定や判断の合意を見い出したり，対応策を導き出すための方法論として，現代の英米の生命倫理（医療倫理）学は，4つの原理

を提唱してきている。米国の著名な生命倫理学者のビーチャム（Tom Beauchamp）とチルドレス（James Childress）は，1979年に『生物医学・医療倫理の諸原理』（邦訳『生命医学倫理』）の中で自律尊重原理，無危害原理，仁恵原理，正義原理，を提示している[5]。

### 1）自律尊重原理（Respect for Autonomy）

患者さんや医学研究の被験者自身の自己決定と自律を尊重するべしとする原理である。すなわち，患者さんに病状や治療の選択肢とそれぞれのリスク（副作用や後遺症などの危険性）とベネフィット（効果の期待可能性）を十分情報提供・説明したうえで，本人が納得の上での同意や承諾を得たうえで，医療を進めるべきとするインフォームド・コンセントや小児や判断能力の十分備わっていない未成年者などに対するアセント（賛意）が医療や臨床研究において必要とされるのも，この原理に基づいたものである。

### 2）無危害原理（Non-maleficence）

たとえ自殺のために致死薬を求められても，プロフェッショナルとしての医師は，処方してはならないとする古代の「ヒポクラテスの誓い」に遡る原理である。医療従事者は，患者さんへの危害を避け，命を救うための手術などを最小限度にして，救命救急や意識不明で本人の意思を確認できない場合以外は，同意なくして侵襲行為を行ってはならないとするものである。

### 3）仁恵原理（Beneficence）

これは「善行原理」「恩恵原理」とも訳されることも多いが，患者さんの利益のためや福利を増大させるように医療を行うべきとする原理である。患者さんは，自分自身の客観的な利益を損なう決断や行為をすることがある。ケアや自己危害を防止するために自己決定を制約するパターナリズムなどは，この原理がその正当化根拠となっているといえる。

### 4）公正原理（Justice）

医師や看護師の数，医療費，臓器提供者（ドナー数）など，医療資源は無限ではない。このような有限な医療資源をどのように配分するのが公平でフェアであるのか，先進医療などへのアクセスの平等をどのように判断するのかに関わる原理である。お金持ちだけが医療にアクセスでき利用可能とすることはこの原理に反する可能性がある。

第6章　臨床倫理　*147*

　生命倫理や医療倫理を学ぶ学生や既に医療従事者になっている医師や看護師なども，医療倫理はもっぱら自律尊重の原理ばかりを重視しており，それ以外の原理に目がいかない場合が少なくない。しかし，学習する上で押さえておかなければならない重要なことは，多くの倫理的問題は，原理間の対立や相互調整が求められる状況で生じているということである。1)～4)の原理は，ビーチャムらもあえて主張しているように，その順番が重要性の順番ではなく，事例や個別具体的な状況の検討において，原理を当てはめて考察する中で，どちらの原理を優先すべきなのかを模索していくことが重要なのである。医療の倫理問題では，自律尊重と仁恵の原理が対立する場合が少なくなく，後にこれらの原理同士が対立する問題を具体的な事例を通して考えてみたいが，その前に自己決定を制約する4原理について説明しておくこととする。

## 2.　自己決定制約の4原理（介入の正当性根拠アプローチ）

　法哲学や社会哲学，あるいは政治哲学の領域で，法（政府）によって自己決定が制約される理由＝法規制の正当化根拠となる原理がいくつか提唱されている。ファインバーグ（Joel Feinberg）は，それらを4つの原理に整理し詳細に検討している。

### 1）道徳強制原理（モラリズム Moralism）

　その社会で共有されている社会道徳に反する不道徳な行為を法的な禁止の対象とする立場であり，社会道徳の維持を，自己決定や自由を規制・制約する際の根拠とする原理である。

### 2）不快防止原理（Offence Principle）

　必ずしも社会道徳に反するとまではいえなくとも不快に思われる行為，物理的危害とまでは言えないが受忍限度を超える不快なもの，精神的な侵襲を及ぼす行為などを法的に禁止したり制約する根拠となる原理である。騒音規制や公然わいせつ罪などの処罰根拠は，主としてこの原理に基づいているといえる。

### 3）危害防止原理（Harm Principle）

　自由論の原点となっている，ジョン・スチュアート・ミル（John Stuart Mill）が『自由論』において主張したもので，刑法が人々の自由に介入し処罰する根拠を社会道徳に反する行為や不快なものに求めるべきではないとし，「他

者に対し物理的危害を及ぼす行為」に限定するべきとする原理である。他者に危害（ハーム）を及ぼすような行為のみが刑罰を用いた法的禁止の対象とすべきと主張するものである。しかし，ミルはこの原理は自由を奪う奴隷契約や未成年者や未開社会の構成員に対しては適用されないとした。

### 4）パターナリズム（Paternalism）

　自己に危害を及ぼすような自己決定や選択・行動をする場合などに，本人自身を自らの意思決定から守ることや，本人に判断能力がない場合に介入したり，本人のために情報を開示しなかったり，将来の本人自身のために強制的に保険に入らせたりするなどして福利や効用を増大させることを正当化する根拠となる原理である。モラリズムや不快防止原理や危害防止原理は，本人の自己決定が他者や社会秩序や社会道徳などに与える影響を問題視し，本人の自由とそれらの他者や社会の利益が比較衡量にかけられる。それに対してパターナリズムは，本人の自己決定や選択や行動の自由の価値と，他者ではなく本人自身の効用や福祉が利益衡量にかけられている点に特徴がある。

　皆さんの多くは，これまで親から，将来のためにしっかりと勉強しなさいと，受験の時に言われた経験のある人は少なくないであろう。これは，まさに子どもの将来を思った親によるパターナリズムに他ならない。「あなた自身の将来のため」に今は受験前だからアルバイトを認めてもらえなかったり，好きな異性と付き合ったりすることも駄目といわれ，趣味やサークル活動も大学入学するまではやっちゃいけないと制限される場合などもパターナリズムである。そもそも義務教育自体が本人の将来のためのパターナリズムに基づいているところが少なくないと言える。語源は，ラテン語の父親を意味するパターであり，父親が家族のために意見を聞くまでもなく父権主義的に決めるところから来ており，医療における患者不在の専断的医療が悪しきパターナリズムとして医療倫理では批判されてきたりしている。日本社会の場合，パターナリスティックな行政規制などが多く，マターナリスティック（母親主義的）だと言われることもある。また，父や母といった表現はジェンダー（性差）バイアスがあるのでジェンダーに対して中立的な「両親」の意味を込めてパレンタリズム（Parentalism）と呼ぶべきとして，さまざまなケアをパレンタリズムとして考察しているカルトジェンという学者もいる。

第6章　臨床倫理　*149*

「倫理的に問題だから認めるべきではない！」と主張されるとき，その主たる根拠が本人自身を守るために自己決定を制約するパターナリズムに基づいている場合が結構多い。例えば，代理出産契約などの生殖補助医療，医療情報の開示，宗教上の理由による輸血拒否，安楽死・尊厳死，臓器売買などの終末期医療などの医療の問題などは，パターナリズム（仁恵原理）と自己決定（自律尊重原理）の対立関係の相互調整が求められている。

## 3. 四分割法アプローチ──事例検討シート（手順論）

医療現場（臨床）での具体的な事例を，医療倫理の4原理に依拠して，その相互調整を行い，倫理的に妥当な方向性を示したり，判断に至ることは，長年経験を積んだ医療従事者や倫理的訓練を積んだ倫理学者であっても容易なことではない。4原理の原則論アプローチは，臨床現場の担い手にとっては，いささか抽象的・演繹的で，個別的で具体的な事例を原則に当てはめて簡単に解答の出せるものではなく，人によって，どちらの原則を優先するべきかは見解が異なり，臨床現場では役に立たない可能性がある。このような現場での要請に応える形で，ジョンセン（Albert R. Jonsen），シーグラー（Mark Siegler），ウィンスレッド（William J. Winslade）らによって開発された，当事者（患者さん）のおかれている個別的な状況を4つの観点から整理して検討する枠組（事例検討シート）は日本でも有名である。

表6-1のように，①医学的適応（Medical Indication）のボックスには，患者の医学的治療の選択肢のリスクとベネフィットや予後や看護的ケアなど，4原則のうち仁恵の原則や無危害の原則に関わる観点や側面を記入する。②患者の選好・意向（Patient Preference）のボックスには，患者の判断や同意の能力のレベルや事前指示，代理決定などの自律尊重の原理に関する観点や側面を記入する。③生命の質（Quality of Life）の項目には，治療の有無による予後の予測，治療で損なわれる精神的身体的社会的要素など，仁恵原理や無危害原理や自律尊重原理に関わる観点や側面を記入していく。そして④周囲の状況（外的要因）（Contextual Features）には，公正の原理に関わる側面で，医療経済的要素や家族などの利害関係当事者の状況，また法的な論点，文化や信仰などの宗教上の観点などの患者さんのおかれている周囲のコンテクストに関する要

表 6-1　4トピックス・チャート（ジョンセン，シーグラー，ウィンスレイド）

| □ 医学的適応 | □ 患者の選好 |
|---|---|
| 患者の医学的問題<br>　急性／慢性　重篤度　可逆性　緊急性<br>終末期か<br>治療の目的<br>治療が適応とされない場合の事情<br>治療の選択肢とその治療が成功する見込み<br>治療および看護ケアから得られる利益　危害の回避策 | 治療の利益とリスクについて知らされているか<br>情報についての理解と同意の有無<br>精神的法的対応能力の有無　無能力の証拠<br>（対応能力がある場合）治療に対する選好<br>（無能力の場合）かつて選好を表明していたか<br>（無能力の場合）代理人として適任者は誰か　患者は治療に非協力的か　その理由は何か |
| □ QOL | □ 外的要因 |
| 治療した／しなかったときの転帰の予測<br>治療で損なわれる精神的身体的な社会的要素<br>QOL 低下が予測されるときの根拠<br>医療者による QOL 評価を歪ませるような要因があるか<br>QOL 向上を図ることでどんな倫理問題があるか<br>QOL 評価が治療計画の変更上の問題を生むか<br>延命治療の差し控えの計画とその理由<br>自殺をめぐる法的・倫理的状況 | 患者の利益と相反するような非／専門家側の利益があるか<br>家族など，利害がからむ関係当事者がいるか<br>第三者の正当な利益を守るうえで秘密保持上の制約が患者にあるか<br>利益の対立を招くような経済的問題はあるか<br>医療資源配分にかかわる問題はあるか<br>信仰上の問題はあるか<br>法的問題はあるか<br>臨床研究および教育にかかわる事項があるか<br>公衆衛生および医療安全上の問題はあるか<br>組織・機関内に患者にかかわる利益相反の問題はあるか |

因を記入していく。

　日本の医療現場では，ジョンセンらのシートやそれをアレンジした分割表に基づいて状況を整理して倫理的な検討を行うことが少なくない。近年，日本でも病院内において倫理問題の相談に応じる臨床倫理コンサルテーションが普及しはじめている。また，医師や看護師や臨床心理士や生命倫理の専門家や法律家などで組織される病院内の臨床倫理委員会（HEC）の必要性が認識され，

一部ではあるが普及しはじめている。そこで，事例検討シートが活用されている場合がある。しかし，4つに分類した項目や要素をどのように解釈して重みづけしていくかについては，統一的な基準が確立しているわけではなく，同じシートを使っても検討者によって異なった方針や結論に至ることになることもありえる。臨床倫理の方法論に詳しい服部健司教授によれば，ジョンセンらの四分割法は，ケースの諸事情を浮き彫りにして整理する形態学である。この四分割表からは直ちに答えは導けるものではなく，この個別的な事例と同様の事例を多く探して，その中で正邪善悪の結論がはっきりした典型的な事例を選んで両端に配置して線分で結ぶという「分類学的分析が必要で，さらには，その線分上のどこかに当該事例をおいて両端からの距離で判断するという「動態学」という3つのステップを踏んでゆくことで「カズイストリ（決疑論 casuistry）」となりはじめて実効的な方法論になりうるとジョンセンは主張している[6]。

四分割法のメリットは，さまざまな角度や視点から考慮しなければならない論点と枠組を提供しているところにある。これらの分割法を使って個々の臨床上の事例において多様で複雑に絡みあっている側面と要点を整理するプロセスを通して倫理的ジレンマの構造が明らかになる。それらを土台として，当事者や医療スタッフなどがチームとして多様な立場から検討し，目の前に直面する個別具体的な事例において，最も妥当な倫理的判断を導き出そうとする際の手助けをすることに4分割法の効用があると考えられる。

### 4．物語論（ナラティヴ）アプローチ

臨床倫理の1つの方法論として，ナラティヴ・アプローチ（Narrative-Based Medicine）と呼ばれているものがある。日本においては，新潟大学の宮坂道夫教授がこのアプローチの構築と実践において有名である。宮坂教授によれば，ナラティヴ論とは，小説や演劇などを対象とする文学研究から生まれたアプローチで，人間同士の関係や相互作用やおかれている状況や背景などの「文脈」を重視する方法論であるとされる。ナラティヴとは，その人のライフヒストリー全体であり，アイデンティティの本質であると定義される。ここでは，当事者が相互の考え方を理解して解決策を模索する「対話（dialogue）」が鍵となる。すなわち，各人の価値観やおかれた立場やライフヒストリーの違

いにより，病への姿勢や意思決定の在り方は異なってくることに着目する。このアプローチでは，医療従事者と患者さんのナラティヴ（ライフヒストーリー）における病や治療についての意味づけの不調和（ズレ）とそれらを共約していく重要性に着目する。また，医療従事者間でも医師のナラティヴと看護師のナラティヴの不調和（ズレ）とそのずれを共約していく営み，さらには，患者さんのナラティヴと家族のナラティヴの不調和（ズレ）と共約への営みが着目される。対話の過程が開かれたものではなく閉鎖的になってしまうと，不適切な

表6-2　ナラティヴ・アプローチによる方針の決定

### ナラティヴ・アプローチによる方針の決定

**使用方法**
1. 患者，家族（キーパーソン），保健医療従事者のうち，検討対象とすべき当事者を選択する。
2. 以下の各点についてのナラティヴを記述する。（本人ではない立場で表現することの限界を踏まえながら，当事者との対話や注意深い観察に基づいて記述する。記入する順序は問わない。）
　1）現状の問題をどうとらえているか。
　2）望んでいること。その実現方法があれば，具体的に記入する。
　3）受け入れがたいこと。その回避方法があれば，具体的に記入する。
　4）背景にある事情や価値観を記入する。
3. それぞれのナラティヴを比較して，不調和（不一致や対立）がどこにあるかを見きわめる
4. 全体を見渡して，ナラティヴの不調和を解消する方法，対話の計画を記入する。

| | 1) 現状の問題をどうとらえているか | 2) 望んでいること，その実現方法 | 3) 受け入れがたいこと，その回避方法 | 4) 背景にある事情や価値観 |
|---|---|---|---|---|
| 患者 | | | | |
| 家族1 | | | | |
| 家族2 | | | | |
| 主治医 | | | | |
| スタッフ1 | | | | |
| スタッフ2 | | | | |
| ナラティヴの不調和を解消する方法，対話の計画 | | | | |

（宮坂道夫『医療倫理学の方法・第3版』医学医院，2016年，67頁のレイアウトを改変）

第6章 臨床倫理　*153*

意思決定に行き着いてしまう可能性があることが弱点として指摘されることがある。（参考文献③ 51-59 頁）宮坂教授は，ナラティヴ・アプローチで利用するシートを開発し，その使用方法を提示している。（表 6-2 参照）

### 5. モラル・ケース・デリバレーション

　近年，オランダ，ベルギー，スイスやデンマークなどの主にヨーロッパ北西部の臨床現場で実践されてきている Moral Case Deliberation（MCD）というアプローチも注目されてきている。このアプローチに詳しい，服部教授によれば，このアプローチは，「臨床の現場で訓練を積んだファシリテーターの最小限の仕切りの下で多職種からなる医療チームの面々が他者の考えに耳を傾け合い方法的対話を活発に回していく中で，自分達が実際に直面している臨床倫理の具体的な問題を考えぬくという方法」であり，「抽象的な原理ではなく対話の力動に基礎を置くものである」とされる。そして「専門家に頼らず多職種からなる医療チームを主体として病棟で行われ」，「悩ましいケースを医療チームがより良く理解することに重きを置くものとされる[7]。服部教授のかみ砕いた表現では，モラル・ケース・デリバレーションにおいては，自説を述べ助言するプロの倫理屋さんに頼らず，また倫理委員会のように哲学者・倫理学者・宗

#### 表 6-3　臨床倫理実践の 2 型（Porz）

| EU 北西部型 | アメリカ型 |
| --- | --- |
| 病棟内 | 会議室 |
| 担当医療者間 MCD | 専門家委員会 |
| ケースの理解が大切 | 合意形成が大切 |
| 経験・文脈を重視 | 患者の人権を重視 |
| 合理性＋想像力・感情 | 合理性と一般化 |
| | |
| ファシリテーターは | コンサルタント／エンシストは |
| 　プロセスに責任 | 　結果に責任　訴訟対策 |
| 　サポート役 | 　アドバイザー |
| 　自説は述べない | 　自説を述べ助言する |

（服部健司・伊藤隆雄（編）『医療倫理学の ABC・第 3 版』メヂカルフレンド，2015 年，166 頁）

教者・法律家も加わらず，病棟において，交通整理役に徹する進行役（ファシリテーター）は，いろいろな角度からの問いを投げかけて，参加者みんなの考えを柔らかくほぐす役目を担うことで，徹底的な話し合いが行われること（デリバレーション）を実現し，必ずしも結論を出すことにこだわらないアプローチであるとされる。（表6-3参照。参考文献② 166頁）

## 第3節　臨床倫理コンサルテーションと臨床倫理委員会

　臨床倫理は，医療現場で臨床に携わるスタッフ個々人が実践できれば望ましいが，訓練や経験も必要であり，現実には独りではなかなか難しく，臨床倫理に精通した倫理研究者が臨床の倫理問題で悩んでいる医師や看護師に対して倫理コンサルテーションを行ったり，医師・看護師・ソーシャルワーカー・臨床心理士などでチームを組んで実践している場合や，病院内に倫理委員会の組織を設置して検討が行われている。しかし，日本においてはまだかなり限定された医療機関でのみ個別の取組みがなされており，その意味で臨床倫理の実践は黎明期にあると言える。

### 1.　臨床倫理コンサルテーション[8]

　生命倫理百科事典によると，臨床倫理コンサルテーションは，専門家やエキスパートが，医療従事者に対して患者さんへのケアにおける倫理的ジレンマを同定し，分析し解決するための実践的なアドバイスを提供するなどの支援を行うものであり，米国では1960年代後半から70年代にかけて広がっていったとされている。80年代に臨床倫理コンサルタントの支援と教育のために生命倫理コンサルテーション学会が設立されている。日本では，かなり遅れて2012年に設立された臨床倫理学会が，臨床倫理アドバイザー養成の研修会を実施し，臨床倫理認定士の制度をスタートしている。臨床倫理コンサルテーションは，病院内において臨床倫理の専門家が個人でコンサルを行う場合もあれば，チームで行う場合もある。次に説明する臨床倫理委員会に比べて，緊急の案件などにおいて比較的早く対応ができる機動性の面でのメリットがあるが，個人の力量やチームの構成員の権力構造に左右されてしまうデメリットも懸念される。

## 2. 病院内臨床倫理委員会

　海外では医学の臨床研究の倫理審査委員会と医療現場の臨床倫理の問題を扱う倫理委員会は同じ委員会が担う場合も少なくない。しかし，国内の倫理委員会は，医学研究の倫理審査委員会（Institutional Review Board［IRB］)，あるいは Research Ethics Committee［REC］）とよばれているものと，臨床現場での倫理的な問題を検討する病院倫理委員会（Hospital Ethics Committee［HEC］）とよばれるものに分かれるのが一般的である。研究の倫理審査委員会は，2017 年 4 月現在で 1700 以上あるとされ，国のガイドライン（指針）や臨床研究法などの法律で委員会の構成要件や開催要件，委員に対する倫理教育等の義務化などのさまざまなルールの整備が進んでおり，認定委員会の制度など，委員会審議の質保証の取組みがなされてきている。それに対して，臨床倫理に関する倫理委員会は，極めて限定された病院のみで組織され始めてはいるが，そこで検討される事例の件数も少なく，十分機能しているとは言えない状況にある。しかし，診療における高難度の手技を伴う手術や薬剤の適用外使用の是非を検討する病院内の審査委員会は特定機能病院である大学（附属）病院を中心にここ数年，国内でも整備が進んでいる。その中に臨床倫理を扱う部門を設けているところもあるが，臨床試験を行うにあたって必ず倫理審査委員会での審議と承認を得なければならない「臨床研究」と異なり，臨床倫理の委員会を設置している機関でも，そこにあがってくるケースの数は極めて限定されており，国等による委員会の認定制度もなく，委員会の質保証がなされているとは言えないのが現状である。

　個人や現場のスタッフ間での臨床倫理コンサルテーションの場合と異なり，臨床倫理委員会での検討は，委員の日程調整などから直ぐに開催して検討するなどの対応が難しい場合がある。しかし，医療現場のスタッフのみでの判断だと，患者さんに対する主観的な思いや権力構造によって客観的で中立的な判断がしづらい場合もある。現場スタッフ以外の法律や倫理学や臨床心理などの専門家や宗教などの有識者に加わっていただくことで，多様な観点からの分析・検討を行い，現場での権力構造のために対応方針の決定にバイアスがかかることを回避できるなどのメリットもある。このように，医療現場のチームによる迅速な対話によるコンサルテーションと倫理委員会での検討にはそれぞれ長所

と短所があり，両者が機能的に役割分担をしつつ連携して，個々の事例に対応する仕組みの整備が日本の臨床現場で求められている。

## 第4節　医療情報の開示とパターナリズム
### ──医療情報を「知る権利」と「知らないでいる権利」

　1980年代に「医療のパターナリズム」という論文を発表した，アレン・ブキャナン（A. E. Buchanan）は，パターナリズムを「本人のためと称して為される場合の，ある人の行動の自由ないし，情報の自由への干渉，あるいは誤った情報を与えたり，情報を与えられまいとする人の決定を覆すことである（下線強調，引用者）と定義している[9]。医師が患者さんに対して自分の症状についてある特定の情報を与えないでほしいという要望や自ら判断したくないという決定を患者さんのためと称してみとめずに情報を強制的に与えたり，患者さん自身による決断を強いたりすることも紛れもなくパターナリズムとされているのである。医療情報の開示の是非においては，生命倫理の4原則における自律尊重の原則と仁恵の原則が対立するジレンマ構造がある。本節では以下，いくつかの具体的な事例を通して，医療における自己決定の重要性とその意味について考えてみよう。

### 1. 進行癌（予後不良の医療情報）の告知
### 1）事実の概要
　日本の最高裁判所で初めて癌の告知の事例が争われたのは1983年（昭和58年）の事案である。50歳代の看護師がお腹の痛みを感じて受診する。コンピューター断層撮影などの検査で進行性の胆のう癌の強い疑いがあった。しかし，まだ確定診断には至っていない状況で，対応した医師は患者さんの性格や家族関係，治療方針に対する家族の協力の見込みなど分からなかった。そこで，進行癌の疑いを告知した場合には，精神的打撃を与えて治療に悪影響を及ぼす恐れがあることから「胆石がひどく胆のうも変形していて早急に手術する必要がある」と虚偽の説明をして精密検査や入院を促した。ところが患者は，予定していた海外旅行をキャンセルしなかった。また家庭の事情によりという理由で

帰国後に予定していた入院を延期すると電話で看護助手に伝えた。その数ヶ月後に病状が悪化し，胆のう癌の確定診断を受けて約半年後に死亡したという事案である。

### 2）裁判所の判断

最高裁判所は，当時は，医師の間では，患者さんに対して病名を告げる場合，癌については真実と異なる病名を告げるのが一般的であったことなどを理由に遺族の損害賠償請求を認めなかった[10]。裁判所の医療現場での慣行を重視した判決の根拠に従うならば，癌の告知が一般的になってきている現在で同様のケースが起きた場合には，損害賠償を認める判決がくだされる可能性は少なくないであろう。ここでは，法技術的な論点（法解釈論）には深入りせず，医療倫理の観点から考えてみよう。皆さんは，最高裁判所の判断に賛成だろうか？

### 3）パターナリズムの観点からの情報不開示の正当化の主張

治療に協力せず海外旅行に行き入院も勝手に延期したので自業自得ではないか。裁判所も判旨において同様の趣旨のことを言っている。また，当時は癌に対する治療法も十分ではなく「癌＝死の宣告」を意味することが多く，告知後の緩和ケアやホスピス等の体制も現在のように整っていない。癌の不告知＝医療情報の不開示や事実に反する虚偽の情報の説明は，患者さんへの精神的打撃の回避と治療への悪影響に配慮した患者さん自身のためであり，医師の患者さんに対する正当化される配慮，すなわち良きパターナリズムにもとづくものといえる，とパターナリストは主張するであろう。

また，結局進行性の癌であったので，たとえ告知をして直ぐに治療を開始したとしても当時の医療水準では助かる命ではなかった可能性が強い。そうであるならば，死の宣告とでも言うべき癌を伏せておいたほうが，海外旅行を楽しむことができたであろう。どうせ死ぬ運命ならば，知らないほうが本人にとって幸せだったのではないだろうか。したがって，約束を守らず入院して治療に協力しなかったことを放置したことは問題ではない。

### 4）自己決定が重要である理由（中途半端なパターナリズムの問題性）

以上の論理に皆さんは納得するだろうか？　自律や自己決定がなぜ重要で尊重されなければならないかを十分認識している者は，次のように上述の理由を批判することが可能である。たとえ進行癌で助かる命でなかったとしても，ま

た精神的な打撃を受けようとも正確な情報を告知しておけば，あるいは入院の延期の電話を病院側にしてきた時に放置せずに説得して早く治療が開始できていれば，わずかであっても長く生きることができたかもしれない。延命が少しでもできることで，愛する家族である愛娘の結婚式に参加できたかもしれない。あるいは孫の顔を見ることができたり，孫が記憶に残る年齢に成長するまで生きていることができたかもしれない。たとえ1ヶ月であっても命が延びることによって，その本人や家族などの当事者にとっては，人生最期に家族とのイベントを共に祝える経験を増やし，家族全員にとってのかけがえのない人生の思い出を作れたかもしれない。あるいはもし告知されて，お母さんが進行癌で長く生きることができないことを家族が知っていたならば，そして，もし未婚の子どもがいたならば，結婚式の時期を早めたかもしれない。もっと言えば，本当のことを告げられて，これがお母さんとの最後の旅行となる可能性が高いということが分かっていれば，他に予定があって参加しなかった家族も調整して一緒に同行していたかもしれない。また，最後にお母さんに親孝行したいと思って贅沢をしてエコノミークラスではなくファーストクラスで行ったり，ホテルもスイートルームにしたり，料理などのプランを変えたりしていたかもしれない。

　これらはいずれも推察に過ぎないが，このような，人生の最期の時期をどのように過ごしてこの世を去っていくかということに関してのあらゆる選択肢や可能性を，誤った情報の提示＝本当の医療情報の不開示は奪ってしまうことになるのではなかろうか。つまり真実の情報開示がなされていたならば，その後のご本人のみならずご家族の自己決定や行動や判断は大きく異なっていた可能性があるのである。

　自己決定や本人による判断が重要なのは，その後の本人自身や家族の自己決定や行動に決定的な影響を与えるからに他ならない。自己決定が，情報の不開示や操作によって誤った情報に基づくものであるならば，その後のさまざまな自己決定を強く左右することになる。患者さんのためを思って情報不開示をしたりする医療従事者は，このような他人の自己決定や行動に取り返しのつかない決定的な影響を与えてしまう可能性があることに自覚的である必要がある。

　その後の別のケースで患者さんの家族に対する不治の病の不開示が争われた

2002年の最高裁判決では，次のように判旨で述べている。

「患者本人やその家族にとってのその診断結果の重大性に照らすと，当該医師は，診療契約に付随する義務として，少なくとも，患者の家族等のうち連絡が容易な者に対しては接触し，同人又は同人を介して更に接触できた家族等に対する告知の適否を検討し，告知が適当であると判断できたときには，その診断結果等を説明すべき義務を負うものと言わなければならない。なぜならば，このようにして告知を受けた家族等の側では，医師側の治療方針を理解した上で，物心両面において患者の治療を支え，また，患者の余命がより安らかで充実したものとなるように家族等としてのできる限りの手厚い配慮をすることができることになり，適宜の告知によって行われるであろうこのような家族等の協力と配慮は，患者本人にとって法的保護に値する利益であるというべきであるからである。」としている。(下線強調，引用者)[11]

本人の自己決定のみならず，本人に対する家族のケアにおいても医療情報の開示は，不可欠である点を最高裁は指摘しているのである。

## 2. 遺伝情報の開示等と医療情報のプライバシー

### 1) ヒトゲノム計画と遺伝子検査ビジネス

将来の健康状態や遺伝性疾患の発症の可能性を知ることができる遺伝子検査技術の進歩は目を見張るものがある。人のDNAの二重らせん構造が解明されてから半世紀後の2003年に，遺伝子の4つの塩基（アデニン（A），グアニン（G），チミン（T），シトシン（C））の配列を解読するヒトゲノム計画が完了する。1990年に始まったゲノム計画の途中の1997年に，米国では塩基の頭文字を取ったGATTACAというサイエンスフィクション映画が話題になった。遺伝子操作により，優れた知能と体力と外見を持った「適正者」が数多く存在する近未来において，遺伝的に劣る主人公が，事故で選手生命を絶たれた遺伝子の優れた水泳の金メダル候補だった元選手の生体ID（血液や指紋など）をDNAブローカーの仲介によって買い取り，宇宙飛行士になる夢を実現していくSF映画である。生まれたときの血液の遺伝子検査で，将来の職業などが決定されている恐ろしい社会を描いている。

ヒトゲノム計画が終了した後，人間の生命の設計図である DNA の塩基配列における一塩基多型（SNP（スニップ））という配列の変異（パターン）が，人々の遺伝病発症や乳癌などの癌の発症や，健康上の体質に関わっていることが次々と解明され始めてきている。1991 年には，特定の個人の全ての遺伝子を解析するのに 13 年間，3000 億円かかるとされていたものが，2007 年頃には数ヶ月 1 億円程度まで時間と費用が削減され，次世代シーケンサーの開発導入によって，2012 年以降は，数時間，数万円で解析ができるようになってきている。そのため，日本でもヤフーやソーシャルゲーム大手のディー・エヌ・エーの「マイコード」など，医療機関を通さない民間の検査会社によって，検査項目によっては 1 万円程度から数万円でのネット販売の遺伝子検査ビジネスが多くみられるようになってきている。

### 2）遺伝情報を知る権利：乳癌卵巣がんの遺伝子変異

　ハリウッドの大スターで映画プロデューサーでもあるアンジェリーナ・ジョリーさんは，母が卵巣癌で早逝しており，自身も乳癌と卵巣癌の発生が高くなるとされる遺伝子「BRCA1」に変異があることが分かり，2013 年に乳癌の発症予防のために両乳腺を切除する手術を受けたことが日本のマスメディアでも報道された。このように遺伝子検査により自らの将来の癌等の発症リスクを知り，事前に切除したり頻繁に若いうちから検査をするなどの予防や対策を取ることが可能になってきている。

　非医学的な目的で遺伝情報が利用され，就職や保険加入や就学などで遺伝子に基づく差別を受ける危険性があれば，それを恐れて，自らの遺伝情報を知る権利が事実上制約されることになると，予防的措置が取れず命を落とすことにもなりかねない。また，自らが発症しない潜性遺伝子[12]の変異の場合，子どもの親となるパートナーの遺伝子次第で発症する場合もある。このような場合，遺伝性疾患を子孫に伝えることを避けたいと思う人もいて，そのような人にとっては，生殖の自己決定のためにも自らの遺伝情報を知ることが保障されなければならない。その意味で，自らの究極のプライバシーとも言われる遺伝情報を「知る権利」は，最大限保障されなければならないと言える。

### 3）遺伝情報を知らないでいる権利：ハンチントン病の事例

　本書を読んでいる皆さんは，自らの将来の健康上のリスクを一定の確率で診

断することが可能である遺伝子検査をしてみたいと思うであろうか？　30歳代〜50歳代くらいまでに発症し，現代医療では治療不可能で重篤な死に至るハンチントン病という遺伝性疾患がある。両親のどちらかが発症すると，その血縁関係にある子は，50%の確率で遺伝子異常を受け継いでいる。その遺伝子を受け継いで発症する年齢まで生きていれば，ほぼ確実に発症するとされている。大学の教養や大学院の授業で毎年，この検査をしたいかと尋ねると，必ず少なからず一定数の学生は，知りたくないと回答する。仮に親が発症して50%の遺伝している可能性がある場合，確定診断の検査を受けたくないとする受講生も一定数いる。その理由としては，ハンチントン病の遺伝子変異を有していることを知っても，治療方法がないのであれば，その後の人生を発症に怯えながら生きていかなければならない精神的苦痛を背負うことになるが，それは耐えられない。また結婚や保険加入などで差別を受ける可能性もあるからとする理由が比較的多かった。このような人たちに対する自らの遺伝子情報を強制的に与えられない「知らないでいる権利」の確立とその保障が重要になってきているといえる。

　ここで，遺伝子検査をすることで癌などの命に関わる遺伝性疾患を将来発症する遺伝子変異を受け継いでいるかどうかの確定診断の情報開示と単にリスクの開示とでは，その意味と含意はかなり異なることにも注意を払う必要がある。

　遺伝性疾患の発病に関する将来のリスクを伝えることで，命にかかわる癌であれば切除したり予防的な措置をとることができるので，本人の死の危険を回避したり生涯の利益を保護したり増大したりすることができる。また，将来の健康上のリスクや健康寿命に関する情報を伝えることで，教育や職業その他において合理的な人生設計ができるようになり，ひいては本人のためになると考え，仮に本人が望まない場合でも仁恵の原理やパターナリズムによって一律に告知（情報開示）するべきであると主張することも考えられる。この場合の告知・情報提供をするべきとするパターナリズムは，どの程度正当化できるであろうか。パターナリズムにもとづく本人のためであるという理由が，本人の知らないでいる権利を上回るのは，いかなる場合なのであろうか。しかし，「知らないでいる権利」とパターナリズム・仁恵の原理の調整が求められる問いに対して，唯一の正しい答えを見出すことは難しい。なぜならば，何歳くらいま

で生きることができるのかといった平均余命，合併症の有無，どの程度重篤な疾患であるのか，あるいは将来発病した場合の QOL（生活の質）は，どの程度であるのか，その時の家族等の周りのケアサポート体制の充実度や社会の理解度といったさまざまな要素に関し，何が本人にとって幸せかどうかという判断を現在においてすることは決して容易ではなく，極端なケースを除いては，おそらくできないからである。このように，さまざまな不確定要因があるため，将来何が結果的に本人自身のために最も良いものとなるかは，誰にも分からない場合は少なくない。このことが，他ならない自身の人生を歩んでいかなければならないことになる本人自身に，遺伝情報を知るか知らないかの決定権を与える根拠があるのではなかろうか。

### 3. 胃瘻と医療情報の開示

次にとりあげる胃瘻の事例も，知らないでいる権利の重要性を示すケースである。

【事例】

日常生活に大きな健康上の問題なく過ごしている 70 歳台の男性患者さん A は，特に何かの症状があるわけではないが，健康診断で大動脈瘤が発見される。破裂すると救命はほとんど期待できず致死的である。手術をすると致命的な大動脈破裂は予防できる。しかし，高いリスクを伴う手術であり，成功しても麻痺等手術の後遺症が残る危険性が高い状態であった。本人は告知してほしくないという性格であったが，本人と 70 代の妻 B に医師より大動脈瘤の存在が告知される。

同居の妻 B は，夫の動脈瘤がいつ破裂するか心配でノイローゼ気味になっていた。家族で相談し話し合った。他県在住の医師をしている長男 C は手術をするべきとの意見だった。妻 B と成人して家族を持ち他県で生活している長女 D は，長男の意見に従い本人も手術の決意を固めた。

手術の際に血栓が脳に飛び右半身麻痺となった。麻痺が原因で誤嚥性肺炎を繰り返した。胃瘻の造設を医師に勧められたが本人は拒絶した。それから半年の間に何度か，医師である長男 C の意見に基づいて家族で説得して A は胃瘻をする決断をする。胃瘻造設したが約半年後にお亡くなり

になる。

　医療従事者が通常直面するのは，亡くなるまでの間である。しかし，亡くなった後，看病の末に夫を亡くした妻Ｂは，はじめの手術に踏み切ったことをとても後悔している。男性の娘Ｄは，家族での決断において医師である長男Ｃの見解は，医師であるという理由で反論の余地はなく家族の決断に強い影響を与えたと感じている。医師である長男Ｃは他県で勤務してほとんど看病に行けなかった。毎日父の看病をしていた母Ｂと良く看病に行った娘Ｄは，父の胃瘻に対する不満を肌で強く感じ手術や胃瘻の判断で良かったのか父が死亡してからもずっと悩み続けている。

　本人や妻にとっては，検査をしなかった方が良かったと後悔している可能性がある。動脈瘤が破裂すれば，直ぐに処置をしてもほとんど救命できない。一定の破裂のリスクがあり，急死する可能性があるという医療情報を知るということは，いつもそれに怯えながら生きていかなければならないことを意味している。ある意味，死刑確定囚人よりも精神的負担を強いられることになる。死刑囚は，毎日朝に本日死刑執行が行われることが宣告されなければ，明日まで命があるとほっとできる。しかし，破裂すると致死的な動脈瘤の場合には，いつ破裂するか分からないので，常に死と隣り合わせで生きていかなければならない。そのような状況では，難しい手術で成功しても半身不随などの重篤な後遺症が残る危険性が少なくない場合でも，手術に踏み切る決断をしてしまうことが少なくないであろう。そして半身不随になり誤嚥性肺炎を繰り返し，その度ごとに死の可能性があり苦しむことになると，胃瘻という選択肢を取らざるを得ないと思う場合も少なくないであろう。この事例では，胃瘻をして誤嚥性肺炎は防げても，結局，回復できず半年で死を迎えた。手術をして胃瘻をしなければ，それよりも早く動脈瘤が破裂して死を迎えたかもしれない。しかし，もっと長く破裂せずに生きられたかもしれない。たとえ，死の時期が同じくらいだったとしても，手術をして半身不随になり，繰り返される誤嚥性肺炎で苦しみ胃瘻等をしてQOLが大きく低下した日常生活を強いられる状態と手術をしない選択を選べたならば，あなた自身だったらどちらが良いと考えるだろうか？　最初の検査をしなかったり，動脈瘤の存在を知らず，破裂して死の瞬間

は苦しむけれども，それまでは元気に何の心配もなく，QOL が低下せずに日常生活を送ることができる選択肢の方を選べるものであれば選びたいと思う人も一定数いるのではないか。もしドラマのように時計の針を戻すことができたら，このケースの当事者たちは，検査をしないで動脈瘤の存在を知らない決断をするかもしれない。医療従事者は，未破裂動脈瘤を発見して，伝えてあげて，手術をして急死をさけることが役目で，それが倫理的に唯一正しい答えだと信じ切っていると，本人の「知らないでいる権利」を奪ってしまうことになるのである。よく，昔から歳をとってくると，いろいろと延命治療で長く苦しんで死ぬよりは，元気で死ぬ直前まで健康寿命を維持して「ぴんぴんころり」でこの世を去ることを望むと言われているが，そのような方にとっては，検査をして知らせてあげるというのは，医療者の避けなければならない余計なおせっかい＝パターナリズムになる場合もあるということを十分認識しておく必要がある。

　筆者は中学生の時に祖父を癌でなくした。当時は現在のような疼痛医療技術やホスピスも発達しておらず，また精神的なケアも十分でないので，現在とは比較はできないものであるが，祖父は末期状態のなかで最後かなり苦しみ娘である母に「こんな苦しみを経験するのであれば，もう二度と生きてきたくはない」「たとえ今回治っても，また同じような治療の苦しみを経験することになるのであれば，このまま死を迎えたい」とぼやいたということを聞いたことが今でも記憶に強く焼き付いている。

## 4.　二つの自己決定権論とパターナリズム

　カール・シュナイダー教授は，米国の患者の自己決定とインフォームド・コンセントについての論文の中で，自己決定権論者を「許容的自己決定権論者」（permissive autonomist）と「義務論的自己決定権論者」（mandatory autonomist）に区別している。「許容的自己決定権論者」は，インフォームド・コンセントを患者さんの権利としてのみ捉え，必ずしも義務とはみなさず，自己決定を拒否したり，専門家等に決定を委ねたり，決定を放棄する自己決定を認める立場をとる。それに対して「義務論的自己決定権論者」は，インフォームド・コンセントにより患者さんが自己決定することが，患者さん自身のため

に良いと考え，自己決定を拒絶したり，医者に一任する自己決定を認めない立場であるとしている。そして「義務論的自己決定権論者は，自己決定を望まない者に対しても自己決定をパターナリスティックに押し付けるべきだと主張するところに限りなく近づいている。」と指摘している。このシュナイダー教授の概念分類における許容的自己決定権論は，本人による自己決定を他者に委ねる自己決定や，将来の情報について一定程度「知らないでいる権利」を保障する必要性を示してくれているといえる。

## おわりに――まとめと展望

　本章では，医療現場で生じる倫理的ジレンマについて向き合い検討する臨床倫理について取り上げ，そこにおける主な方法論（アプローチ）を解説するとともに，臨床倫理コンサルテーションや倫理委員会の現状について説明してきた。日々の医療現場では，医師や看護師その他の医療従事者が，さまざまな臨床上の倫理的なジレンマに直面している。それらの倫理的ジレンマに気づかなく，倫理的感受性が麻痺してしまっている医療従事者は真のプロフェッショナルとは言えないであろう。臨床倫理コンサルテーションは，臨床倫理教育や研修も含むものであるが，そこにおける1つの重要な教育目的は，倫理的ジレンマに敏感な感受性を養い，倫理的ジレンマを同定する能力のみならず，倫理的ジレンマにおける医療倫理原理間の対立と調整，そして当事者間のナラティヴの不調和の構造を理解し分析するプロセス（過程）を通して，患者さんやご家族などを含む当事者にとってより妥当な方針や結論を導き出すための方法論と実践能力の養成にある。

　日本国内においては，このような臨床倫理の実践はまだ十分とは言えなく，一部の取組みに限定されている。病院内に臨床倫理コンサルタントが配置されたり，臨床倫理委員会が設置されるなど，その仕組みの基盤は少しずつではあるが構築されはじめている。しかし，医療の臨床現場で日々多く生じている倫理的問題のほとんどは，倫理コンサルタントや倫理委員会へ相談があがってこないのが現状である。看護師の離職の問題や医師の極度の超過勤務など，医療従事者の働き方改革が喫緊の課題となっている日本の医療現場の現状において

は，倫理コンサルテーションを行う余裕はなく，またそれが診療報酬に繋がることもない現状では，臨床倫理の実践がなかなか普及していかないのは当然なことなのかもしれない。これらの要因に加えて，臨床倫理の実践を阻害する要因として，医療現場の問題をあえて表沙汰にする必要はないとする意識や外部の臨床倫理の専門家などのよそ者を嫌い病院のことは病院の中だけで処理すればよいという閉鎖的体質，さらには，上意下達的な職場環境，問題意識が低くプライドが高い医療専門職の存在など，といった医療従事者の姿勢や文化を指摘する専門家もいる。（参考文献① 19 頁）

　海外のような臨床倫理の実践を行い得る組織的な基盤整備と臨床倫理コンサルタントを担える人材の養成が日本の医療現場において急務となっている。臨床倫理の感受性が高くボランティア精神が旺盛な医療従事者が担い手になり臨床倫理を実践する試みが組織的に支援され業務としても評価される仕組み作りが，臨床倫理の実践とその質保証，そして全国的な普及にとって欠かせないアジュバンドであることを最後に強調しておきたい。

（瀬戸山晃一）

〔参考文献／資料〕
①浅井篤「臨床倫理—基礎と実践」（浅井篤・高橋隆雄（編）『シリーズ生命倫理学第 13 巻　臨床倫理』丸善出版，2012 年，121 頁
②服部健司・伊東隆雄（編）『医療倫理学の ABC（第 3 版）』メヂカルフレンド，2015 年
③宮坂道夫『医療倫理学の方法：原則・ナラティヴ・手順（第 3 版）』医学書院，2016 年
④ A. ジョンセン，W. ウィンスレッド，M. シーグラー／赤林・蔵田・児玉監訳『臨床倫理学〜臨床医学における倫理的決定のための実践的なアプさローチ』第 5 版，振興医学出版社，2006 年
⑤箕岡真子／日本臨床倫理学会編集『臨床倫理入門〜ケースから学ぶ臨床倫理〜』へるす出版，2017 年
⑥石垣靖子・清水哲郎編著『臨床倫理ベーシックレッスン』日本看護協会出版会，2012 年

注）
　1）日本看護協会『看護者の倫理綱領』2003 年〈https://www.nurse.or.jp/nursing/

第 6 章　臨床倫理　*167*

practice/rinriypdf/rinri・pdf〉

2）Encyclopedia of Bioethics, 3rd edition（2004）（生命倫理百科事典，丸善出版，2006 年）

3）International Conference on Clinical Ethics & Consultation（ICCEC）〈http://www.clinical-ethics.org./〉

4）日本生命倫理学会のホームページ〈http:// ja-bioethics.jp/index.html〉
日本医学哲学倫理学会のホームページ〈http://pe-med.sakura.ne.jp/main/〉
日本臨床倫理学会のホームページ〈http://square.umin.ac.jp/j-ethics/index.htm〉
日本看護倫理学会のホームページ〈http://jnea.net/index.html〉

5）James Childress and Tom Beauchamp“Principle of Biomedical Ethics"（1978）. なお欧州型の 4 原則は，バルセロナ宣言 1998 年において示され，（1）自律（autonomy），（2）尊厳（dignity），（3）不可侵性・統合体原則（integrity），（4）脆弱性・傷つきやすさ（vulnerability）である。

6）服部健司・伊東隆雄（編）『医療倫理学の ABC（第 3 版）』（メヂカルフレンド，2015 年）163 頁。服部教授によれば，カズイストリとは，「高次の原理や倫理学理論の演繹によらずに，こみいった倫理問題をかかえた個々のケースに対して，人間的な経験と生の細部に対する理解と修辞学的推論とによって，健全な道徳的判断を下そうとする実践的方法である」とされる。臨床倫理学におけるカズイストリの可能性」（生命倫理学会『生命倫理』Vol. 21 No. 1, pp. 52-60, 2011 年）

7）服部健司「臨床倫理委員会や倫理コンサルタントとは別の仕方で」生命倫理学会『生命倫理』Vol. 27 No. 1（通巻 28 号）2017 年。

8）病院倫理委員会コンサルタント連絡会議が設立され 2015 年に第 1 回目のミーティングが開催されている。詳細は以下のホームページを参照。
〈http://www.medicalethics.med.tohoku.ac.jp/hecnetwork/index.html〉

9）A. E . Buchanan, Medical Paternalism（R. Sartorius ed., Paternalism, Univ. of Minnesota Press, 1983）.

10）最高裁平成 7 年 4 月 25 日第 3 小法廷判決（民集 49 巻 4 号 1163 頁，判時 1530 号 53 頁，判タイムズ 877 号，171 頁）。裁判所ホームページの最高裁判所の裁判例情報の検索システムでの判決要旨は以下を参照。
〈http:// w w w .courts.go.jp/search/jhsp0010?action_id=first&hanreiSrchKbn=02〉

11）最高裁平成 14 年 9 月 24 日第 3 小法廷判決（平成 10 年（オ）第 1046 号：損害賠償請求事件，判時 1803 号 28 頁，判タ 1106 号 87 頁）。

12）以前は劣性遺伝子変異と言っていたが，2017 年 9 月に日本遺伝学会が用語の表記を改定し，「劣性」遺伝は語感がより中立的な「潜性」遺伝，「優性」遺伝は，「顕性」遺伝と表記することに変更されている。

# 第7章 生命の終期をめぐる問題とホスピス運動

## はじめに——長寿社会の〈いのち〉をめぐって

　今日の医療は，病の治癒や健康だけを対象にしているのではない。脳死・臓器移植医療から生殖医療，再生医療等の分野まで，生命操作が自在になっている。要するに現代医療は〈いのち〉の存亡（生死）を包み隠さなくなっただけではなく，生と死の境をひろげ自在に駆け抜けるようになっている。

　一方21世紀に入って平均寿命は男女とも80歳を超え，100歳以上の超寿者は6万人を超えている。これは高齢者が増大したという単純な現象ではない。高度な医療化，病院化システムを基盤にした長寿社会に突入している。

　ちなみにわが国が直面している課題の1つに「2025年問題」がある。75歳以上（後期高齢者）が人口の25パーセントを超える。追いかけて「多死社会」がやってくる。2030年以降，毎年150万人程度が死亡。2040年ごろが最大になり，年間100万人レベルで人口は減少していく。自然な原因によるなだらかな平均寿命曲線（明治初年の1870年代の平均寿命は42歳，1950年代58歳）に比べると，病院死が在宅死を超えていくのが1970年代半ば。ここから病院で生まれ病院で死ぬという長寿世代の生命曲線は75歳あたりから急速に下降し，死亡者が集中していくのである。（図7-1，図7-2）

　この長寿社会の到来の視点を介護保険法の導入（2000年施行）から引き出してみよう。厚労省はわが国が長寿国に加わった際に「長生きだけがいいのではない」として，介護を必要としない時期を「健康寿命（活動的平均寿命）」と名づけ，心身ともに自立した活動状態で生存できる老年期を期待した（図7-3）。生→死へのステージに「いのちの質」を問うたのである。寝たきりや認

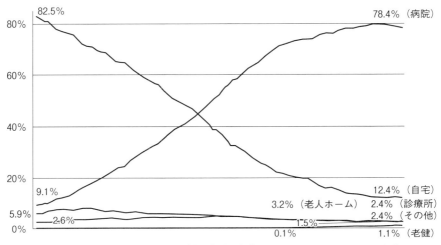

**図 7-1　年間の死亡者数の推移・将来統計**（厚生労働省「人口統計調査」）

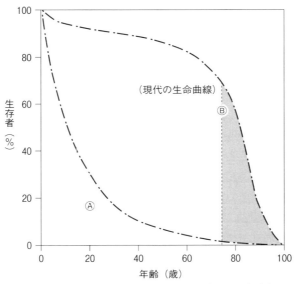

**図 7-2　2 つの型の生命曲線（シェパード老年学）**
集団 A は自然な原因による一定でランダムな死亡率を示す。
集団 B は老化の開始にともなう突然の死亡率の上昇を示している。

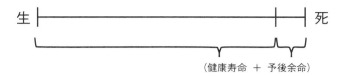

図 7-3　寿命（LENGTH OF LIFE）（筆者作成）

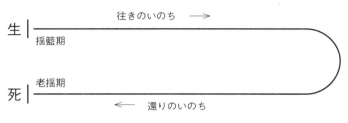

図 7-4　いのちのステージ（筆者作成）

知症等を含む予後余命をいかに少なくするかが指標になっている。

　ここからは私の視点が入る。長寿社会における予後余命は「いのちの長さ（length of life）」や「いのちの質（quality of life）」と対比すべきものではなく，もうひとつ「いのちの深さ（depth of life）」が問われなければならない。つまり，いのちの質が落ちたから介護するというのではなく〈いのち〉の存在・姿そのものを「いのちの深さ」として肯定することにある。さらにもうひとつ，いのちのステージを生物学的に「個体の生存期間」とみなすと誕生から死へは直線ではない。次世代に継ぐ〈生→殖→死〉という〈いのち〉のリズム（図7-4）にしたがっていることである。ここで「生→殖」の過程を〈往きのいのち〉，「殖→死」の過程を〈還りのいのち〉と呼んでいる。赤ん坊の見せる揺籃（ゆりかご）期のハイハイからヨチヨチ歩きと，老揺（たゆたい）期のヨタヨタ，ノロノロは対極にある。つまり誕生と死は〈いのち〉にあっては同じ位相の出来事とみなすことができる（図7-5）。

　長寿の時代の医療形態は，自ずから〈往きのいのち〉に対応した「往きの医療」がふさわしい。脳死・臓器移植法をはじめとする救命・延命治療（医療）のあり方はこの視点から導入される。その一方で，人生を折り返した〈還りのいのち〉に応えるのが「還りの医療」ということになろう。つまり，〈往きの

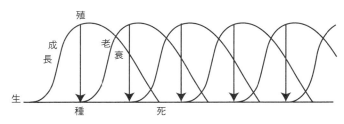

**図 7-5　いのちのリズム**（三木成夫『海・呼吸・古代形象』, 1992）

医療〉はいかに死を遠ざけるかに寄与する医療だとすれば,〈還りの医療〉は老揺期に向かい, そう遠くない時点で確実に訪れるであろう死を受け入れるステージに寄りそう終末期の医療（ケア）をさしていることになる。

　往きと還りの医療の系譜の起点をあげるとすれば 1960 年代。DNA の二重螺旋の構造を明らかにしたワトソンとクリックがノーベル賞を受け, 枯れ葉作戦をくり返したベトナム戦争の時代。〈往きの医療〉の先端を拓いたのは, 南アフリカで世界初の心臓移植が脳死者から行われたこと（患者は 18 日後に死亡）。〈還りの医療〉は, シシリー・ソンダースによるセント・クリストファー・ホスピス（ロンドン）の誕生。いずれも 1967 年のことである。さらに関連して, 世界で最初に設立されたバイオエシックスの研究所であるニューヨークのヘイスティングス・センターやエリザベス・キューブラー＝ロスの『死ぬ瞬間』の刊行はともに 1969 年である。

　以下に「往きの医療」と「還りの医療」の視点をイメージ的に対比させておきたい。〈往きの医療〉には QOL（quality of life いのちの質）が問われ,〈還

**表 2-1　往きの医療と還りの医療**

| 往きの医療 | 還りの医療 |
| --- | --- |
| 最初の心臓移植（南ア・1967） | セント・クリストファー・ホスピス（1967） |
| 「死は敗北である」 | 「死を恐れるな（メメント・モリ）」 |
| 終末期※（生命維持装置） | 平穏死※（自然死） |
| 臓器移植・生殖医療 | ホスピス　緩和ケア |
| ドナー・カード（臓器提供意思カード） | リビング・ウィル（生前の意思） |
| 安楽死 | 尊厳死 |
| Quality of Life（いのちの質） | Depth of Life（いのちの深さ） |

りの医療〉には DOL（depth of life いのちの深さ）への癒しが求められる。とはいえ，確かなことはどちらも〈死〉を手放さないでいること。この認識が大事である。

## 第1節　医療社会の死をめぐって

### 1. 終末期，終末期医療

「終末期」あるいは「終末期医療」は〈往きのいのち〉に対応したものである。
　日本救急医学会は，治療中止の判断が必要になる時期を「終末期」としている。「医療の継続にもかかわらず，死が間近に迫っている状況」を指しているが，その判断は主治医と主治医以外の複数の医師により，客観的になされる必要があるとして，次の4つの場合を終末期としている。
　①脳死と診断された場合
　②生命が人工的な装置に依存し，生命維持に必須な臓器の機能不全が不可逆的な場合
　③他の治療法がなく数時間ないし数日以内に死亡することが予測される場合
　④回復不能な病気の末期であることが，積極的な治療の開始後に判明した場合
　要するに治療中止の判断が必要になったときが「終末期」ということになる。このとき患者は死の過程に導かれ，蘇生の道も断たれた状態になる。
　「終末期」とは延命・救命医療が極めつくした結果として出現したいのちのステージである。この段階での治療行為についてアメリカでは「医学的無益（medical futility）」ということばで語られている本を読んだことがある。医師の倫理から推し量ってみると，回復の望みがない患者に，医学的に無益な延命治療を続けることは「非倫理的である」という指摘であった。「終末期」とは，病院化，医療社会で生まれたライフステージである。
　わが国では2006年，富山県の射水市民病院で末期がん患者の人工呼吸器が取り外されたことが引き金になり，国や関連学会などで議論が加速し，相次いで指針ができたが，2015年には「終末期医療」は「人生の最終段階における医療」に改められ，患者本人の意思を尊重し，医師らから適切な情報提供や説

明に基づいた話し合いを重視することを原則とした。そして家族の領解が得られると，死の受け止めの準備，すなわち治療を中止する方法を選択することになる。

①人工呼吸器，ペースメーカー，人工心肺などを中止または取り外す

②人工透析などの治療を行わない

③昇圧剤の投与など呼吸や循環管理の方法を変更する

④水分や栄養の補給を制限するか中止する

ただし薬物の過剰投与や筋弛緩剤投与などの医療行為により死期を早めることは行わない。いうまでもないが救命の可能性があるかぎりは終末期と定義しない。

## 2. ドナー・カードとリビング・ウィル

インフォームド・コンセント（informed consent）とは，患者が医師から診断結果と治療方針について，わかりやすい説明を受け理解し納得したうえで「治療方針の選択，同意（あるいは拒否）する」ということである。わが国の患者の権利運動，バイオエシックス運動の起点ともなった概念であった[1]。

だが，わが国では旧来のパターナリズム（paternalism 温情主義）が背景にあったため，「説明と同意」（日本医師会 1988 年）として流布されていった経緯がある。主語は医師であり治療法について患者に説明し同意を求める趣旨であった。誤解をさけるため，その後は訳語を定めずインフォームド・コンセントで定着（1993 年）した。その患者の権利は終末期医療，緩和ケアやホスピス運動を支えるものであり，死（いのち）の受容という観点からも問われるのは当人の意思である。

ドナー・カード（donor card 臓器提供意思表示カード）。不慮の事故死，突然死の場合が想定された死後の臓器提供に関する事前の指定書である。これはあくまで延命したいと考え臓器移植に期待している患者に，臓器（いのち）の提供というかたちで「往きの医療」に貢献する意思を伝えたものである。

リビング・ウィル（living will）は尊厳死の宣言，生前遺言書。終末期を還りのいのちの受けとめの意思表明である。たとえば「わたしの病状が現在の医学では不治の状態であり，すでに死期が迫っていると診断されたとき，わたし

第7章　生命の終期をめぐる問題とホスピス運動　*175*

は死を引き延ばすための延命措置はお断りします」「心肺蘇生や単なる延命治療を希望しません」等，〈いのち〉の自然性を全うしたい，自然死に近い死に方を選びたいという願いにほかならない。

## 3.　医療社会の自然死

　厚生労働省の人口動態統計から「死因別死亡率の推移」を追いかけていくとすぐ分かることがある。年々増加している死亡者は150万人に達するところまできているが，三大死因とされた悪性新生物（がん），心疾患，脳血管疾患に，近年は肺炎が加わってきている。これも長寿，高齢者の増大に見合った特徴である。

　ところで死亡診断書の作成（出生証明書も）は医師の特権事項である。死亡診断書には死因欄があり，次のような死因が12番まで並んでいる。

　1.　病死及び自然死　2.　交通事故　3.　転倒・転落　4.　溺水　5.　煙・火災及び火焔による傷害　6.　窒息　7.　中毒　8.　その他の外因死　9.　自殺　10.他殺　11.　その他及び不詳の外因　12.　不詳の死。

　死因は病気とはかぎらない。蜂に刺されて死ぬこともあれば，心疾患の患者が階段から足を踏み外して死ぬこともあるが，医師はこのどれかに○印をつける（認定する）。葬儀・埋葬には不可欠の書式であり"死亡診断書士"とでも呼ぶべき公的な権限をもっている。死因は多彩だが，原死因選択のルールが徹底されており，診断マニュアルには「死亡の原因欄には疾患の終末期状態としての心不全，呼吸不全等は記載しないように」とある。死は医療社会で受けとめられるのが自然とされている。

　特別養護老人ホームの常勤配置医師石飛幸三氏は，高齢者の死亡は大半が寿命であり老衰であり，病死とはいいがたいと次のように述べている（『「平穏死」のすすめ』）。

　「病気は何らかの理由でからだが故障した状態であり，その故障を治すのが医療行為だが，老衰は故障ではなく，機械に寿命が来た状態。高齢者は老衰で死ぬことも多いが，医者の多くは老衰という病態に戸惑う。死因として何らかの病名をつける必要を感じてしまう。そうしないと治療したことにならないから」。

「多くの医師は自然死の姿がどのようなものか知る機会がない。こう言う私自身，病院で働いていた（※血管外科医として）40年以上の間，自然死がどんなものか知らなかった。いまの医学教育では，病態にどう対応するか，病気を治すことばかり教え込まれ，医学は死については学ばない。死は排除される」。

## 4. 老揺期の尊厳

### 1）平穏死

医師の役割はいのちを救うこと。臨床医にとって，患者の死は敗北だ。しかし石飛幸三医師は，医療社会における高齢者の自然死をあえて「平穏死」と名づけて肯定的に受けとめようとしている[2]。

死には三つの型がある。一つは心筋梗塞や動脈瘤の破裂などで死は突然にやってくる突然死。二つには，いつ死ぬか，その過程がある程度判る死。がん死の場合は「いつ頃幕を引くのか」おおよそ判る。そして三つ目が「なかなか来ない死」。老化にともなう脳梗塞やアルツハイマー病などによる障害，認知症の人や寝たきり，胃ろうに頼っている人の姿が対象になる。しかし，ここではQOLは問えない。この姿こそ老揺期のいのちの深さであり，平穏死への過程だという。

「高齢者の老衰は生物学的に寿命がきて，静かに幕引をしたいとおもっているからだであり，〈死への準備をしている体〉であること。だから，これは病気ではない。天寿を全うしようとしている体です。ここで最期の時を決めるのは医療ではありません。人間が決めてはいけません。まさに時の流れに身をまかせるべきです」

——食べられなくなってからの姿について。

「喉の渇きや空腹を訴える方に出会ったことがありません。何も体に入っていないのにおしっこがでます。自分のからだの中を整理整頓しているかのようです。ある人はこれを氷が溶けて水になっていくのと同じで，からだが死になじんでいく過程だと言います。だから苦痛がないんです」

——平穏死は尊厳死？

「尊厳死というのは本人の意思の主体性を重んじる概念ですが，平穏死は穏やかな，自然な，いうなれば神の意志による死という概念のものです。そもそ

第7章　生命の終期をめぐる問題とホスピス運動　*177*

も老衰は自然であり，神の意志ですから，結局わたしには胃ろうを『しない』ことが不作為の殺人になるとはとうてい思えない。むしろ『する』ことの方が神の意志，平穏死を阻害するとおもうのです」

　平穏死とは，長寿・医療社会にあって自然死の道筋がつけられていることばである。

## 第2節　終末期ケアとホスピス運動

　〈還りのいのち〉をどう支え，受けとめるか。ここで終末期ケア，わが国の表現にしたがえば看取り見送る過程に〈ホスピス〉という通路が見えてくるだろう。

　ホスピス（hospice）という言葉はラテン語のホスピティウム（hospitium）からきている。中世のヨーロッパで巡礼の途中で疲れたり病気になったりした旅人に対して当時の修道院が食事と一夜の宿を提供して親切にもてなした宿泊施設に由来している。

　語源をたどると「客・異邦人（敵）」を意味しているホスペス（hospes）がある。この言葉から派生したホスト，ホステス，ホテル，ホステル，ホスピタル などがある。hos- のつく言葉に共通する概念として「歓待，親切に人々をもてなす」という意味のホスピタリィティ hospitality がある。もてなすに際してどんな条件もつけないということ。看護・介護の心であるとともに親和力のあることばである。

　ホスピスの系譜を概略しながら，今日の医療社会，長寿社会でのミッションを引き出してみる。

### 1. 近代ホスピスの誕生

　近代ホスピスの誕生は19世紀のアイルランド。ひろく知られるジャガイモ大飢饉（1845 ～ 1849）は飢餓や貧民収容所の伝染病等で100万人に及ぶ死者を出した。この時期，行き倒れの人や死にゆく人に慰安を与えるために，小さな〈ホーム〉と呼ぶ安息の場を提供してきたアイルランド愛の姉妹会（Irish Sisters of Charity 1815）の創立者マザー・メアリー・エイケンヘッド（Mary

Aikenhead 1787 ～ 1858）の修道会活動が近代ホスピスの起点とされる。エイ
ケンヘッド没後の 1879 年，アイルランド愛の姉妹会によって世界初のホスピ
ス「Our Lady's Hospice　聖母ホスピス」がダブリン郊外に誕生した[3]。

　設立当時の新聞記事に「ホスピスという言葉が選ばれたのは，hospital（病院），
asylum（保護収容所）あるいは refuge（隠れ家），retreat（避難所）などとは
異なり，緊急の必要性と限られた滞在期間という〈ホーム〉の特徴を備えてい
る」とある[3]。

　また，「ホスピスという言葉は中世の海に臨んだ都市の光景を思い描かせ，
ホスピスという名称にはだれにでも門戸を開き，惜しみなく援助を与え不安な
精神を和らげ，体力をつける場を思い起こさせるものだ」と共感をもって受け
入れられた。エイケンヘッドが，近代ホスピスの母と呼ばれるゆえんである。
その後の 200 年の歩みには“5 人”のバトンリレー（表 7-1）がある。ちなみ
にマザー・テレサ（1910-1997）もまた，アイルランドのロレット修道会から

## 表 7-1　近代ホスピスの 200 年　その思想と使命の系譜

マザー・エイケンヘッド（1787-1858　アイルランド）
　　（近代ホスピスの母）
　　路上で苦しむ病者や死にゆく人をホームのなかで受けとめていくこと

　　フローレンス・ナイチンゲール（1820-1910　イギリス）
　　（近代看護の誕生）
　　看護とは病気や傷害を予防するのにもっとも望ましい条件に生命をおくこと

　　シシリー・ソンダース（1918-2005　イギリス）
　　（近代ホスピスの確立）
　　死にゆく人へ医療看護を導入し，ホスピスケアを確立した

　　エリザベス・キューブラー＝ロス（1920-2004　スイス）
　　（死の過程の諸段階脱）
　　人は死に直面したとき，もっともその人らしい姿でいきる

マザー・テレサ（1910-1997　旧ユーゴスラビア）
　　（死を待つ人の家）
　　病んでいる人のすがたや，飢えている人のうちにイエスをみる愛の深さ

修練女としてインドに向かい「死を待つ人の家」を創設している。

## 2. シシリー・ソンダース —— 1967 年，セント・クリストファー・ホスピス

　今日のホスピス運動は，1967 年にセント・クリストファー・ホスピスを設立したシシリー・ソンダース（Cicely Saunders/1918-2005）の足跡とともにある。

　ソンダースの第一歩はアイルランド愛の姉妹会が 1905 年にロンドンの下町で始めたセント・ジョゼフ・ホスピスでの実習体験と研究成果によるものだった。

　ソンダースは当初看護婦として医療の世界に入り，その後ソーシャルワーカーとして勤めた際に，がんの痛みに苦しむ末期患者のポーランド系ユダヤ人（デヴィット・タスマ）との恋を経験する。この愛を契機にあらためて医学を志し1957 年 39 歳のときに医師免許を取得，肉体の痛みのコントロール，とりわけ麻薬・モルヒネによる治療研究に取り組み，その成果を末期がん患者に対するケアプログラムとして導入した。

　ソンダースの最大の功績は，死にゆく人に対して医療看護の通路をひらいたこと。つまり，終末期の医療化（緩和ケア）を導きながら，同時に脱病棟，脱病院化の試みとしてホスピスケアを確立したことである[4]。

　セント・クリストファー・ホスピスが掲げた「ホスピスケアの原則」がある。

①患者を一人の人間（total person）として扱う

②苦しみを和らげる（symptom control）

③不適当な治療（inappropriate treatment）を避ける

④家族のケア死別の悲しみへのサポート（grief care）

⑤チームワーク（teamwork）

　これらを十分に機能させる指針として「患者と共にある（Be there）」という考え方がつらぬかれ，入院患者に対してだけでなく，患者家族へのサポート，在宅ケアや老人ケアに際しても一貫していた。

## 3. エリザベス・キューブラー=ロス——死とその過程について

シシリー・ソンダースとは立場の異なる視点からホスピス運動に貢献した人に精神科医エリザベス・キューブラー＝ロス（Elisabeth Kübler-Ross）がいる。

ロスは末期がん患者200人余のインタビューをもとに死にゆく人の心の葛藤を『死ぬ瞬間—死とその過程について』（*On Death and Dying*, 1969年）として発表した[5]。

医師にがんの告知を受けると患者はどのような心理過程にはいっていくのか。

　　第1段階　否認（私にかぎってそんなことはない）

　　第2段階　怒り（なぜ私なのだ）

　　第3段階　取り引き（私なのですね。でも…）

　　第4段階　抑うつ（準備的悲嘆／そうだ，わたしは死ぬのだ）

　　第5段階　受容（終わりはもうすぐ…。これでいいのです）

ロスは患者の死にゆく過程，いのちの明け渡しに際しての心情の吐露に耳を傾けそして共感することをケアの核心においた。還りのいのちが受けとめていく過程（否認・怒り・取り引き・抑うつ・受容）には，自然感情（恐怖・怒り・嫉妬・悲哀・愛）の回復と解放が大きな力になること。つまり，人はターミナル期を自然感情を解き放つことでもう一度，自身の〈いのち〉を生きなおすことができる。ホスピスケアは，患者の心理と希望（生への執着）を分かち合うことであった。

ソンダースのホスピスケアがQOLにあったとすれば，ロスの場合はDOL（Depth of Life），看取りにおけるいのちの深さ・尊厳に寄り添うことだった。言い換えるとソンダースの医療倫理（QOL）とロスの生命倫理（DOL）が融合したところで今日のホスピス運動の基盤は整ったのである。

## 4. 人権運動としてのホスピス—— 1980年，第1回ホスピス国際会議

セント・クリストファー・ホスピスが誕生して13年目の1980年，16か国から68名が参加した初のホスピス国際会議をホスピス運動第2期のスタートと見ることができる[6]。

5日間の会議でとりあげられたテーマは，

　　①ホスピスの思想

②ひとつの生き方としてのホスピス

③死期を迎えるための哲学

④今日の痛みの概念

⑤死にゆく患者の症状の緩和

⑥運動神経系疾患に対するホスピスケア

⑦世界に広がるホスピス運動

⑧ホスピスの成果，失敗，そして未来。

　対象はがんの終末期にかぎらない，⑥運動神経系疾患へのアプローチがある。ALS（筋萎縮性側索硬化症）を含む長期療養者に対してセント・クリストファー・ホスピスでは病床の少なくとも10％を開放，その100例の事例研究も公表している。

　もうひとつ特記すべきは，アメリカ代表が「…精神病者が死に至る病にかかった場合に，ホスピスの恩恵を受ける権利」として〈人権としてのホスピス〉を掲げ，次のような「患者の権利」を明示していたことである。

　・安全でおもいやりがあり，しかも丁寧なケアを受ける権利

　・患者が希望するなら，診断・治療・予後に関し，それらがはっきり断定できる限りにおいて，十分な情報が与えられる権利

　・情報を得た上で，診察・治療・薬物に関する承諾，あるいは拒否することができるよう十分な教えを受ける権利

　・実験段階の薬や診断手続きを含む調査研究に患者としての協力を承諾するか，拒否するか，その決断を適切に下せるよう十分な情報を与えられる権利

　・患者が自分の希望にそった形で精神的な支えや慰めを求める権利

　ホスピス運動の基点に，患者という立場とその権利がはじめて加わった。ホスピスは「してもらう」「してあげる」という関係から「患者―看護師―医師」が人として同じ場所に立つこと。ホスピスは「患者―家族―医療者」がファーストネームで呼び合える，平等意識である。

　岡村昭彦の名著『ホスピスへの遠い道』はこの論点に立脚して21世紀の看護への通路を見いだし，ホスピス部門ができた国立精神病院（セント・エリザベス病院）の「死の床にある精神病患者のケア」「患者の権利と責任」宣言を全訳し紹介している。

## 5. 緩和ケア── 1990 年，WHO による医療制度の確立

「ホスピス」は国際会議 10 年後の 1990 年，WHO（世界保健機関）によって「緩和ケア（palliative care）」という医療概念として定着し，次のように規範化されてむかえられた。

「緩和ケアとは，治癒を目的とした治療が有効でなくなった患者に対する積極的な全人的ケアである。痛みやその他の症状のコントロール，精神的，社会的，そして霊的問題の解決が最も重要な課題になる。緩和ケア目標は，患者とその家族にとってできる限り可能な最高の QOL を実現することである。末期だけでなく，もっと早い病期の患者に対しても治療と同時に適用すべき点がある。」

この指針はかつてセント・クリストファー・ホスピスが掲げてきたホスピスケアの原則，とくに「患者を一人の人間（total person）として扱う」というプログラムをほぼ満たすかたちになっている。

・生きることのためだけではなく，死の過程に敬意をはらうこと
・死を早めたり，死を遅らせたりすることに手を貸さないこと
・身体の痛みのコントロールと同時に痛み以外のつらい症状のコントロールをすること
・心の不安のケア，霊的なケアも行うこと
・患者に死が訪れるまで積極的に生きていけるように支援の態勢をつくること
・家族に対しては患者が病気で苦しんでいるときだけでなく，患者が亡くなった後の苦しみにも支援をすること

この規定は 21 世紀に入ると「緩和ケアとは，生命を脅かす疾患による問題に直面している患者とその家族に対して，疾患の早期より痛み，その他身体的，心理社会的問題，スピリチュアルな問題に関して早期に発見し，的確な評価を行い，予防したり，緩和したりすることで，患者や家族の QOL を改善するためのアプローチである。……」（2002）と改訂されて「生命を脅かす疾患」ということばで末期にとらわれることなく，早い段階からのケアが導入されるようになった。

ホスピスの理念とその役割はこのように緩和ケアという医療概念として定着

し，往きの医療（生還のための CURE）と同等に扱われるようになった。

## 第3節　日本のホスピス運動

　セント・クリストファー・ホスピス（1967 年設立）が，わが国に紹介されたのは 1977 年。新聞見出しは「天国への安息所・英国の『死を看とる』専門病院」（朝日新聞 7 月 13 日夕刊）。ここからの流れを概略すれば，およそ次の 3 期に分けることができる。

　**第 1 期**：わが国のホスピス誕生の契機は 1980 年にロンドンで開催された第 1 回世界ホスピス会議（会期 5 日間・16 カ国 68 人参加）に精神科医・柏木哲夫氏，チャプレン・斎藤武氏がオブザーバーとし参加。そして翌年の 1981 年に聖隷三方原ホスピス，1984 年の淀川キリスト教病院ホスピスが誕生。ここからホスピスは揺籃期に入った。

　**第 2 期**：1990 年 WHO の指針にしたがって，ホスピスは緩和医療，緩和ケア病（がんとエイズに限定）として医療保険制度に繰り込まれ，終末期医療（ターミナルケア）として認知されることになった。この時期，外科医からホスピス医に転進した山崎章郎医師の『病院で死ぬということ』（1990）はベストセラーとなり，映画化され末期患者へのケアという視点からホスピスは市民権を手にした。日本ホスピス・在宅ケア研究会の発足は 1992 年。

　**第 3 期**：21 世紀，長寿社会の到来と重ねてみることができる。介護保険法の施行（2000 年）に始まり，がん医療の均てん化を重視したがん対策基本法（2007 年）をベースに，在宅療養支援診療の強化，地域包括ケアシステムといった大きな福祉体制が整備されるなかで各地にホスピスの裾野はひろがってきたようにみえる。これらの流れを以下に整理しながら 21 世紀の道標を探しておきたい。

### 1.　ホスピス草創期──安楽死・尊厳死そしてホスピス

　セント・クリストファー・ホスピスがわが国に紹介されたときの新聞の見出しは「天国への安息所・英国の『死を看とる』専門病院」（1977 年）。この年，日本死の臨床研究会が発足したが，わが国にホスピス誕生の契機は 1980 年ホ

スピス国際会議にオブザーバーとして参加した二人（聖隷ホスピスの準備室チャプレンの斎藤保と淀川キリスト教病院・精神神経科部長の柏木哲夫）の力によっており，1981年（聖隷ホスピス・浜松），1984年（淀川キリスト教病院ホスピス・大阪）に誕生した。

セント・クリストファー・ホスピスの詳細な紹介があったのは1976年。脳神経外科医の翻訳書の『死を選ぶ権利』に「安楽死」「臓器移植」と並んだ章立てのひとつとして「ホスピス・解決の始まり」があった。翻訳者は安楽死協会（後に尊厳死協会）の創設者太田典礼である。医療者の多くがホスピスを末期がん患者の隔離病棟という程度の認識にとどまっていた当時[7]，ホスピスが安楽死・尊厳死と併記されてわが国に導かれていたことは，バイオエシックスの観点からも興味深い。

ホスピス運動への大きな転機は1990年。1つは前述したWHOの指針にしたがって緩和医療が認定されたことである。厚生省は「主として末期の悪性腫瘍患者または後天性免疫不全症候群（がんとエイズ）に罹患している患者の緩和ケアを行う病棟」として認定した。当初の規準は①看護師が入院患者1.5人に1人以上の割合で勤務すること。②夜間にはさらに複数が配置され，緩和ケアを担当する医師が常勤していること。④当該病棟面積が患者1人につき30平方メートル以上あり，病室床面積も一人につき8平方メートル以上あること。⑤患者家族の控室や患者専用の台所・談話室などを備えること等の基準をクリアしたものを緩和ケア病棟（palliative care unit）として認定。同時に保険診療の対象となり入院料を設定することになった。

もう1つは前述の外科医山崎章郎の著書『病院で死ぬということ』が話題を呼んでベストセラーになり映画にもなったこと。一般病棟でのがん末期の臨床事例を通して，「病院は死にゆく人の力にはなれない」ことが医師の苦悩としても率直に語られたことである。

「患者を看取ることも医師の仕事ではないのか」「医療は死にゆく人の力になれないのか」「死にゆく患者を家にかえせないのか」。その後間もなくして山崎医師は外科医からホスピス医に転身した[8]。

2000年に介護保険法が施行され，わが国は一気に高齢化，長寿社会に入った。その一方で3人に1人ががん疾患になるといった時代をむかえた。がん対策基

本法が施行（2007年）され，日本列島のがん医療の均てん化は一挙にすすんだ。がん予防及び早期発見とあわせて，治療の当初から，抗がん剤治療の終了前後からの症状コントロール（精神症状もふくむ）が可能になった。

## 2. 市民ホスピスへの道——長寿社会の地域の試み

　冒頭でふれたように，21世紀に入って地域社会の基盤が弱体化し，地域医療の見直しと高齢化に伴う介護の見直しが急務となった。ここから「医療と介護の連携」とか，「地域包括ケアシステム」というネットワーク構想が各地で展開している。とくに〈還りのいのち〉の受けとめ，すなわち老揺期・終末期のケアは「病院・施設から地域・在宅へ」という大きな政策転換の渦中で問い直されたのが行政の施設システムである。地域生活の基盤にそったインフォーマルな支え方に着目した「互助」を市民運動の基盤にするという試みである。たとえば，認知症になったら即施設へといったフォーマルな福祉サービスを考えるのではなく，まず地域の「互助・共助」支援の道を拓くという試みである。

　たとえば，「宅老所よりあい」活動（福岡市）。ここには認知症高齢者を（治療や訓練の対象でなく）日常生活を変えないかたちで迎え，地域社会の一員としてボランティアも関わって「ぼけてもいいよ」という無条件の受けとめの日々がある。通ってよし，泊まってよし，住みついてもよし。その先に自然なかたちの看取り，在宅ホスピスがある[9]。

　ホームホスピス「かあさんの家」。これまでの医療機関による緩和医療の系列からはなれたホームホスピス＝在宅ホスピスという視点から導かれた看取りの家。とはいえ既存の民家を借り受けての「自宅ではない在宅ホスピス」。ホームホスピスは，病いや障碍があっても最期までその人らしく暮らせる「家」として2004年，宮崎市に誕生し，その後九州から関西，関東，東北へと広がって2017年には40箇所にまで広がっている[10]。

## 3. ホームホスピス——看取りの文化を継承する「家」

　全国ホームホスピス協会（会長・市原美穂）の設立基盤となった『ホームホスピス「かあさんの家」のつくりかた』の理念は，地域共同体が崩壊していくなかで老揺期を「一人暮らしからとも暮らしへ」そして「暮らしの中で逝く」

こと。地域の看取り文化に根ざしたインフォーマルなホスピス運動である。その構想は，まず，既存の住まいを借りるところから始まる。

<u>住まい</u>　既存住宅，空き家を活用する。地域住民に馴染みの環境であること。
・以前は診療所があった家を改装したもの（神戸なごみの里・雲雀丘）
・田園地帯で敷地内に納屋がある典型的な農家の家屋（熊本市・われもこう）
・広い敷地に約300㎡の畑のある古民家（福岡県久留米市・たんがくの家）

<u>暮らし</u>　一軒あたり5人の小規模であること。
・ともに暮らす住人同士のつながりができること。
・本人の希望を支え，本人のもてる力に働きかけること。
・家族の意思を尊重すること。

<u>看取り</u>　生活の延長戦上にある自然死の尊重。家族の看取りを支える。
・家族の出入りが自由で，泊まることもできる。
・エンゼルケアを一緒に行う

<u>連携</u>　地域の社会資源を利用し，様々な職種と連携していること。
・ケアプランには，フォーマル，インフォーマルが混在する。
・かかりつけ医と訪問看護サービスが導入されていること。
・家族もチームの一員であり，家族の力を奪わないようにすること。

<u>地域づくり</u>　地域住民との連携，日頃からコミュニケーションをはかる
・地域の「看取り文化」の継承とコミュニティ医の再生をめざす
・実習生や研修生をの受け入れとボランティア活動

ホームホスピスはかたくなに定員5人をゆずらない。5人の入居者にスタッフヘルパー5人，日中2人，夜間は1人の24時間交替制にボランティアが加わり入居者の日々を支えている。

「かあさんの家」は高齢者や重篤な病いをもつ人が住む「家」を育て，支えること。これは，マザー・エイケンヘッドがかつて描いた「静かで小さなホーム」「安息の場」を市民自らの手でたぐり寄せた，小さいが新たなリゾーム（根茎）運動のひとつである。

（米沢　慧）

注）

1. 木村利人　岡村昭彦『講演録・バイオエシックス』岡村ゼミナール 1984 年
2. 石飛幸三『「平穏死」のすすめ』講談社文庫　2013 年
3. ジュナール・S・ブレイク／細野容子監訳『ホスピスの母　マザー・エイケンヘッド』春秋社　2014 年
4. シャーリー・ドゥブレイ／若林一美他訳『シシリー・ソンダース　ホスピス運動の創始者』日本看護協会出版会　1989 年
5. エリザベス・キューブラー＝ロス／鈴木昌訳『死ぬ瞬間─死とその過程について』中公文庫，2001 年
6. シシリー・ソンダース他／岡村昭彦監訳『ホスピス─その理念と運動』雲母書房，2006 年
7. M. D. ハイフェッツ＆ C. マンゲル／大田典礼・和田敏明訳『死を選ぶ権利』金沢文庫，1976 年
8. 山崎章郎『ここが僕たちのホスピス』東京書籍，1995 年
9. 米沢慧『いのちの受けとめるかたち』木星舎，2016 年
10. 市原美穂『ホームホスピス「かあさんの家のつくり方』木星舎，2014 年

〔**参考文献，引用文献**〕
米沢慧『往きのいのち　還りのいのち』ボーダーインク，2000 年
岡村昭彦『定本・ホスピスへの遠い道』春秋社，1999 年
山崎章郎・米沢慧『ホスピス宣言─ホスピスで生きるということ』春秋社，2000 年
米沢慧『ホスピスという力 - 死のケアとはなにか』日本医療企画・2002 年
米沢慧『自然死への道』朝日新書，2011 年
二ノ坂保喜・山崎章郎・米沢慧『市民ホスピスへの道』春秋社，2015 年
厚生労働省「年間の死亡者数の推移・将来推計」（人口統計調査）
J. シェパード著／柴田博他訳『シェパード老年学』大修館，2005 年
三木成夫『海・呼吸・古代形象』うぶすな書院，1992 年

## 第8章　先端医療の現状と課題

### 第1節　移植医療とは

　移植医療とは疾病や事故によって臓器や組織が機能障害に陥った場合に，他人（臓器提供者）から採取した臓器や組織を用いて治療を行うものである。臓器あるいは組織提供者をドナー，臓器あるいは組織移植を受ける患者をレシピエントと言う。移植医療は現代においては，臓器不全患者に対する唯一の根治治療であり，患者の QOL を著しく改善する。例えば，腎不全の患者は血液あるいは腹膜透析という治療法があるが，これらの血液浄化能力は腎臓に比べ劣る上に，腎臓が持っている骨代謝あるいは造血に関する機能は代行できない。肝不全患者に対しては，人工肝臓は未だ開発されておらず，血液透析および high flow 持続血液濾過透析により一時的な延命は可能であるが，これらの治療法は肝移植までの橋渡しに過ぎない。また，重症心不全例に対しては，補助人工心臓の体内あるいは体外への設置が行われるが，完全埋め込み型でも体外バッテリなどへの接続が必要であり，さらに血栓塞栓症のリスクが皆無なわけではない。あくまで補助人工心臓は心臓移植待機中の橋渡しである。

　現在行われている移植医療には，大別して臓器と組織の移植がある。後述する臓器の移植に関する法律（臓器移植法）では，臓器とは人の心臓，肺，肝臓，腎臓，その他厚生労働省令で定める内臓及び眼球をいう。組織移植に関しては，未だ法律は整備されていないため，本章では主に臓器移植に関して概説する。

　移植はその種類により，自家移植，同種移植，異種移植に大別される。自家移植は主に造血幹細胞移植あるいは皮膚移植（植皮）で行われる方法である。異種移植とは，ある種（動物など）の個体を別の種の個体に移植する方法であ

り，いわゆる臓器移植は同種移植に分類される。臓器移植のうち，心臓・肺・肝臓・小腸はもともとある臓器の一部あるいはすべてを取り除き，そこに新たな臓器が移植される（同所性移植）。一方，腎臓と膵臓はもともとある臓器はそのままで別の場所（主に骨盤内）に臓器が移植される（異所性移植）。

　また，臓器移植は，ドナーの状態により，大きく「脳死下臓器提供」，「心停止下臓器提供」，「生体臓器提供」に大別される。

　脳死下臓器提供は，脳死と診断された個体（脳死ドナー）から臓器を摘出するものである。わが国では，心臓・肺・肝臓・小腸では脳死下臓器提供後に摘出された臓器のみが移植に使用される。心停止下臓器提供は個体の心臓停止を待って，臓器を摘出するもので，腎臓・膵臓・角膜では心停止後臓器提供下の摘出でも移植可能である。後述するが，肺・肝臓でも心停止後の臓器を移植に使用する試みが欧米を中心に広がっている。

　脳死下あるいは心停止下臓器移植を希望する患者は，日本臓器移植ネットワークに登録された後に順位化され，移植の機会まで待機することになる。脳死ドナーが出現した際のレシピエント選択の優先順位は，心臓・肺・肝臓・小腸は緊急度と血液型，膵臓は血液型・登録期間・HLA，腎臓は血液型と地域・登録期間・HLA である（表8-1）。この中でも心臓と肺は胸部に囲まれており，物理的に体格が大きなドナーの臓器（心臓・肺）はレシピエントに移植することができない。つまり，心臓あるいは肺移植を待っている小児は体格が同程度

表8-1　レシピエントの選択

| 臓器 | 優先項目 | 選択項目 |
| --- | --- | --- |
| 心臓 | 緊急度 | 血液型，大きさ |
| 肺 | 緊急度 | 血液型，大きさ |
| 肝臓 | 緊急度 | 血液型 |
| 膵臓 | 登録期間 | 血液型，HLA |
| 腎臓 | 地域／登録期間 | 血液型，HLA |
| 小腸 | 緊急度 | 血液型 |

の小児ドナーからしか臓器をもらえない。また，多臓器移植に関する枠組みも設定されていない。これが，臓器移植法施行後も小児患者が渡航移植を行わざるを得ない理由である。

　生体臓器提供とは，患者の近親者（生体ドナー）の自発的な意思により提供された臓器の一部を移植に用いるものであり，一般的には肺・肝臓・腎臓の移植が行われている。生体肺移植では，2人の近親者から左右いずれかの肺の一部（下葉）を摘出し，患者の両側の肺を摘出後に同所性に移植する。生体肝移植では，1人の近親者から肝臓の一部（右葉・左葉あるいは外側区域）を摘出し，患者の肝臓を摘出後に同所性に移植する。乳児あるいは幼児では主に外側区域が，就学後の小児・小さな成人では主に左葉が，成人では主に右葉が用いられる。韓国では，2人の近親者から左葉あるいは右葉を摘出し，1人の患者に移植する dual graft 肝移植が多数例で行われている。わが国でも数例に行われたが，倫理的な問題などから広く普及はしなかった。生体腎移植では，1人の近親者から左右いずれかの腎を摘出し，患者の骨盤内に異所性に移植する。主に血液あるいは腹膜透析施行中の患者に対して行われるが，最近では preemptive（透析に至っていない腎不全）での移植も行われている。

　移植医療は前述したごとく，臓器不全に陥った臓器を正常な臓器と入れ替える医療であるが，一臓器の不全が他の臓器不全を起こすことがある。例えば，1型糖尿病は膵臓移植の適応であるが，経過中に慢性腎不全から血液あるいは腹膜透析に至ることが多い。このような症例には膵腎同時移植が行われる。同様に慢性肝不全で肝腎症候群という病態から透析に至る腎不全を合併する症例では，肝腎同時移植が行われる。心機能低下を伴う原発性肺高血圧症などでは，心肺同時移植が行われる。欧米では，慢性肝不全から肺高血圧症さらに右心不全に至った症例に対しての心肺肝同時移植例，短腸症候群（小腸が主に先天的な原因により切除され短くなった状態）による肝不全例に対する肝小腸同時移植・多臓器同時移植例も報告されているが，わが国では心肺同時，肝腎同時，膵腎同時移植を除き，その他の同時移植の枠組みは未だ確立していない。

　生命には直結しないが，QOLが著しく損なわれた患者に対する組織・臓器移植が欧米では行われている。例えば，熱傷・外傷などにより顔面の皮膚が広範に損傷した患者に対する顔面移植，外傷などにより四肢欠損した患者に対す

る四肢移植，先天的な子宮形成不全患者に対する子宮移植などの成功例が報告
されている。2015年スウェーデンの施設から子宮移植した患者の出産成功例
が報告された。わが国では，これらの新しい組織・臓器移植は提供者の問題な
ど解決すべき課題が多く未だ行われていないが，子宮移植に対しては生体提供
を中心に準備が進められている。

　臓器移植の歴史は，免疫抑制剤の歴史と言っても過言ではない（表8-2）。他
人の臓器が体内に入った場合，正常の免疫力を持った患者であれば，これを排
除しようとする。これが，拒絶反応と呼ばれているものである。1978年カル
シニューリン阻害剤であるシクロスポリンの臨床応用後，臓器移植の生存率は
飛躍的に改善した。1984年同じくカルシニューリン阻害剤であるタクロリム
スがわが国の筑波山の土壌細菌から分離された。臓器移植後は，この拒絶反応
を予防するために生涯にわたって免疫抑制剤を内服する必要がある。移植臓器

表8-2　臓器移植と免疫抑制剤の歴史

| 臓器移植 | | 免疫抑制剤 | |
|---|---|---|---|
| 1902 | イヌの自家腎臓移植実験 | | |
| 1954 | 一卵性双生児からの生体腎移植 | | 一卵性双生児 |
| 1956 | 国内初の腎移植（新潟大） | | 放射線照射 |
| 1963 | 世界初の死体肝移植 | 1960 | プレドニゾロン |
| 1964 | 国内初の死体肝移植（千葉大） | 1961 | アザチオプリンをイヌに使用 |
| 1967 | 世界初の膵移植 | 1966 | 抗リンパ球グロブリン |
| 1967 | 世界初の心移植 | 1970 | シクロスポリン発見 |
| 1968 | 国内初の心移植（札幌医大） | 1972 | シクロスポリン免疫抑制効果確認 |
| 1978 | 死体腎移植へのシクロスポリン使用 | 1978 | シクロスポリン初の臨床応用 |
| 1978 | 肝移植へのシクロスポリン使用 | 1983 | サンディミュン，スイスで発売 |
| 1980 | 心移植へのシクロスポリン使用 | 1984 | タクロリムス発見 |
| 1984 | 国内初の膵腎同時移植（筑波大） | 1986 | サンディミュン日本で発売 |
| 1989 | 国内初の生体部分肝移植（島根医大） | | |
| 1992 | 世界初の異種肝移植 | 1993 | プログラフ日本で発売 |
| 1996 | 国内初の生体小腸移植 | | |
| 1997 | 臓器移植法が施行（10月16日） | | |
| 1998 | 国内初の生体部分肺移植 | | |

第 8 章　先端医療の現状と課題　　*193*

ごとに若干の違いはあるが，カルシニューリン阻害剤，ステロイドホルモン，
代謝拮抗薬，mTOR 阻害剤の組み合わせが用いられる。

## 第 2 節　わが国における移植医療の現状

　臓器移植は既に技術的に確立された医療であり，先進諸外国では，日常診療
の 1 つとして定着した医療である。移植医療のうち死体（脳死下あるいは心停
止下）からの臓器移植については「臓器の移植に関する法律（臓器移植法）」
が定められ，本法に基づき心臓，肺，肝臓，腎臓，膵臓，小腸，眼球の移植が
施行されている。わが国では，1997 年に上記，「臓器移植法」が施行され，脳
死下臓器提供が可能となったが，脳死判定を受ける条件や年齢制限の厳しさか
ら脳死下臓器提供は極めて少ない状態であった。「臓器移植は世界中で何十万
人という人々の命を救うこと事になった 20 世紀における医学的奇跡の一つで
ある。（中略）世界的臓器不足を防ぐために各国が臓器不全を防止する努力を
すると同時に，自国内での臓器供給を増やす努力をしなければならない。（中略）
死体ドナーによる臓器移植を開始あるいは拡大する努力は，生体ドナーの負担
を最小化するために不可欠である。死体ドナーによる臓器移植の発展を阻害す
るような障壁，誤解，不振の解決に取り組むには，教育プログラムの実施が有
用である」。2008 年国際移植学会が中心となって採択された，イスタンブール
宣言からの抜粋である。臓器売買・移植ツーリズムの禁止，自国での臓器移植
の推進，生体ドナーの保護を提言したこのイスタンブール宣言とそこで明示さ
れた臓器移植をめぐる環境整備への国際的な要請が臓器移植法の改正に影響を
及ぼした。この結果，2010 年改正臓器移植法が施行された。表 8-3 に臓器移植
法と改正臓器移植法の違いを示す。主な改正点は，親族への優先提供，本人の
意思が不明確でも家族の書面同意での提供，また 15 歳未満の小児からの脳死
下臓器提供が可能となった。これに伴い，臓器移植法附則 5 に「虐待を受けた
児童が死亡した場合に当該児童から臓器が提供されることのないよう」と被虐
待児への対応（虐待を受けて死亡した児童から臓器を提供されることがないよ
う適切に対応）も明記された。一方，成人においては臓器移植法第七条に「脳
死者が検視その他の犯罪捜査に関する手続きが行われるときは，当該手続きが

表8-3 臓器移植法

| 要点 | 改正前 | 改正後 |
|---|---|---|
| 施行日 | 1997年10月16日 | 2010年7月17日 |
| 親族への優先提供 | 認めない | 認める |
| 生前の書面による臓器提供への同意 | 必要 | 不要<br>家族の同意のみで提供可<br>本人が書面により提供を拒否していれば，提供不可能 |
| 15歳未満 | 提供不可 | 提供可能 |
| 意思表示方法 | ドナーカード | ドナーカード，運転免許証，保険証，マイナンバカード，インターネットでの登録 |
| 被虐待児への対応 | | 虐待を受けて死亡した児童から臓器が提供されることがないよう適切に対応 |
| 国及び地方自治体による啓発 | | 移植医療に関する啓発及び知識の普及に必要な視察を講ずる |

終了した後でなければ，当該死体から臓器を摘出してはならない」と記載されている。適切な検視が行われた後には，臓器の摘出は可能であるが（交通事故での死亡が明らかな場合，提供に至る事例はある），その死亡が犯罪によるところが明らかな場合には司法解剖が必要である。司法解剖は心停止後に行われるため，この際の臓器提供は不可能である。また，第十七条の二に「国及び地方公共団体は，国民があらゆる機会を通じて移植医療に対する理解を深めることができるよう，移植術に使用されるための臓器を死亡した後に提供する意思の有無を運転免許証及び医療保険の被保険者証等に記載することができることとする等，移植医療に関する啓発及び知識の普及に必要な施策を講ずるものとする」とあるが，現状では啓発活動の方法・熱意で地方公共団体に温度差がある。

わが国における 2016 年の脳死ドナーからの年間臓器提供件数は 64 例で，1997 年以降 2016 年 12 月末までに延べ 423 例の脳死下臓器提供及び 1910 例の脳死下臓器移植が施行された（1 人のドナーで複数の臓器移植が可能）。わが国における，脳死下臓器提供数は人口 100 万人あたり 0.06 件（平均 7.7 件／年，旧移植法）から 0.42 件（平均 50.5 件／年，改正移植法）へと増加はしているものの，欧米における脳死下臓器提供数（人口 100 万人あたり 30-35 件）には遠く及ばない。このため臓器不全で生命の危機にある患者は生体移植や渡航移植を余儀なくされ，他国に頼るわが国の姿勢は世界的に批判を受けてきた。

　一方，心停止下の臓器提供の歴史はより長く，わが国では，温阻血に比較的強いとされる腎臓と角膜を中心に心停止下の臓器提供が行われてきた。心停止後の臓器提供は脳死を経る必要はなく，手術室を持つ医療施設であれば可能であるが，その認知度は低く，現在の「臓器提供＝脳死」という国民の理解もあいまって，わが国での心停止下臓器提供は激減している。わが国における心停止下臓器提供は，脳死となり得る状態を経て，計画的に生命維持装置による治療を終了し，心停止を待って臓器提供に至ることが多く，諸外国で施行されているように臓器保護対策を継続しつつドナーチームの到着を待ち臓器を摘出する方法とは異なっている。わが国で 1997 年以降に行われた心停止下腎臓提供は 1397 例にも上り，改正法施行前までは年間 60 ～ 100 例程度と臓器提供の大多数を占めてきたが，2010 年の改正法施行以降激減し，2016 年の心停止下提供数は 32 例に留まった。その結果，改正法施行後に脳死ドナーは増加しているものの，心停止ドナーが減少した分，臓器提供の全体数が減少するという奇妙な現象が起き，特に腎臓移植において，移植希望患者の待機期間が延長し問題視されている。移植先進国である欧米諸国においてもドナー不足は深刻な問題である。

　角膜移植における眼球提供に関する啓発活動や調査は，日本アイバンク協会と全国の都道府県にある 54 のアイバンクとの連携により進められている。心停止後角膜提供者数は，1997 年以降，1000 人前後でほぼ横ばい状態であり，恒常的にドナー角膜不足の状態である。特に，2015 年の角膜提供者数は 857 人と 1997 年以降最も少ない提供者数であり，ドナー角膜不足が解消される傾向は見られない。近年，従来の角膜全層をすべて置換する方法から，必要な部

分のみを移植する、より低侵襲な新しい角膜移植の術式（いわゆる角膜パーツ移植）が開発され、世界的に普及しつつある。このことにより、角膜移植の成績が向上するとともに、より軽度な患者へ角膜移植の適応が拡大しており、これまでにも増して、ドナー角膜の需要が増している。一方、世界的にも米国、スリランカ以外の国ではドナー角膜が圧倒的に不足していることが報告されている。

　臓器提供不足は経済的及び国際的問題ともなりうることから、わが国において国民的議論を喚起すべき重要な課題である。例えば、平成28年度のわが国の医療費は、41.3兆円である。内訳は49%が保険料、39%が税金による補填、12%が患者負担である。つまり、約16兆円の税金が医療費に使用されている。血液あるいは腹膜透析に要する費用は患者1人あたり年間約600万円である。現在、約32万人の患者が透析を受けている。つまり、透析に必要な医療費は年間約2兆円で、全医療費の5%を占めている。さらに透析が必要な患者は毎年1万人ずつ増加すると試算されており、人工透析に必要な医療費は毎年600億円ずつ増加していく。一方、臓器移植は高額な医療という印象があるが、腎移植の医療費は初年度が1人あたり約400万円、2年目以降は約150万円の医療費である。透析医療と移植医療、どちらが高額な医療かは明らかであろう。

## 第3節　臓器移植法と脳死下臓器提供に関する諸問題

　わが国では、年間7万人が脳死を経て心停止に至っていると概算されている。一方、脳死下臓器提供は増加しているとはいえ、年間100例に満たない。この差はどこに起因するのであろうか。

　わが国における脳死下臓器提供施設には、以下の条件が設けられている。1.臓器摘出の場を提供する等のために必要な体制が確保されており、当該施設全体について、脳死した者の身体からの臓器摘出を行うことに関して合意が得られていること。なお、その際、施設内の倫理委員会等の委員会で臓器提供に関して承認が行われていること。　2.　適正な脳死判定を行う体制があること。3.救急医療等の関連分野において、高度の医療を行う施設であること（いわゆる5類型施設、表8-4）。上記いずれかの条件を満たす施設は全国に865施設あるが、

第 8 章 先端医療の現状と課題 *197*

### 表 8-4 脳死下臓器提供可能施設

○大学病院
○日本救急医学会指導医指定施設
○日本脳神経外科学会基幹施設または研修施設
○救命救急センター
○日本小児総合医療医療施設協議会の会員施設

臓器提供の体制が整っており，さらに公表を承諾した施設数は全国で 391 施設に過ぎない。また上記条件を満たさない施設で脳死症例が発生し，ご家族が臓器提供を希望された場合でも，臓器提供を行うためだけに患者を上記施設に搬送し，臓器摘出を行うことは認められていない。

脳死ドナーの生前臓器提供意思表示が不明の場合，医療者側から臓器提供の説明をし（オプション提示），ご家族の同意が得られれば，臓器提供は可能である。つまり，オプション提示により臓器提供は増加すると予想されるが，わが国では提供施設及び職員にオプション提示は義務化されていない。

脳死判定は脳神経外科医，神経内科医，救急医，麻酔・蘇生科・集中治療医または小児科医であって，それぞれの学会専門医または学会認定医の資格を持ち，かつ脳死判定に関して豊富な経験を有し，しかも臓器移植にかかわらない医師が 2 名以上で行う。臓器提供施設においては，脳死判定を行う者について，あらかじめ倫理委員会等の委員会において選定を行うとともに，選定された者の氏名，診療科目，専門医等の資格，経験年数等について，その情報の開示を求められた場合には，提示できるようにする。脳死判定医の条件が厳しいため，脳死判定医 2 名のうち，1 名は非常勤でも可能と条件が緩和された。それでも，臓器提供施設における脳死判定医の負担は甚大である。

米国では，政府組織である CMS（Center for Medicare and Medicaid）の通達で，CMS から診療報酬を得る全ての病院は全ての死亡と死亡が差し迫った状態を OPO（Organ Procurement Organization）に報告しなければならない。報告を怠った場合，CMS からの診療報酬の支払いが停止される。これは，保険診療が不可能となることを意味している。施設に勤務する職員はオプション提示のトレーニングを受けることとされている。韓国でも全例報告制度が取り

入れられ，脳死下臓器提供は著しく増加している。また，米国では脳死判定後の脳死患者の管理は OPO が行うなど，提供施設の主治医負担軽減も講じられている。また，臓器摘出手術をドナーが発生した病院ではなく，OPO が所有する臓器摘出専用の施設・手術室で行う取り組みが始まっている。

「○○ちゃん，心臓移植手術の募金達成，渡米へ」。「○○君に心臓移植を。救う会が募金呼び掛け」。時に新聞紙上でこのような記事を目にする。これらが，美談か否かと問われれば，美談であるだろう。もちろん，移植が必要な病気で悩む患者さんには移植を受けて元気で帰ってきてほしいと思う。しかし，ここで大事なことが議論されずに忘れられている。日本人の子供 1 人が米国で移植手術を受けた場合，移植の待機登録をしている米国人の子供が 1 人移植のチャンスを失う。臓器によっては，亡くなってしまうことになる。日本人が米国での移植を希望することで，米国における脳死患者の数が増えるわけではないからである。日本人のために自ら進んで脳死になる米国人はいない。臓器移植数が多い米国といえども，臓器不足は同様で，亡くなっていく子供が年間何十人もいる。大きな駅前などで，渡航移植のために募金をしている様子を時に目にするが，これらの人たちが継続して臓器提供意思表示の啓発活動をしている姿を目にすることは皆無である。また，高校生あるいは大学生に渡航移植の新聞記事を読み，どう思うかと尋ねると，医療が遅れた日本から医療が進んだ米国などに行くのはしょうがない，といった寂しい答えが返ってくる。手前味噌だが，わが国における各臓器の移植後生存率は世界一である。これには術前あるいは術後に移植医療に携わる様々な職種の人たちの献身的努力があることを忘れないでほしい。

募金の反対語は寄付である。寄付を英語で言うと donation，臓器提供は英語で organ donation。つまり，英語圏の人たちは，人生の最後に臓器を寄付する，といったニュアンスで organ donation を捉えている。ちなみに，提供は「金品／技能などを相手に役立ててもらうために差し出すこと」，「広告主がスポンサーとなって番組を視聴者に公開すること」で，寄付と提供は似ているようで，日本語のニュアンスが微妙に違う。なぜか，最初に organ donation を臓器提供と翻訳してしまったことが，今に至るボタンの掛け違いの始まりではないだろうか。

臓器移植・臓器提供には 4 つの権利がある。提供する権利，提供しない権利，移植を受ける権利，受けない権利である。何人もこの権利を強要することも否定することもできない。日本臓器移植ネットワークが 10 代から 60 代の男女 1000 人を対象に，2012 年に行った「臓器提供の意思表示に関する意識調査」によると，意思表示をしている，あるいは意思表示をしてみたいと答えた人の割合は全体の 41%。この中の 60.7% は「脳死後でも心停止後でも臓器提供をしても良い」と答えている。つまり，単純計算で 1000 人中 249 人（4 人に 1 人）は，「脳死後でも心停止後でも臓器提供しても良い」と考えている。われわれ医師は，「臓器提供の意思表示」をしている患者さんがいた場合，その意思を尊重し，力を尽くすべきである。臓器提供及び移植医療への知識不足から来る意図的な不作為は避け，医療人として患者さんあるいはご家族の「臓器提供をしたい」という権利は尊重しなければならない。個人的に移植に嫌悪感を持つ医療関係者はいるであろう。しかし，オプション提示を意図的に行わず，ご家族の提供する権利を無視してはならないのである。手術すれば根治する可能性がある疾患の患者に対して，手術が個人的に嫌いな医師が，手術なんかしない方が良いと勧め根治が得られず死に至り，訴訟になった場合，確実に訴訟に負けるであろう。自分の好悪にかかわらず，目の前の患者さん及びご家族に事実を淡々と伝えるのが，職業人としてのあるべき姿と考える。臓器提供により，脳死の患者が蘇生することはないが，国内のどこか，目前にはいない臓器移植を待っている患者さんが何人も救われること，医療人としてそれら患者さんの存在を常に念頭におく必要がある。

## 第 4 節　今後の課題：医療者の教育・社会への啓発活動

脳死とは呼吸を司る脳の部分を含めた全ての脳が不可逆的に障害された状態であり，人工呼吸器に装着し強制的に換気しなければ，数分のうちに脳死患者の心臓は停止する。全脳死に至った脳死患者は，約半数は 2 ～ 3 日後，70 ～ 80% は 1 週間で心停止に至る。つまり，脳死とは発達した医療の下で心臓が止まるまでの短期間あたかも生きているように見える状態である。恐らく，医療関係者も含めて，医学の正しい知識を習得する前にマスメディアなどから事実

と異なる情報を得てしまい，正しい知識の習得が妨げられている。スウェーデンなど欧州の国の中には，脳死状態の家族に臓器提供の意思がなければ，患者の人工呼吸器は外され，それで治療は終了とする国もある。集中治療室で人工呼吸管理をするだけで，わが国では毎日10万円以上の医療費が必要である。家族からできるだけのことをと希望されれば，さらに高額の薬剤などが使用されている。前述のごとく，わが国の医療費は年間40兆円を超えている。今後少子高齢化を迎える中で，増加の一途を辿ると予想される医療費の配分をどうするのか，税金からの補填には限界があり，国民皆保険制度の崩壊を招く前に，国民皆で議論しなければならない。

　臓器提供施設に勤務する医師を含めた医療関係者への啓発活動が，潜在的脳死患者家族への働きかけを増加させ，結果として，脳死下臓器提供増加につながることが知られている。前述のごとく，臓器提供施設に勤務する医療関係者は，臓器提供希望の申し出に対して対応する責任があることを啓発する必要がある。地域社会への啓発活動としては，若い世代を中心に理想的には学校生活などで，脳死は不可逆的な死であること，重症心不全・呼吸不全・肝不全など脳死下臓器提供によってのみ救える患者がいることなど，正確な医学知識の教育・啓発活動が必要である。しかし現状では，いのちをテーマにした授業は，中学高校の教職員に拒否感があり，特別授業などを申し出ても常に断られている。生物は遅かれ早かれ必ず死を迎えるのであり，これを正確に伝えることが若い世代の心理に悪影響を及ぼすとは考えにくい。行政の介入による改善が必要な問題と考える。市民にアンケートをとると，マスメディアを用いた啓発も効果的とする答えも多いが，未だに「脳死宣告から復活」など事実と異なる記事がマスメディアにより（意図的ではないにしろ）流されているのが現状である。

　2013年わが国で初めて6歳未満の児童からの脳死下臓器提供が行われた。公表されたご両親のコメントから抜粋する。「息子が誰かのからだの一部となって，長く生きてくれるのではないかと。そして，このようなことを成しとげる息子を誇りに思っています。私たちのとった行動がみなさまに正しく理解され，息子のことを長く記憶にとどめていただけるなら幸いです。そして，どうか皆様，私たち家族が普段通りの生活を送れるよう，そっと見守っていただき

たくお願い申し上げます。」

　このコメントに2つの問題が内在している。1つは，ご両親のとった行動（お子さんの臓器提供）を正しく理解せず騒ぐ群衆の存在。ご家族が普段通りの生活が送れないのではないかと心配しなければならない，そっと見守らない群衆の存在。前述したが，臓器提供する権利は誰も侵害することはできず，法に定められた中で行った行為に対する批判があってはならない。6歳未満の臓器提供を決断されたご家族は誰かの身体の中でお子さんの臓器だけでも長生きして欲しいと希望されている。このドナーの腎臓は60歳台の患者さんに移植された。一方，心臓・肝臓はそれぞれ10歳台の患者さんに移植された。腎臓移植は平均待機期間が15年以上に及び，気持ちはわからないでもないが，ドナーのご家族のお気持ちを組んだ臓器分配のルール設定が必要であろう。最近，腎臓移植においても18歳未満の腎臓は18歳未満のレシピエントに優先的に斡旋できるようルールが改定された。

　カトリックは，ローマ教皇庁の諮問機関である科学アカデミーが1985年に脳死を人の死と結論し，臓器移植は「愛の行為」とした。ローマ法王，故ヨハネ・パウロ2世は1990年に「死後に自分の臓器を提供する行為は，キリスト教的な美しい愛の表現である。カトリック信者は積極的に臓器遺贈に協力すべきだ」と語っている。このためか，カトリック教徒が多いスペインなどではpresumed consent（推定同意，臓器提供拒否の意思表示がなければ，臓器摘出可能）による臓器提供同意方法が行われている。わが国で，そのままの形で受け入れが可能か否か議論を尽くすべきであるが，意思表示法のpresumed consentへの変更を可能とする臓器移植法の改訂は臓器提供数の著明な増加に寄与すると考えられる。

　潜在的脳死患者に対する実際の提供者数の増加対策として，病院内臓器提供に至るプロセスを分析，臓器提供に至らなかった原因を明確にすることが必要である。また，医療の質評価指標への臓器提供に至る体制評価の導入，わが国の全ての臓器提供施設が同質の臓器提供を達成できるシステムの構築が求められる。また，オプション呈示数（率）を臨床研修病院及び専門医修練施設の要件にするなどの対策を講じる必要がある。臓器提供の提案・意思表示を行いやすい状況を作り得るために移植コーディネーター育成は重要である。潜在的ド

ナーの脳死宣告前に移植コーディネーターが家族への説明に介入した場合は，臓器提供の承諾を得られる割合が多いとされている。育成プログラムによる移植コーディネーターの質的および量的充実が必要である。

　脳死下臓器提供が増加しない最大の原因は，潜在的ドナーが発生しても顕在化せず，脳死下臓器提供のオプション提示がなされないことにあると考える。したがって，諸外国で既に実施されているように，潜在的ドナーの全例報告制度も検討の余地がある。しかし，現状では現場の負担増加につながるのみであり，何らかの経済的な補助が必要である。

　潜在的ドナーが発生した際の相談窓口として，院内コーディネーターの存在が必須である。臓器提供施設に病床数など規模に応じた院内コーディネーターを適正人数配置し，それに対し保険点数の付与を行うことを明文化する。

　主治医の負担軽減のためには，脳死下臓器提供の承諾が得られた後は，臓器移植ネットワークから派遣された専門職などが全身管理を行うのが望ましい。米国では，脳死判定後の脳死患者の管理はOPOが行い，主治医は関与する必要がないといった提供施設の主治医負担軽減が講じられている。現状では，提供施設の主治医は，提供後に多量の書類を記載し，提出する必要がある。この作業は明らかに主治医及び提供施設の精神的・肉体的負担となっており，書類の簡素化あるいは専門職による書類作製を可能にすべきである。

　脳死下臓器提供に関しては，20万円の脳死臓器提供管理料に加え，各臓器の採取術に対し診療報酬（心臓627,200円，肺632,000円，肝臓867,000円など）が算定されている。潜在的ドナーの報告後，脳死下臓器提供に至らない場合も，全身管理や脳死判定などについて管理料を設定することが望ましいと考える。

　表8-1に示すごとく，現在，心・肺・肝・膵・小腸移植のさいのレシピエントの選択には，脳死下臓器提供と移植施設の地域性については規定が無い。例えば北海道で脳死下臓器提供があっても，その臓器が九州地方で移植されること，あるいはその逆の場合もあり，冷保存時間延長（ドナー体内で各臓器の血流遮断後，氷で冷やした臓器保存液から，レシピエントに移植されるために臓器が取り出されるまでの時間）の一因にもなっている。冷保存時間延長は移植成績の低下につながっているとの研究成果も報告されている。脳死下臓器提供を行った地域（関東地方や関西地方など）の移植施設に優先的にその臓器を配

分すれば，冷保存時間の短縮による臓器移植の成績向上，各地域における脳死
下臓器提供の啓発活性化などにつながると考えられる。このリージョナル制（ド
ナー発生地域のレシピエントに優先的に臓器が移植されること）の導入には，
医療の公平性にかけるという考えもあれば，臓器提供が少ない地域・施設に臓
器が配分されているという悪平等の改善につながるという考えもある。米国は，
国土が広いため，超緊急で移植が必要な一部の疾患を除外し，各臓器でリージ
ョナル制度が取り入れられている。

　多くの病院において患者の入院時に脳死下臓器提供に対する意思は確認され
ておらず，潜在的ドナーになった後に，家族に意思確認がなされている。この
意思確認が，直前まで治療を行っていた主治医には困難との声をよく聞く。改
善策の一つが院内コーディネーターの設置であるが，事務的にすべての入院患
者に脳死下臓器提供に対する意思を事前に確認すると，潜在的ドナーへの対応
が円滑に進むと考えられる。全患者の入院時に，本人または家族に対し，入院
中に脳死となった場合の臓器提供の意思を書面で確認する，あるいは免許証や
保険証などでの意思表示の有無をあくまで事務的に確認する。現在は脳死下臓
器提供施設の多くで電子カルテが導入されているので，カルテの決められた場
所に明示することで，全職員による臓器提供の意思確認が可能である。

　前述のごとく，5類型病院以外での脳死下臓器提供及び5類型病院への臓器
提供を目的とした患者の搬送は認められていない。5類型病院から脳死下臓器
提供認定施設の範囲を拡大する努力，提供施設への搬送の許可，将来的には米
国のように臓器移植ネットワークが運営する臓器提出施設の建設も議論する必
要がある。

　15歳以上では，臓器提供の意思表示が可能であり，成人と同様に臓器提供
啓発を行う施作を講じる必要がある。現状のように生体移植あるいは渡航移植
に頼るのではなく，小児脳死下臓器移植登録患者数の増加を図る必要がある。
肝臓では分割肝移植（一つの臓器を二人に）を推進するための条件整備も進め
られている。小児脳死下臓器移植の更なる発展のためには解決すべき問題は多
い。18歳未満の小児から脳死下臓器提供を行うためには，虐待を除外する必
要がある。虐待例の除外は提供施設において大変困難な作業である。「虐待が
行われていた・行われていた疑い」という表現では，過去の虐待歴をどこまで，

どの程度の精度で調査するかの明示はない。臓器移植法における児童虐待の診断定義は，どこに依存しているのか，医学的診断のみでよいのか，刑事診断なのか，社会診断なのか，も明らかにされていない。提供施設から関連機関（児童相談所，警察等）への情報照会と速やかな回答システムの（特に週末における）公的体制，虐待診断・除外判断支援のための専門家による公的診断支援チームなどが必要であろう。小児死亡の全例報告に向けた第三者機関の設置の必要性が最近提唱されているが，まだ動きは見られない。小児死亡の詳細かつ真の原因を解析することは，小児死亡の予防，ひいては小児死亡の可能性を最大限低下させることにつながり，また小児虐待を除外する方策を確立することにつながると考えられる。

心停止下臓器提供の増加に向けた対策も急務である。脳幹反射が消失しておらず脳死とは判定されない場合でも，心停止後に臓器提供を行うことができることを，一般市民のみならず医療従事者，特に救急医療に携わる医療従事者に周知する必要がある。そのような状況での臓器提供を実行するためには，心停止の前に担当医などによるドナーカードの所持確認と家族へ臓器提供のオプションを提示する必要がある。救急医療現場における担当医がまず動かなければ心停止ドナーは増加しないため，啓発活動は極めて重要である。欧州の一部の国では，救急搬送されたものの蘇生不成功例や来院時心停止例に対して，家族からの同意を得るのと同時に，ドナーの適格基準を満たす場合は，臓器摘出を前提に臓器の温阻血防止のための処置を行っている。具体的には，大腿動静脈にカニュレーションを行い膜型体外循環に接続，さらに施設によっては，胸腔・腹腔にドレーンを留置し，冷却した組織保護液を注入することで温阻血進行の抑制に努めている。死亡確認の後も，上述の臓器保護対策を継続しつつ可及的早急に臓器を摘出して移植に使用している。わが国では脳死下臓器提供しか行われていない肺や肝臓でも移植前に体外灌流装置を用いてその機能を再評価し，使用可能となることがある。このような臓器保護技術の進歩により，近年では来院時心停止ドナーからの腎移植の成績は，脳死ドナーとほぼ同等と報告されている。わが国でもドナー不足解消につながる対策の1つであると考えるが，それには救急医療の従事者とのすり合わせが必要となる。

（吉住朋晴）

〔**参考資料**〕

日本学術会議「2017 年提言　わが国における臓器移植の体制整備と再生医療の推進」
〈http://www.scj.go.jp/ja/info/kohyo/pdf/kohyo-23-t252-3.pdf〉

吉開俊一『移植医療　臓器提供の真実』文芸社 , 2013 年

臓器の移植に関する法律の運用に関する指針（ガイドライン）http://www.mhlw.
go.jp/bunya/kenkou/zouki_ishoku/hourei.html〉

日本臓器移植ネットワーク 〈https://www.jotnw.or.jp〉

Brännström M. et al. *Livebirth after uterus transplantation*. Lancet. 2015; 385: 607-616.

吉住朋晴「Essay Organ donation について」*Medical Tribune*, 2016 年 6 月 12 日号

# 終章　バイオエシックスの継承と発展

## 第1節　医療専門家に求められる資質

　医療社会学の観点から，現代専門職における議論は，1933年，カール＝サンダースとウィルソンに始まる。専門家の特質は，以下の4つ，1. 長期訓練によって磨かれる専門的技術（specialized techniques），2. 特別な責任感情（a special feeling of responsibility：その表現形態としての倫理綱領）の存在，およびこの技術と倫理綱領の維持・統制，3. 結社（association）の形成，および利潤追求型ではない，4. 謝礼あるいは給与形態をとる固定報酬制（a fixed remuneration）とされ，この中で最も重要なのは，専門的技術の獲得と倫理綱領である。

　1970年代に入り，専門職論は，タルコット・パーゾンズの「病人役割（Sick role）」すなわち，病人の問題解決行動が自己治療から解決されているとしながらも，その問題解決行動が他者との相談から構成されており，その他者との相談は，専門家との公的な診察に限定されているとした。つまり，最も明確な相談者役割である専門職一般，とりわけ「医師の役割」が追及された。

　特に，米国では，医療専門職は，専門職の原型であった。医師が仕事を遂行する上で，医師以外の多様な職種は，専門職意識（professionalism）の特質との関係を追及された。これらの職種の中で，最大の関心が向けられてきたのは，看護職であった。

　エリオット・フリードソンは，かなり以前より，看護職は，米国における医療の内部や医療を取り巻くほかの職業と同じく，将来専門職となることを目指している職種であると指摘していた。

「専門職」の最良の定義は，何かという点をめぐって，非常に多くの議論が
なされ，カーリンが法律の分野で示したように，専門家が備えていたはずの知
性・倫理性・技能といった個人的特性の行動に対する意義を極小化する側面に
扱った。フリードソンは，専門職の定義を議論する上では，このような制度的
要素を明らかにする上で鍵を握るのは，「自律性（autonomy）」，すなわち「自
律性とは，独立しており，自由で，他からの指示を受けないという特質ないし
状態の意味」を重要とした。

　また，フリードソンによる，理念的諸価値は，「専門家意識」の中で独立し
て存在しているわけではなく，３つの要素（態度・価値・志向）が専門家意識
を構成しているのであり，これらの要素間の相互作用によって，専門職に特有
な弱点が生み出されているとした。そして，これらの弱点は，専門家意識それ
自体から誕生しており，それゆえ，専門職が自分の弱点を矯正できるとは思わ
れないとした。これらはそれ自体としては「抽象的価値」に過ぎず，専門家意
識の第二の価値群，すなわち，自らの仕事を定義し，組織化する職業集団への
献身と結びつけられた場合にのみ，「現実化への契機をもった価値」へと転換
され，専門家になる学生は，ただ理念的に，病人を癒し，正義に仕え，知識を
伝えたいと願うわけではなく，専門家として，医師に，法律家に，教師になろ
うとするのであると解説した。そして，特定の職業に専心するということは，
その職業上の経歴がもたらす損失と報酬とに全面的に関与するとした。

　フリードソンのいう行動に直結する水準での専門家意識は，1. 職業集団に
よって規定された知識・技術と公衆サービスへの献身，2. 特定の職業集団が
正しいとみなした知識・倫理への献身から構成されている。しかし，医療専門
職者には，専門性を権威主義的に振る舞う指導的立場よりも人間としての患者
の尊重の実現に向けた「患者中心」の支援的立場が求められている。フリード
ソンは，専門職の定義を議論する上で自律性（autonomy）を重視するが，こ
れは，独立しており，自由で，他からの指示を受けないという特質ないし，状
態であることを意味する。

　臨床現場では，価値概念の衝突を理由に，また，患者中心の医療を根拠に，
しばしば医師と看護師が対立することがある。その場合，看護師が，「自律性」
をもつ専門家であるならば，看護師は，医師の指示を受けないという選択肢を

もつことが可能となる。

1990年代，看護は，半専門職としての地位（semi-profession status）しか主張できないとされていた。しかし，今日では，保健師，助産師・看護師は，ケアを通して，医療・保健・助産の専門職の重要な仕事を担うことから，保健学（health Care），助産学，看護学としての学問体系を確立した。

2014年，*Encyclopedia of Bioethics* 第4版，看護専門職（NURSING, PROFESSION OF）では，臨床場面におけるさまざまな倫理の問題も山積し，患者の意思決定の場面における医療専門家の責任，そして倫理的判断，医療専門家の言動が重視され，極めて高い専門性と共に，患者への説明は，説明責任と共に，結果責任を担うとされている。

## 第2節　21世紀を生きる人間として

専門家議論の前に，まず21世紀に生きる人間として，私達は，何をことの本質として，見分けなければならないのだろうか。井口潔著書『21世紀に生きる智恵』に見る「生命の力としての感性」に，筆者は，1つのヒントを見出している。

井口潔によると，「我々の大脳は，感性と知性と両方が機能するようにつくられているが，人間は，自分で自分の価値判断を決める能力を持っているので，知性だけが価値が高いと思い込んでしまっている。しかし，これはおかしい。本来人間が創造主から与えられている機能を，一方だけを使って他方は，使わないと勝手に決めて，そういう価値判断を持っていれば，どこかで行き詰まる事は当然と思われる」と主張し，このことは，アレキシス・カレルもその著書の『人間，この未知なるもの』の中で指摘しており，さらに続けて，井口は，「今はすさまじく世の中が変わっているが，絶対に変わらないものがあるはずである。時代は変わっても，変わらないものと変わるものとがある。いかにめまぐるしく変わる世の中であろうともこの両者を識別するという気持ちになれば，我々はかなり心にゆとりができるはず。知性に関連する事は，どんどん変わるであろうが，感性に関連する事は，時代がたっても変わらないものである。昔のしきたりを『あれは封建時代の昔の事だから，今の時代には合わんのだ』と，

---
column
---

# バイオエシックス〔特別寄稿〕
## 井口　潔

　日本生命倫理学会創立 30 年の記念すべき年に敬愛する丸山マサ美氏の編著によって刊行されたことに深い敬意をささげるものであります。

　近代免疫学の父といわれたバーネット（1960 年ノーベル医学賞受賞）が逝去の折，着衣のポケットに次のようなメモが遺されていたとのことです。

　「1955 年以降の医学の進歩によって人間の寿命は延びたが，その大半は余命に感謝せず，それを活用する能力のない人々だったと言わざるを得ない」と。

　全く痛烈な指摘です。それから半世紀経った現在，人間の寿命は当時とは比較にならない程に延命しました。

　地球上に初めて出現した《心で生きる生物「人間」》が獲得した「知性」という能力がつくりだした科学技術によって，人間の寿命は確かに延長しましたが，それに応えて人間の生命についての倫理観は洗練されたかというに，むしろ逆行しているのではないかと忸怩たるものがありますが，さりとてどのように反省したらよいか戸惑わざるを得ません。

　ふと，星野富弘さんのことば「いのちが一番大切と思っていたころ，生きることが苦しかったが，いのちより大切なものがあると知った今は生きることが楽しくなった」が蘇りました。

　現代人は《「生きること」とは何か》を疎かにしているのではないかと反省させられます。ルネッサンスは「知性」によってそれまでの神との対話をモノとの対話に置き換えることで得られる「すばらしい科学技術の夢」を人類に与えてくれましたが，本当は人間は感性的に「形而上のいのち」を感知することも可能にして頂いているのです。メタ・ルネッサンスに概念を昇華させなければなりません。

　この観点はバイオエシックスを考える基盤として看過できない叡智ではないでしょうか。バーネットはこのことを遺い残されたのではないでしょうか。現代人は天賦の心を物質に偏重して考えるように恣意に傾いた恨みがあります。

　人間は天賦の大脳を全体として機能させるように，感性も知性も総合的に大調和して，恣意に惑わされることのないように，そして大自然の摂理に畏

怖の念を忘れないことが肝要と思われます。人間は天賦の大脳の使い方を創
造主から試されているのです。
（21 世紀の学問，「全人学の提唱」，井口潔，学士鍋，179 号（2016/6/20，37-43），
2016）

　事の本質も考えずに，簡単に割り切っていいものであろうかという気がする」
と述べ，感性と知性を比較対比した（表 1 参照）。
　本書は，井口潔が，平成 2 年，福岡で第 15 回日本外科系連合学会を主催し
た時，ニューヨーク大学 Stacey B. Day 教授を招聘した機縁で友好が始まり，
21 世紀における危機について，また，民族や将来や文化の事など話し合ううう
ちに，井口の考えを訳し，出版された経緯がある。第 1 話「感性と知性」では，
英語版書籍にも，井口が言わんとする意味に対応する英語はないから，むしろ
日本語「感性 Kansei ／知性 Chisei」そのものを使った方が良いと判断された。
井口は，このことを日本人として，何となく誇らしく嬉しい限りと記す。

## 第 3 節　医療専門家の原点

　人間理解のための理論と実践において，看護学の視点から，前田マスヨは，
哲学こそ専門家の資質の原点（図 1）とした。 地中の理論には，人間，健康，
社会，学習，疾病，看護を支配する基盤があり，①根の立場は，地下で理念的
機能，②枝葉は，看護の第一線，その葉の下に憩う患者，③木の節々は，管理
の理論で，倒されるのを支える重要な役割と解説した。また，全ての看護にお
ける看護ケアにおいて，看護過程（査定・診断・計画・実践・評価）を利用で
きるために，各種の理論によって，この根が栄養を得て，竹の節々となり，個々
の看護を支える意味（例えば，コミュニケーション論，家族理論，ストレス理
論，リーダーシップ方法論）があると加えた。前田は，このような芽生えは，
その上に学問や多くの理論が吸収され，個々の立派な竹になっていく。地中の
理論と地上の実践理論は常に連携しているとした。
　1988 年 2 月 18 日，岡村昭彦と木村利人 "バイオエシックスと看護" セミナ
ーが，名古屋第二赤十字病院桑山病院で開催された。そのセミナーにおいて，

## 表1　*Kansei* and *Chisei*

| 感性　Kansei | 知性　Chisei |
|---|---|
| 内省的‐エッセンス Introspection-Essence | 外向的‐エゴ Extrospection-Ego |
| 測定できない Immeasurable | 測定できる Measurable |
| 再現性がない Non-Duplicabe | 再現性がある Duplicable |
| 高尚 Non-Recurrent | 実利・実用的 Recurrent |
| 　　　　Ineffable/ Effulgent | 　　　　Pragmatic |
| 時空を超越する Transcending Time | 現世・現実的 Actually Located in Time |
| 実利と無縁 Without Profit | 実利・経済を産む Productive of Profit |
| 時代が変わっても不変 | 時代とともに必ず変わる |
| 　　　　Changeless over Time | 　　　　Inevitable Changes with Time |

| | |
|---|---|
| 副交感神経的 Parasympathetic | 交換神経的 Sympathetic |
| 　（次からは，デイ教授の所論による） | |
| 　　　　After Professor Stacey Day | |
| 精神的，修復的 Spiritual & Restorative | 攻撃的，動物的 Active & Animate |
| 微妙で情感的 Engages Subtler Emotions | 怒りと恐怖からの対応 |
| | 　　　　Restricted to Anger & Fear |
| 驚嘆，宗教，倫理 Wonder, Religion, Ethics | 戦いか，逃避か Classical Fight or Figh |
| 癒すこと，塾考，沈思 | 緊急動員的 Emergency Systems Active |
| 　　　　Healing, Contemplation | 　　　　Less Control Info/Energy, |
| 感得，有徳 Awareness-Virtuous | |
| 　　　　Info/Energy Controlled | 　　　　Energy Discharge |
| 　　　　Organization and controlled | 　　　　Less Control-Diffuse |
| | 　　　　EmergencySystem Oriented |
| | 自制のきかない，散漫的 |
| | 　　　　Less Control Info/Energy |
| 制御機構的 Control System Oriented | 緊急対応的 Emergency System Oriented |
| 　日本語の真・善・美に対応 | 　　　　Pragmatic |
| Classical Latin Virtues | |
| 　　　Verum=Truth | |
| 　　　Pulchrum=Purity | |
| 　　　Bonum=Goodness= ［Japanese］ | |
| 　　　-Shin-Zen-Bi | |

出典：井口潔著『二十一世紀に生きる智恵（Three essays on humanism and survival in the 21st century』（p.7）九州大学出版会，1991 年，pp.13-14，1991 年，比較対比表

終章　バイオエシックスの継承と発展　213

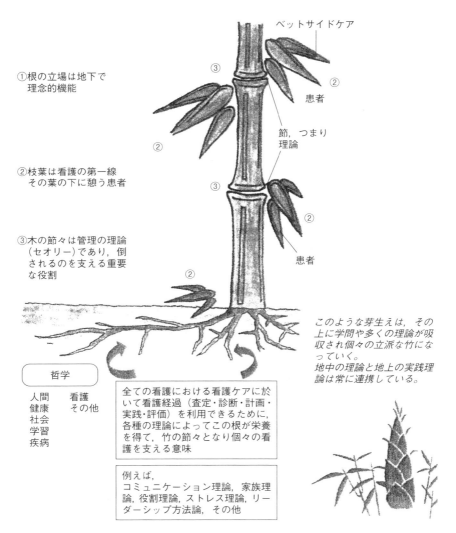

図1　人間理解のための理論と実践理論（前田マスヨ　記載）
（出典：看護における人間性と生産性。前田マスヨ米寿記念実践看護管理文献集　前田マスヨ著，前田マスヨ実践看護管理文献集編集委員会編，（株）医学書院出版サービス，pp.52-53，図2原本）

木村利人は，医療の主体である患者に同意した看護師の行為が，医師の指示と
は異なった選択となった以下の事例を紹介した。この事例は，独立した専門家
（profession）を考究するためのヒントにもなるだろう。

　看護師が，医師の指示を違反"Unprofessional conduct"した場合，アイダ
ホ州看護委員会"advocate of Nursing"が 看護師免許を 6 ヶ月間停止した。
その免許停止理由は，"Unprofessional conduct"ということであった。ところ
が，看護師は，この指示に非常に不満で，アイダホ州の最高裁に提訴した。結
果，最高裁での判決は，逆転した。最高裁は，その看護師の行為は，反職業的
行為ではない。その理由は，Unprofessional conduct と最初言われたが，それは，
医師の指示に従って，医師は治療を実施した訳で，その過程の中で，看護師が
患者の相談相手になって，患者の意思を尊重し，自然療法の方に患者が傾いた
ということであり，命令に違反し，医師も怒り，家族も怒ったが，これが最高
裁で逆転し，看護師のとっていた立場は，正しいという事であった。最高裁の
方の理由づけは，看護師は，患者と話し，コミュニケーションするように訓練
されている職業だという考え方であった。

　このセミナーにおいて，木村利人の主張したかったことは，看護業務の内容
の質の転換，看護師は，"患者を守るという立場 patient advocate"であると
いう医療の基本の考え方に戻す事であった。看護師というのは，今までは
profession としては，医師の指示に従わなければならなかった。しかし今，時
代が変わってきて，バイオエシックスの基本の立場，すなわち看護師は，患者
を守る人という考え方であり，そういうふうにトレーニングされ，profession
として，患者とコミュニケーションするということ，Unprofessional conduct
というのが，アイダホ州の最高裁の決定で，この看護師の免許取り消しを撤回
し，賠償金まで取得した。

　第 2 の問題は，看護師は，医師の指示が誤りだと思った時には，"No"と言
えるかどうか。"No"と言える権利があるかどうかという問題で，患者の質問
にあらゆる形で応える義務をもっているのではないかとの問題であった。

　義務というのは，「ねばならない」，ねばならないというのは，いやいやであ
っても，患者が質問した時には，それに応えなくちゃいけない，「私どうした
らいいんでしょうね。私の人生はどうなるのでしょうか」と質問を受けて，「ね

終章　バイオエシックスの継承と発展　　215

ばならない」となると無理やりそうしなくちゃいけないし，できない時には，それは医師に聞いてください。「私はわかりません」と逃げることも構わない。しかし，「権利」は全く違う。患者は，看護師に質問し，看護師は，その質問に答える権利を持っている。義務じゃない。質が違う。権利というのは，法によって保護された利益であるから，看護師というのは，医療の補助者，介護者ではなく，医療行為においては，医師と対等な主体で，この時，患者に接する者として患者のために医師と協力する。医師と対決したり，対立したり，告発するのではなく，医師とむしろ協力して患者を助けるという医療に今なってきている。これは，バイオエシックスの原理が到達した今の時点での話しであるとした。

　また第3の問題は，もし医師が判断を間違ったらどうするか。

　アメリカでは，難しい問題である。日本でも恐らくそうだと思うが，「看護婦は，医師を立てる」あるいは，「医師の指示に従って，Profession としての行為，医療行為を実施する」という考えである医師の判断を尊重する立て前になっている。アメリカでは，医師が言ったからと言って，看護師がそのままにしてミスをおかせば，責任を問われる時代である。手術担当医が，仮に手術の現場でもそうやる必要はないと言って，看護師に，特に指示を与えなかった。「うるさいから，黙っていろ，俺が全部やる」と医師が発言し実施したとする。そして，結果として，何かミスがあるとする。実際，その場合，その場にいた看護師の責任が問われる事があり，医師の命令に従ったから，私には責任がないとは言えない。だから，そういう権利があるということは，責任があるということで，医師は仮に1つの行為，例えば手術のプロセスの中で誤った判断をして，それを看護師に質問しても，「俺の言う通りにやれ」と言われた場合，そうやっちゃいけない。手術ですから，いろいろな緊急事態があるが，そう言うことを防衛するためにどうしているかというと看護師は，いろいろな形で慎重になってきているから，明確に何がどういうふうに起こったかということを覚えていないといけない。医師が仮に，看護師に対して，これは，全部私が責任を取ると仮に言っても，責任が取れない時代あるから，どういう事態が起こっても，「あの時，こうなって」と，手術が終って，看護師は，自分の時間があるとすぐにメモに書いておくという。そのメモが裁判の時に，ものすごく役に

立つ。医事訴訟が増えてきた。実際病院の中で，看護師は，医師に非常に問題を感じた時，あるいは指示に誤りがあった時には，はっきりとその理由を確かめていなければならない。なぜこの行為をするのか，その手術の現場が討論の場になったら，困るが，どういう目的かということを確かめた上で，やらなければならない Professional としての責任がある。なぜなら，患者を守るのが，看護師の立場だから，ただ黙って医師の命令に従うのが，医療の目的ではない。それは，独立した profession として，看護師が医療行為の中で果たす役割が問われる時代になってきたからである。ただ黙って，座って，お伝いをしておけばいいというところだと，プロ意識は芽生えない。アメリカでは，今，そういう看護師の責任が問われ，そしてまた看護師の自信に満ちた医師との対等の立場でのコメントというのが，いろいろな形で活かされる時代になっている。木村は，「日本はなかなかそこまでは，あるいは，来てないかもしれないですね。いかがですか…」と，セミナー参加者に問う。

　以上，1988 年 2 月 18 日，木村利人と岡村昭彦 "バオエシックスと看護セミナー" 議事録の一部から，医療専門家の責任を概観した。医療現場における看護師の説明責任は，結果責任を担う時代となった。バイオエシックス教育は，臨床現場の実践家と共に，さらに研鑽を積まなければならない。

## 第 4 節　バイオエシックス教育・研究への期待

　総論の 2 節に触れた事件は，昭和 20 年 6 月 19 日，福岡大空襲，太平洋戦争末期の昭和 20 年 5 月から 6 月にかけて，九州大学医学部解剖学教室において，捕虜となった米軍爆撃機 B29 搭乗員 8 名に対して，西部軍監視のもとに "治療" と称して軍事医学上の "実験的手術（Vivisection）" を行うことによって，捕虜全員を死に至らしめた事件である。昭和 21 年 7 月 12 日，占領軍指令部（GHQ）は，九州大学総長，教授ら 5 名を戦犯容疑者として指名逮捕し，占領軍に引き渡すことを命じた。

　本資料は，九州大学病院と軍の関係，また，当時，九州大学病院には，外国人患者を診療する規定がなかったこと，またそのような状況にもかかわらず，軍医より外国軍人重傷者の診療を持ちかけられた医師は，「断り」の返事（石

終章　バイオエシックスの継承と発展　217

山福二郎資料）にもかかわらず，困惑の中で，進行していったことを検証する貴重文書である．人の生命を救うべき医療専門家の行動規範を考える上で，この事件がわれわれに投げかける問いの大きさは，戦後70年の時を経てもなお，色あせることはない．福岡大空襲の凄まじい戦火の中，九州大学病院と軍の関係，謎の電話の命令系統などについて，あらゆる方向から史実が検証されたとは，今もなお言い難い（資料：九州大学医学歴史館『パネル』参照）．この貴

昨年六月十六，七日頃　西部軍小森軍医ヨリ電話ニテ今スグ外国軍人ノ重傷者ニツキ相談アリシモ，従来外国軍人取扱ヒノ規定ナキ故コトワリシニ，注射薬ノ相談アリシ故ソノ時研究中ノ海水稀釈液ノ注射ヲ教ユ．ソノ後三時間程シテ死亡ノ通知アリヨッテ外科ヘ連レ来ルモ無益ナリト言ヒシニ解剖ヘ連レ来ル．ソノ時更ニ注射ヲ行ヒシモ遂ニ効ナシ．ヨッテ解剖ス．ソノ後，六月十九日福岡空襲アリ小森負傷ス　足部切断セシモ破傷風ヲ起シテ死ス．ソノ際何人ノ命令ニテ外国軍人ヲ扱ヒシカ明カニセズ．

石山　福二郎

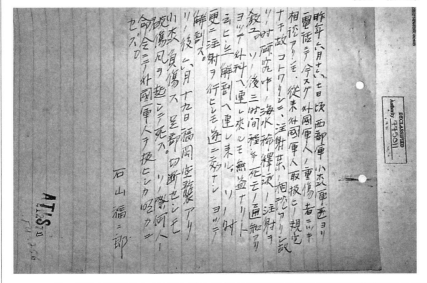

出典：RG331, UD 1189, Box 927, Fu-256:Kyudai Vivisection, ATIS 21297 F 4256 (REPRODUCED AT THE NATIONAL ARCHIVES) DECLSSIFIED authority 775011, 2014, 12, 25.

## 生体解剖事件

### 事件の概要

　第2次世界大戦末期の1945年5月から6月にかけて，帝国陸軍監視のもと九州帝国大学（現九州大学）医学部外科の教官らが，解剖実習室を使用し，本土空襲で捕虜となった米軍爆撃機B29の搭乗員8名を対象として生体実験を行い，全員を死に至らしめた事件である。実験の主な目的は，「九州大学五十年史」(1967年）によれば，「人間は血液をどの程度に失なえば死ぬのか，血液の代用として生理的食塩水をどれ程注入できるか，どれだけ肺を切りとることが可能か」などであったといわれる。戦後，軍および九州帝国大学の関係者合わせて30人が起訴され，BC級戦犯を裁く横浜の軍事法廷（横浜裁判）にて審理が行われた。この裁判において，九州帝国大学および同医学部が本事件に組織的に関与したとはみなされなかったが，1948年8月27日，死刑判決5人を含む計23人が有罪判決を受けた（後に減刑）。

### 九州大学医学部の反省と決意

　判決直後の1948年9月8日に開かれた九州大学医学部臨時教授会において，福田得志医学部長（当時）から「判決発表のあったこの際学部内の反省と決意の会を開催し職員学生々徒の反省と新しい決意を促したい」（臨時教授会議事録）との提議がなされ，可決された。

　1週間後の9月15日，医学部中央講堂において，学部・附属病院・専門部の共同主宰により，職員・学生生徒・看護婦等の出席を求めて「反省と決意の会」が開かれた。この「反省と決意の会」に関する直接の資料は現存していないが『九州大学五十年史』（1967年）によると，同会では「医学研究および研究のありかたについて反省し，われらは医師として人間の生命及び身体の尊厳についての認識を一層深くするとともに，その天職をまもりぬくためには，たとえ国家の権力または軍部等の圧力が加わっても，絶対にこれに屈従しない」ことを決意した。その後も，『九州大学七十五年史』（1992年），『九州大学百年史』（2017年）の反省と決意を確認してきた。

### 医学部教授会の決議

　2015年，九州大学医学歴史館の開館を間近に控え，九州大学医学部教授会は以下の決議を行い，この決議を，教員・職員・学生とともに将来にわたって遵守することを決意した。決議（2015年3月4日開催の九州大学医学部教授）：私たちは，非人道的な生体解剖事件の犠牲となり亡くなった米国人兵士に対して改めて心より哀悼の意を表すとともに，1948年の「反省と決意の会」において先輩たちが決意した医師としてのモラルと医学者としての研究倫理を再確認し

終章　バイオエシックスの継承と発展　　*219*

> 今後もこの決意を引き継ぐことを固く誓う。
>
> 　　　　　　　　　　　　　（出典：九州大学医学歴史館『パネル』）

　重資料にみる「1本の電話」は，これまでにインターネット情報，小説，ジャーナリスト記事，メディア報道など，莫大な量の情報では検証される事のなかった深い意味を記す。生体解剖事件を肯定的に捉えたり，戦争犯罪の問題として捉えるのではなく，バイオエシックスの問題として議論する余地を与えてくれる。

　医療専門家の責務は，その行動規範において，あらゆる時も冷静，かつ誠実で的確な対応が求められる。本資料は，米国連合国最高司令官総司令部法務局文書・公文書館に保管されている莫大な量の資料の中の一枚である。この資料は，一体何を語っているだろうか。バイオエシックス教育・超学際的研究への期待は，21世紀に生きる人間の知恵と共に，次世代を担う一人ひとりの責務として，互いに研磨し，深く考究していかなければならない。

　　　　　　　　　　　　　　　　　　　　　　　　　　　　（丸山マサ美）

### 〔参考文献〕

Carr-Saunders, A. M. & Wilson, P. A. The Professions. Oxford Univ.Press, 1933.

Freidson, Eliot *Profession of Medicine: A Study of the Sociology of Applied Knowledge*. Dodd-Mead, 1970

Carlin, Jerome Lawyer's Ethics. Russell Sage Foundation, 1966.

フリードソン，エリオット／／進藤雄三・宝月誠訳『医療と専門家支配』，恒星社厚生閣，1992 年 9 月，p.146，p.144.

丸山マサ美「専門職者としての態度形成」丸山マサ美編著『医療倫理学』（第 2 版）第 13 章，中央法規出版，pp.209-212，2009 年 4 月

Bruce Jennings et al. *Encyclopedia of Bioethics 4th*, NURSING,PROFESSION OF, pp.2203-2211, 2014.

井口潔『二十一世紀に生きる智恵』「第 1 話　感性と知性」九州大学出版会，1991 年 4 月，pp.7-31，1991 年　表，Kiyoshi Inokuchi, Three essays on humanism and survival in the 21st, Essay 1, *ON　KANSEI AND CHISEI*, pp1-25, 1991.

Kath M. Melia The Task of Nursing Ethics. Journal of Medical Ethics, 20（1）, pp.7 - 11, 1994.

遠藤周作『海と毒薬』角川文庫, 1960 年 7 月

NHK ドキュメンタリー "医師の罪" を背負いて〜九大生体解剖事件〜, 2015 年

九州朝日放送局 "許されざるメス汚名", 2005 年 12 月 28 日

http://www.dailymail.co.uk/news/article-3028694/U-S-POWs-shot-Japan-70-years-age, US POWs shot down over Japan 70 years ago were dissected while ALIVE, US bomber crew shot down over Japan were dissected while ALIVE in horrific WW2 experiments: Japanese university acknowledges full details of atrocity 70 years on,

Weekly Information Bulletin: Proceedings of the First Military Government Conference, Headquarters USFET, 27-29 August.1945　文 書 名 : GHQ/SCAP Records, Economic and Scientific Section= 連合国最高司令官総司令部経済科学局文 書 Minutes（Incl. Agenda and Extracts）, 会議録（含 : 議案, 議事要録）

Personal History Statements of Japanese Army and Naval and Government Officials（Volume）文書名 : GHQ/FEC, Military History Section: The Reports of General Macarthur= 極東軍総司令部戦史部 / マッカーサー元帥レポート関係文書 Minutes（Incl. Agenda and Extracts）, 会議録（含 : 議案, 議事要録）

*221*

## 資料 1

### ヒポクラテスの誓い
### The Oath of Hippocrates

　私はここに医神アポロ，アスクレピオス，ヒギーエイア，パナケアおよび神や女神にかけて私の全能力と可能な限り判断をもって，次の誓いを守らんことを誓う。

　私にこの医術を授けし師を親と思い，もし必要なら私の財産をも分かちたい。師の子供たちは私の兄弟の如くにもてなし，もし彼らが願うなら謝礼や誓約書なしにこの医術を教えたい。

　私の子孫，私にこの医術を教えた師の子供，医師としての義務を心得た弟子たちにのみ私の医術を分かち伝える。私を訪れる患者には，私の能力と判断力で最善の治療を行い，何人にも害を与えることはしない。

　何人に頼まれようとも，毒物を処方したり，死を招く助言をしない。また女性には堕胎の器具を与えない。私の生活と医術の純粋さを保つため，専門でなければ，患者症状が明らかな場合でも，砕石術を施さず，専門の医師の手に委ねる。患者の家を訪れる時は，病者を助けるためであり，意図的な悪事や誘惑は行わない。その時，特に自由な人や奴隷と男女の愛の喜びを交すようなことはしない。

　医療を行っている場合，または医療を行っていない場合，口外してならない他人の秘密を知った時，その秘密を守り，決して口外しない。私はこの誓いを守る時，いつでも全ての人から尊敬され，楽しい人生を送りながら医術を行えるようになりたい。しかしもし，私がその誓約からそれたり，破った場合，私の運命が逆になってもかまわない。

(出典：木村專太郎，医者も知りたい面白医学英語事典，"The Oath of Hippocrates" 花乱社，2017 年 5 月，pp.194-195)

> "l swear by Apollo the physician, by Aesculapius, Hygeia, Panacea, and I take to witness all the gods, all the goddesses, to keep according to my ability and my judgement the following Oath :
>
> To consider dear to me as my parents, they who taught me this art; to live in common with him and if necessary to share my goods with him; to look upon his children as my own brothers, to teach them this art if they so desire

without fee or written promise; to impart to my sons and the sons of the master who taught me and disciples who have enrolled themselves and have agreed to the rules of the profession, but to these alone, the precepts and the instruction.

I will prescribe regiments for the good of my patients according to my ability and my judgment and never do harm to anyone. To please no one will I prescribe a deadly drug, nor give advice which may cause his death.

Nor will I give a woman a pessary to procure abortion. But I will preserve the purity of my life and my art, I will not cut for any stone, even for patients in whom the disease is manifest; I will leave this operation to be perormed by practioners (specialist in this art). In every house I enter I will do so only for good for the patients, keeping myself far from all intentional ill-doing and all seduction, and especially from the pleasures of love with woman or with men, be they free or slaves.

All that may come to my knowledge in the exercise of my profession or outside of my profession or daily commerce with men, which ought not be spread abroad, I will keep secret and will never reveal. If I keep this oath faithfully, may I enjoy my life and practice my art, respected by all men at an times. But if I swerve from it, or violate it, may the reverse be my lot.

資料2

## ナイチンゲール誓詞
## Nightingale Pledge

　われはここに集いたる人々の前に厳かに神に誓わん．わが生涯を清く過ごし，わが努めを忠実に尽くさんことを．われはすべて毒あるもの，害あるものを断ち，悪しき薬を用いることなく，また知りつつこれを勧めざるべし．われはわが力の限りわが努めの標準を高くせんことを努むべし，わが努めにあたりて，取り扱える人々の私事のすべて，わが知り得たる一家の内事のすべて，われは人に漏らさざるべし．
　われは心より医師を助け，わが手に託されたる人々の幸のために身を捧げん．

※この「ナイチンゲール誓詞」は，米国デトロイト州の Harper Hospital 看護婦学校の監督であった Mrs. Gretter がナイチンゲールに敬意を表して 1893 年に書いたものである．彼女は医師における「ヒポクラテスの誓い（Hippocratic Oath）」を手本にしてこれを作成し，最初は，彼女の学校を卒業していく学生にこれを読ませた．その後，各国に翻訳されて多くの看護学校で使われるようになった

　I solemnly pledge myself before God and in the presence of this assembly to pass my life in purity and to practice my profession faithfully. I will abstain from whatever is deleterious and mischievous, and will not take or knowingly administer any harmful drug. I will do all in my power to maintain and elevate the standard of my profession, and will hold in confidence all personal matters committed to my keeping, and all family affairs coming to my knowledge in the practice of my calling.
　With loyalty will I endeavour to aid the physician in his work and devote myself to the welfare of those committed to my care.

資料3

# ニュルンベルク綱領（1947年）
## Nuremberg Code

1 医学的研究においては，その被験者の自発的同意が本質的に絶対に必要である。このことは，その人が同意することができる法的能力をもっていなければならず，暴力，ペテン，欺き，脅迫，騙し，あるいはその他の表面には現れない形での強制や威圧を受けることなく，理解した上で間違いのない決断を下すのに十分な知識と包括的な理解をもって，自由に選択できる状況の下で，被験者となる人が自発的同意を与えるべきであること，を意味している。そのためには，医学的研究の対象とされている人から確定的な同意を受理する前に，研究の性質，期間，目的，実施方法や手段，被験者となったために起こりうると考えられるすべての不自由さや危険，健康や人格に対する影響について，医学的研究の対象とされている人は，知らされる必要がある。同意の内容が妥当なものであるかどうかを確かめる責任は，実験を開始し，指導し，あるいは実施する各個人にある。これは，実施責任者が難を逃れて他の人に押し付けることのできない実施責任者個人の義務であり，責任である。

2 実験は，他の研究方法や手段では得られず，かつ行き当たりばったりの無益な性質のものではなく，社会的善のための実り多い結果をもたらすべきものでなくてはならない。

3 実験は，動物実験の結果に基づき，かつ病気の本来の由来を理解し，また期待される結果がその実験の遂行を正当化するような研究において，直面した他の問題についての知識を踏まえた上で計画して行うべきである。

4 実験は，すべての不必要な肉体的・精神的苦痛や傷害を起こさないように行われなくてはならない。

5 死亡や機能不全を生じる傷害を引き起こすことが予め予想される理由がある場合には，その実験を行ってはならない。ただし，実験する医師自身も被験者となる実験の場合は，恐らく例外としてよいであろう。

6 許容されうる危険の程度は，その実験で解決されるべき問題の人道的重要さの程度を上回ってはならない。

7 被験者に傷害，機能不全や死をもたらすような僅かな可能性からですら被験者を守るべく，適切な準備をし，十分な設備を整えなければならない。

8 実験は，科学者有資格者によってのみ実施されなくてはならない。実験を指導し実施する人にとっては，すべての実験段階を通じて最高度の技術と細心の注意が必要である。

9 実験の進行中に被験者にとって実験の続行が耐えられない程の肉体的，精神的な状態に達した場合には，随時に実験を中止してもらえなければならない。

10 自分に求められる誠実さ，優れた技術，注意深い判断に基づいて，実験の継続によって被験者に傷害，機能不全や死をもたらすだろうと推測するに足る理由がある場合には，実施責任者は実験の途中でいつでも実験を中止する心構えでいなくてはならない。

　この倫理的歯止めは，ナチの非倫理的な残虐行為に対する倫理的規範として採択されたものですので，通常の医療の場での医師と患者あるいは被験者との人間関係における倫理的規範としては，もちろん十二分に役立つに違いないということで，新しい医療訴訟における裁判基準の倫理的基盤として研究が進められました。
　自由民主主義的個人主義を基調とするデモクラシー社会のアメリカで，1960年代から1970年代の初め頃までに患者の権利と医師の義務という見地から見た患者−医師の人間関係をめぐる新しい生命倫理観に基づく裁判上の法理として裁判基準が確立されました。
　このような歴史的背景をもって確立された医療訴訟の新しい裁判基準が，「インフォームド・コンセント（informed consent）」と呼ばれるものなのです。


（星野一正『インフォームド・コンセント─患者が納得し同意する医療』丸善，2003年，pp.38-40.）

*226*

資料4 ―――――――――――――――――――――――――――――――――――

## ヘルシンキ宣言　人間を対象とする医学研究の倫理的原則
## DECLARATION OF HELSINKI
### Ethical Principles for Medical Research Involving Human Subjects


1964 年　6 月第 18 回 WMA 総会（ヘルシンキ，フィンランド）採択
1975 年 10 月第 29 回 WMA 総会（東京，日本）修正
1983 年 10 月第 35 回 WMA 総会（ベニス，イタリア）修正
1989 年　9 月第 41 回 WMA 総会（九龍，香港）修正
1996 年 10 月第 48 回 WMA 総会（サマーセットウェスト，南アフリカ）修正
2000 年 10 月第 52 回 WMA 総会（エジンバラ，スコットランド）修正
2002 年 10 月 WMA ワシントン総会（アメリカ合衆国）修正
　　　　　（第 29 項目明確化のため注釈追加）
2004 年 10 月 WMA 東京総会（日本）修正（第 30 項目明確化のため注釈追加）
2008 年 10 月 WMA ソウル総会（韓国）修正
2013 年 10 月 WMA フォルタレザ総会（ブラジル）修正

◇序文
 1. 世界医師会（WMA）は，個人を特定できるヒト由来の試料およびデータの研究
　を含む，人間を対象とする医学研究の倫理的原則として，ヘルシンキ宣言を発展
　させてきた。
　　本宣言は，総合的に解釈されることを意図したものであり，各項目は他のすべ
　ての関連項目を考慮に入れて適用されるべきである。
 2. WMA の使命の一環として，本宣言は，主として医師に対して表明されたもの
　である。WMA は人間を対象とする医学研究に関与する医師以外の人々に対しても，
　これらの原則の採用を推奨する。

◇一般原則
 3. WMA ジュネーブ宣言は，「私の患者の健康を私の第一の関心事とする」ことを
　医師に義務づけ，また医の国際倫理綱領は，「医師は医療の提供に際して，患者の
　最善の利益のために行動すべきである」と宣言している。
 4. 医学研究の対象となる人々を含め，患者の健康，福利，権利を向上させ，守る
　ことは，医師の責務である。医師の知識と良心は，この責務達成のために捧げら
　れる。
 5. 医学の進歩は，最終的に人間を対象とする研究を要するものである［13 へ］

資　料　227

〔修正して 8 へ〕

6.　人間を対象とする医学研究の第一の目的は，疾病の原因，発症，および影響を理解し，予防，診断ならびに治療行為（手法，手順，処置）を改善することである。最善と証明された治療行為であっても，安全性，有効性，効率，利用しやすさ，および質に関する研究を通じて継続的に評価されなければならない。

7.　医学研究はすべての被験者に対する配慮を推進かつ保証し，その健康と権利を擁護するための倫理基準に従わなければならない。〔修正して 19〕

8.　医学研究の主な目的は新しい知識を得ることであるが，この目標は個々の被験者の権利および利益に優先することがあってはならない。

9.　研究被験者の生命，健康，尊厳，完全無欠性，自己決定権，プライバシーおよび個人情報の秘密を守ることは，医学研究に関与する医師の責務である。被験者の保護責任は常に医師あるいは他の医療専門職にあり，被験者が同意を与えた場合でも，決してその被験者に移ることはない。〔16 から〕

10.　医師は，適用される国際的規範および基準はもとより人間を対象とする研究に関する自国の倫理，法律，規制上の規範ならびに基準を考慮しなければならない。国内的または国際的倫理，法律，規制上の要請がこの宣言に示されている被験者の保護を減じあるいは排除してはならない。

11.　医学研究は，環境に害を及ぼす可能性を最小限にするよう実施されなければならない。

12.　人間を対象とする医学研究は，適切な倫理的および科学的な教育と訓練を受けた有資格者によってのみ行われなければならない。患者あるいは健康なボランティアを対象とする研究は，能力と十分な資格を有する医師またはその他の医療専門職による監督を必要とする。〔9 へ〕

13.　〔5 より〕医学研究から除外されたグループには研究参加への機会が適切に提供されるべきである。

14.　臨床研究を行う医師は，研究が予防，診断または治療上の価値があり得るとして正当化できる範囲内にあり，かつその研究への参加が被験者としての患者の健康に悪影響を及ぼさないことを確信する十分な理由がある場合に限り，その患者を研究に参加させるべきである。

15.　研究参加の結果として損害を受けた被験者に対する適切な補償と治療が保証されなければならない。

◇リスク，負担，利益

16.　医学の実践および医学研究においては，ほとんどの治療行為にリスクと負担が伴う。〔8 より〕

　　人間を対象とする医学研究は，その目的の重要性が被験者のリスクおよび負担を上まわる場合に限り行うことができる。〔21 より〕

17.　人間を対象とするすべての医学研究は，研究の対象となる個人とグループに対

する予想しうるリスクおよび負担と，被験者およびその研究によって影響を受けるその他の個人またはグループに対する予見可能な利益とを比較して，慎重な評価を先行させなければならない。

リスクを最小化させるための措置が講じられなければならない。リスクは研究者によって継続的に監視，評価，文書化されるべきである。

18. リスクが適切に評価されかつそのリスクを十分に管理できるとの確信を持てない限り，医師は人間を対象とする研究に関与してはならない。

潜在的な利益よりもリスクが高いと判断される場合または明確な結果の確証が得られた場合，医師は研究を継続，変更あるいは直ちに中止すべきかを判断しなければならない。

◇社会的弱者グループおよび個人

19. ［9より］あるグループおよび個人は特に社会的な弱者であり不適切な扱いを受けたり副次的な被害を受けやすい。

すべての社会的弱者グループおよび個人は個別の状況を考慮したうえで保護を受けるべきである。

20. 研究がそのグループの健康上の必要性とまたは優先事項に応えるものであり，かつその研究が社会的弱者でないグループを対象として実施できない場合に限り，社会的弱者グループを対象とする医学研究は正当化される。さらに，そのグループは研究から得られた知識，実践または治療からの恩恵を受けるべきである。

◇科学的要件と研究計画書

21. 人間を対象とする医学研究は，科学的文献の十分な知識，その他関連する情報源および適切な研究室での実験ならびに必要に応じた動物実験に基づき，一般に認知された科学的諸原則に従わなければならない。研究に使用される動物の福祉は尊重されなければならない。

22. 人間を対象とする各研究の計画と作業内容は，研究計画書の中に明示され正当化されていなければならない。

研究計画書には関連する倫理的配慮について明記され，また本宣言の原則がどのように取り入れられてきたかを示すべきである。計画書は，資金提供，スポンサー，研究組織との関わり，起こり得る利益相反，被験者に対する報奨ならびに研究参加の結果として損害を受けた被験者の治療および／または補償の条項に関する情報を含むべきである。

臨床試験の場合，この計画書には研究終了後条項についての必要な取り決めが記載されなければならない。

◇研究倫理委員会

23. 研究計画書は，検討，意見，指導および承認を得るため，研究開始前に関連する研究倫理委員会に提出されなければならない。この委員会は，その機能において透明性がなければならず，研究者，スポンサーおよびその他いかなる不適切な

影響も受けず適切に運営されなければならない。委員会は，適用される国際的規範および基準はもとより，研究が実施される国または複数の国の法律と規制も考慮しなければならない。しかし，そのために本宣言が示す被験者に対する保護を減じあるいは排除することを許してはならない。

研究倫理委員会は，進行中の研究をモニターする権利を持たなければならない。研究者は，委員会に対してモニタリング情報とくに重篤な有害事象に関する情報を提供しなければならない。委員会の審議と承認を得ずに計画書を変更修正してはならない。研究終了後，研究者は研究知見と結論の要約を含む最終報告書を委員会に提出しなければならない。

◇プライバシーと秘密保持

24. 被験者のプライバシーおよび個人情報の秘密を厳守するためあらゆる予防策を講じなければならない。

◇インフォームド・コンセント

25. 医学研究の被験者としてインフォームド・コンセントを与える能力がある個人の参加は自発的でなければならない。家族または地域社会のリーダーに助言を求めることが適切な場合もあるが，インフォームド・コンセントを与える能力がある個人を本人の自主的な承諾なしに研究に参加させてはならない。

26. インフォームド・コンセントを与える能力がある人間を対象とする医学研究において，それぞれの被験者候補は，目的，方法，資金源，起こり得る利益相反，研究者の施設内での所属，研究から期待される利益と予測されるリスクならびに起こり得る不快感，研究終了後条項，その他研究に関するすべての側面について十分に説明されなければならない。被験者候補は，いつでも不利益を受けることなしに研究参加を拒否する権利または参加の同意を撤回する権利があることを知らされなければならない。個々の被験者候補の具体的情報の必要性のみならずその情報の伝達方法についても特別な配慮をしなければならない。

被験者候補がその情報を理解したことを確認したうえで，医師またはその他ふさわしい有資格者は被験者候補の自主的なインフォームド・コンセントをできれば書面で求めなければならない。同意が書面で表明されない場合，その書面によらない同意は立会人のもとで正式に文書化されなければならない。

医学研究のすべての被験者は，研究の全体的成果について報告を受ける権利を与えられるべきである。

27. 研究参加へのインフォームド・コンセントを求める場合，医師は，被験者候補が医師に依存した関係にあるかまたは同意を強要されているおそれがあるかについて特別な注意を払わなければならない。このような状況下では，インフォームド・コンセントはこうした関係とは完全に独立したふさわしい有資格者によって求められなければならない。

28. インフォームド・コンセントを与える能力がない被験者候補のために，医師は，

法的代理人からインフォームド・コンセントを求めなければならない。これらの人々は，被験者候補に代表される集団グループの健康増進を試みるための研究，インフォームド・コンセントを与える能力がある人々では代替して行うことができない研究，そして最小限のリスクと負担のみ伴う研究以外には，被験者候補の利益になる可能性のないような研究対象に含まれてはならない。

29. インフォームド・コンセントを与える能力がないと思われる被験者候補が研究参加についての決定に賛意を表することができる場合，医師は法的代理人からの同意に加えて本人の賛意を求めなければならない。被験者候補の不賛意は，尊重されるべきである。

30. 例えば，意識不明の患者のように，肉体的，精神的にインフォームド・コンセントを与える能力がない被験者を対象とした研究は，インフォームド・コンセントを与えることを妨げる肉体的・精神的状態がその研究対象集団グループに固有の症状となっている場合に限って行うことができる。このような状況では，医師は法的代理人からのインフォームド・コンセントを求めなければならない。そのような代理人が得られず研究延期もできない場合，この研究はインフォームド・コンセントを与えられない状態にある被験者を対象とする特別な理由が研究計画書で述べられ，研究倫理委員会で承認されていることを条件として，インフォームド・コンセントなしに開始することができる。研究に引き続き留まる同意はできるかぎり早く被験者または法的代理人から取得しなければならない。

31. 医師は，治療のどの部分が研究に関連しているかを患者に十分に説明しなければならない。患者の研究への参加拒否または研究離脱の決定が患者・医師関係に決して悪影響を及ぼしてはならない。

32. バイオバンクまたは類似の貯蔵場所に保管されている試料やデータに関する研究など，個人の特定が可能な人間由来の試料またはデータを使用する医学研究のためには，医師は・収集保存および／または再利用に対するインフォームド・コンセントを求めなければならない。このような研究には，同意を得ることが不可能か実行できない例外的な場合があり得る。このような状況では研究倫理委員会の審議と承認を得た後に限り研究が行われ得る。

◇プラセボの使用

33. 新しい治療の利益，リスク，負担および有効性は，以下の場合を除き，最善と証明されている治療と比較考量されなければならない：

　　証明された治療が存在しない場合，プラセボの使用または無治療が認められる；あるいは，説得力があり科学的に健全な方法論的理由に基づき，最善と証明されたものより効果が劣る治療，プラセボの使用または無治療が，その治療行為の有効性あるいは安全性を決定するために必要な場合，そして，最善と証明されたものより効果が劣る治療，プラセボの使用または無治療の患者が，最善と証明された治療を受けなかった結果として重篤または回復不能な損害の付加的リスクを被

ることがないと予想される場合。
　この選択肢の乱用を避けるため徹底した配慮がなされなければならない。

## ◇研究終了後条項
34.　臨床試験の前に，スポンサー，研究者および主催国政府は，試験の中で有益であると証明された治療を未だ必要とするあらゆる研究参加者のために試験終了後のアクセスに関する条項を策定すべきである。また，この情報はインフォームド・コンセントの手続きの間に研究参加者に開示されなければならない。

## ◇研究登録と結果の刊行および普及
35.　人間を対象とするすべての研究は，最初の被験者を募集する前に一般的にアクセス可能なデータベースに登録されなければならない。

36.　すべての研究者，著者，スポンサー，編集者および発行者は，研究結果の刊行と普及に倫理的責務を負っている。著者研究者は，人間を対象とする研究の結果を一般的に公表する義務を有し報告書の完全性と正確性に説明責任を負う。すべての当事者は，倫理的報告に関する容認されたガイドラインを遵守すべきである。否定的結果および結論に達しない結果も肯定的結果と同様に，刊行または他の方法で公表されなければならない。資金源，組織との関わりおよび利益相反が，刊行物の中には明示されなければならない。この宣言の原則に反する研究報告は，刊行のために受理されるべきではない。

## ◇臨床診療における未実証の治療
37.　個々の患者の治療において証明された治療が存在しないかまたはその他の既知の治療が有効でなかった場合，患者または法的代理人からのインフォームド・コンセントがあり，専門家の助言を求めたうえ，医師の判断において，その治療で生命を救う，健康を回復するまたは苦痛を緩和する望みがあるのであれば，証明されていない治療を実施することができる。この治療は，引き続き安全性と有効性を評価するために計画された研究の対象とされるべきである。すべての事例において新しい情報は記録され，適切な場合には公表されなければならない。


〔参考文献〕
日本臨床薬理学会編集委員会「ヘルシンキ宣言 2013 年改訂版（原文）」『臨床薬理』
　　45（2），2014：53-58.
宮川幸子・渡邉裕司「2013 年版ヘルシンキ宣言の条文ごとに解説した改訂のポイント」
　　『臨床薬理』45（3），2014：79-81.
http://www.lit.osakacu.ac.jp/user/tsuchiya/resources/Declaration%20of%20Helsinki/
　　DOH2013revision.html2014 年 10 月 22 日土屋貴志作成資料 2018/02/19 掲載許諾

資料5 ——————————————————————————————————————————

# ジュネーブ宣言

1948年 9月，スイス，ジュネーブにおける第2回WMA：世界医師会総会採択
1968年 8月，オーストラリア，シドニーにおける第22回WMA：世界医師会総会
　　　　　　　で修正
1983年 10月，イタリア，ベニスにおける第35回WMA：世界医師会総会で修正
1994年 9月，スウェーデン，ストックホルムにおける第46回WMA：世界医師会
　　　　　　　総会で修正
2005年 5月，ディボンヌ・レ・バンにおける第170回理事会および
2006年 5月，ディボンヌ・レ・バンにおける第173回理事会で編集上修正


　医師の一人として参加するに際し．

・私は，人類への奉仕に自分の人生を捧げることを厳粛に誓う．
・私は，私の教師に，当然受けるべきである尊敬と感謝の念を捧げる．
・私は，良心と尊厳をもって私の専門職を実践する．
・私の患者の健康を私の第一の関心事とする．
・私は，私への信頼のゆえに知り得た患者の秘密を，たとえその死後においても尊
　重する．
・私は，全力を尽くして医師専門職の名誉と高貴なる伝統を保持する．
・私の同僚は，私の兄弟姉妹である．
・私は，私の医師としての職責と患者との間に，年齢，疾病もしくは障害，信条，民
　族的起源，ジェンダー，国籍，所属政治団体，人種，性的志向，あるいは社会的
　地位といった事柄の配慮が介在することを容認しない．
・私は，たとえいかなる脅迫があろうと，生命の始まりから人命を最大限に尊重し
　続ける．また，人道に基づく法理に反して医学の知識を用いることはしない．
・私は，自由に名誉にかけてこれらのことを厳粛に誓う．
　（日本医師会訳「WMA ジュネーブ宣言」http://www.med.or.jp/wma/geneva.
　html を星野一正が一部訂正，星野一正『インフォームド・コンセント—患者が納
　得し同意する医療』丸善．2003年．p.180）（改変，樋口範雄監訳『World Medical
　Association　医の倫理マニュアル』日本医師会，2007年，p.100）

資　料　*233*

資料6 ─────────────────────────────────────────

## 患者の権利に関する世界医師会
## リスボン宣言

1981年9月／10月，ポルトガル，リスボンにおける第34回世界医師会総会で採択
1995年9月，インドネシア，バリ島における第47回世界医師会総会で修正
2005年10月，チリ，サンティアゴにおける第171回世界医師会理事会で編集上修正

序文
　医師，患者およびより広い意味での社会との関係は，近年著しく変化してきた。医師は，常に自らの良心に従い，また常に患者の最善の利益のために行動すべきであると同時にそれと同等の努力を患者の自律性と正義を保証するために払わねばならない。以下に掲げる宣言は，医師が是認し推進する患者の主要な権利のいくつかを述べたものである。医師および医療従事者，または医療組織は，この権利を認識し，擁護していくうえで共同の責任を担っている。法律，政府の措置あるいは他のいかなる行政や慣例であろうとも，患者の権利を否定する場合には，医師はこの権利を保障ないし回復させる適切な手段を講じるべきである。

原則
　1　良質の医療を受ける権利
　　a　すべての人は，差別なしに適切な医療を受ける権利を有する。
　　b　すべての患者は，いかなる外部干渉も受けずに自由に臨床上および倫理上の判断を行うことを認識している医師から治療を受ける権利を有する。
　　c　患者は，常にその最善の利益に即して治療を受けるものとする。患者が受ける治療は，一般的に受け入れられた医学的原則に沿って行われるものとする。
　　d　質の保証は，常に医療のひとつの要素でなければならない。特に医師は，医療の質の擁護者たる責任を担うべきである。
　　e　供給を限られた特定の治療に関して，それを必要とする患者間で選定を行わなければならない場合は，そのような患者はすべて治療を受けるための公平な選択手続きを受ける権利がある。その選択は，医学的基準に基づき，かつ差別なく行われなければならない。
　　f　患者は，医療を継続して受ける権利を有する。医師は，医学的に必要とされる治療を行うにあたり，同じ患者の治療にあたっている他の医療提供者と協力する責務を有する。医師は，現在と異なる治療を行うために患者に対して適切な援助と十分な機会を与えることができないならば，今までの治療が

医学的に引き続き必要とされる限り，患者の治療を中断してはならない。

2　選択の自由の権利

　a　患者は，民間，公的部門を問わず，担当の医師，病院，あるいは保健サービス機関を自由に選択し，また変更する権利を有する。

　b　患者はいかなる治療段階においても，他の医師の意見を求める権利を有する。

3　自己決定の権利

　a　患者は，自分自身に関わる自由な決定を行うための自己決定の権利を有する。医師は，患者に対してその決定のもたらす結果を知らせるものとする。

　b　精神的に判断能力のある成人患者は，いかなる診断上の手続きないし治療に対しても，同意を与えるかまたは差し控える権利を有する。患者は自分自身の決定を行ううえで必要とされる情報を得る権利を有する。患者は，検査ないし治療の目的，その結果が意味すること，そして同意を差し控えることの意味について明確に理解するべきである。

　c　患者は医学研究あるいは医学教育に参加することを拒絶する権利を有する。

4　意識のない患者

　a　患者が意識不明かその他の理由で意思を表明できない場合は，法律上の権限を有する代理人から，可能な限りインフォームド・コンセントを得なければならない。

　b　法律上の権限を有する代理人がおらず，患者に対する医学的侵襲が緊急に必要とされる場合は，患者の同意があるものと推定する。ただし，その患者の事前の確固たる意思表示あるいは信念に基づいて，その状況における医学的侵襲に対し同意を拒絶することが明白かつ疑いのない場合を除く。

　c　しかしながら，医師は自殺企図により意識を失っている患者の生命を救うよう常に努力すべきである。

5　法的無能力の患者

　a　患者が未成年者あるいは法的無能力者の場合，法域によっては，法律上の権限を有する代理人の同意が必要とされる。それでもなお，患者の能力が許す限り，患者は意思決定に関与しなければならない。

　b　法的無能力の患者が合理的な判断をしうる場合，その意思決定は尊重されねばならず，かつ患者は法律上の権限を有する代理人に対する情報の開示を禁止する権利を有する。

　c　患者の代理人で法律上の権限を有する者，あるいは患者から権限を与えられた者が，医師の立場から見て，患者の最善の利益となる治療を禁止する場合，医師はその決定に対して，関係する法的あるいはその他慣例に基づき，異議を申し立てるべきである。救急を要する場合，医師は患者の最善の利益に即して行動することを要する。

6　患者の意思に反する処置

患者の意思に反する診断上の処置あるいは治療は，特別に法律が認めるか医の倫理の諸原則に合致する場合には，例外的な事例としてのみ行うことができる。

7　情報に対する権利

　a　患者は，いかなる医療上の記録であろうと，そこに記載されている自己の情報を受ける権利を有し，また症状についての医学的事実を含む健康状態に関して十分な説明を受ける権利を有する。しかしながら，患者の記録に含まれる第三者についての機密情報は，その者の同意なくしては患者に与えてはならない。

　b　例外的に，情報が患者自身の生命あるいは健康に著しい危険をもたらす恐れがあると信ずるべき十分な理由がある場合は，その情報を患者に対して与えなくともよい。

　c　情報は，その患者の文化に適した方法で，かつ患者が理解できる方法で与えられなければならない。

　d　患者は，他人の生命の保護に必要とされていない場合に限り，その明確な要求に基づき情報を知らされない権利を有する。

　e　患者は，必要があれば自分に代わって情報を受ける人を選択する権利を有する。

8　守秘義務に対する権利

　a　患者の健康状態，症状，診断，予後および治療について個人を特定しうるあらゆる情報，ならびにその他個人のすべての情報は，患者の死後も秘密が守られなければならない。ただし，患者の子孫には，自らの健康上のリスクに関わる情報を得る権利もありうる。

　b　秘密情報は，患者が明確な同意を与えるか，あるいは法律に明確に規定されている場合に限り開示することができる。情報は，患者が明らかに同意を与えていない場合は，厳密に「知る必要性」に基づいてのみ，他の医療提供者に開示することができる。

　c　個人を特定しうるあらゆる患者のデータは保護されねばならない。データの保護のために，その保管形態は適切になされなければならない。個人を特定しうるデータが導き出せるようなその人の人体を形成する物質も同様に保護されねばならない。

9　健康教育を受ける権利

　すべての人は，個人の健康と保健サービスの利用について。情報を与えられたうえでの選択が可能となるような健康教育を受ける権利がある。この教育には，健康的なライフスタイルや，疾病の予防および早期発見についての手法に関する情報が含まれていなければならない。健康に対するすべての人の自己責任が強調されるべきである。医師は教育的努力に積極的に関わっていく義務がある。

10 　尊厳に対する権利
　　a 　患者は，その文化および価値観を尊重されるように，その尊厳とプライバシーを守る権利は，医療と医学教育の場において常に尊重されるものとする。
　　b 　患者は，最新の医学知識に基づき苦痛を緩和される権利を有する。
　　c 　患者は，人間的な終末期ケアを受ける権利を有し，またできる限り尊厳を保ち，かつ安楽に死を迎えるためのあらゆる可能な助力を与えられる権利を有する。
11 　宗教的支援に対する権利
　　患者は，信仰する宗教の聖職者による支援を含む，精神的，道徳的慰問を受けるか受けないかを決める権利を有する。


（日本医師会訳「患者の権利に関するＷＭＡリスボン宣言」http:/www.med.or.jp/wma/ lisbon. html を星野一正が一部訂正，星野一正『インフォームド・コンセント—患者が納得し同意する医療』丸善，2003 年，pp.80-82）（改変，樋口範雄監訳『World Medical Association 　医の倫理マニュアル』日本医師会，2007 年，pp.108-111.）

# 人 名 索 引

## 〔ア 行〕

安藤画一　71
井口　潔　209-211
池見酉次郎　11
石飛幸三　175, 176
石山福二郎　7, 10, 217
ウィルソン（Wilson, P. A.）　207
ウィンスレッド（Winslade, W. J.）
　　149
ヴォルフ（Wolff, C. F.）　62
エドワーズ（Edwards, R. G.）　51
エバンス（Evans, M. J.）　106
遠藤周作　78
大森治豊　7
岡村昭彦　4, 6, 8, 181, 211, 216

## 〔カ 行〕

貝原益軒　5
柏木哲夫　183
ガードン（Gurdon, J. B.）　107
カーリン（Carlin, J.）　208
カール＝サンダース（Carr-Saunders, A.
　　M.）　207
カレル（Carel, A.）　209
木村利人　3-9, 13, 14, 211, 214, 216
キューブラー＝ロス（Kübler-Ross, E.）
　　172, 178, 180
クラウザー（Clouser, K. D.）　40
クリック（Crick, F.）　4, 126, 172

コペルマン（Kopelman, L. M.）　42
小森　拓　10
コールズ（Coles, R.）　44

## 〔サ 行〕

坂本百大　2, 12
サンガー（Sanger, F.）　126
シーグラー（Seigler, M.）　149
シシリー・ソンダース（Dame Cicely
　　Mary Strode Saunders）　172,
　　178, 179
シャピーロ（Shapiro, J.）　42
ジョーンズ（Jones, A. H.）　44
ジョンセン（Jonsen, A. R.）　36, 37,
　　149, 150
白浜雅治　35
鈴木雅洲　51
セルフ（Self, D. D.）　43

## 〔タ 行〕

高間直道　10
武見太郎　7
立木教夫　16, 32
チルドレス（Childress, J. F.）　32, 146
土屋健三郎　11
デイ（Day, S. B.）　212
トムソン（Thomson, J. A.）　106

## 〔ナ 行〕

ナイチンゲール（Nightingale, F.）　8,
9, 178

## 〔ハ 行〕

パーソンズ（Parsons, T.）　207
ハーディグ（Hertig, A. T.）　62
ハード（Hard, A. D.）　71
バーネット（Burnet, F. M.）　210
パンコースト（Pancoast, W.）　70
ビーチャム（Beauchamp, T. L.）　32,
146
ファインバーグ（Feinberg, J.）　147
ブキャナン（Buchanam, A. E.）　156
フーフェランド（Hufeland, C. W.）　5
フランクリン（Franklin, R）　126
フリードソン（Freidson, E.）　207,
208
ベーア（von Baer, K. E.）　62
ペレグリーノ（Pellegrino, E. D.）　39-
41
星野一正　13, 84
ポッター（Potter, V. R.）　7

## 〔マ 行〕

前田マスヨ　211, 213
マザー・テレサ（Mother Teresa）　178
マザー・メアリー・エイケンヘッド
（Mother Mary Aikenhead）　177,
178
ミル（Mill, J. S.）　147

## 〔ヤ 行〕

安永幸正　16, 32
山﨑章郎　183, 184
山中伸弥　106

## 〔ラ 行〕

ライク（Reich, W. T.）　1, 31
レーウェンフック（Leeuwenhodek,
Antonie von）　62
ロック（Rock, J.）　62

## 〔ワ 行〕

ワトソン（Watson, J.）　4, 126, 172

# 事 項 索 引

## 〔あ 行〕

IVE →体外受精
アイバンク　195
iPS 細胞（人工多能性幹細胞）　64,
　105
アイルランド愛の姉妹会　178
アクティブラーニング教育　19
安楽死　11, 183
ES 細胞（胚性幹細胞）　105
医学研究の倫理審査委員会　155
医学的適応　149
往きのいのち　171, 173
往きの医療　171, 172
移植医療　20, 189
一塩基多型　160
遺伝カウンセリング　137
遺伝子組み換え　29
いのちの質　171
いのちの長さ　171
いのちの深さ　171
いのちのリズム　171, 172
医療の本質　40, 42
医療倫理　144
インフォームド・アセント　33, 86,
　137
インフォームド・コンセント　32, 86,
　87, 130, 131, 164, 174
インフォームド・ディセント　33
ART →生殖補助技術

## 〔か 行〕

還りのいのち　171, 177
還りの医療　171, 172
科学倫理　21-23
カズイストリ（決疑論）　151
環境倫理　144
看護職　207
看護倫理　144
幹細胞　104
患者の権利　181
患者の選考・意向　149
感性／Kansei　211, 212
がん生殖　59
緩和ケア　182
緩和ケア病棟　184
危害防止原理　147
QOL　149, 150, 172
救世主きょうだい　67
Group Discussion　34
ゲノム医療　123, 128
ゲノム研究　123, 125
ゲノム情報　123, 129
研究結果の返却　132
研究のインテグリティ　92, 94
顕微授精　55, 56
公正原理　146

## 〔さ 行〕

再生医療　103

再生医療人の行動基準　116, 118
The Four Topics Chart　36, 37
自家移植　107
子宮移植　67
試験管ベビー　51
死後生植　68
死ぬ瞬間　180
社会的卵子凍結　68
周囲の状況（外的要因）　149
終末期／終末期医療　173
受精卵提供　72
出生前診断　20
ジュネーブ宣言　232
ジョージタウン大学ケネディ倫理研究所
　　14-16, 35
情緒能力　42
知らないでいる権利　133, 143, 161
自律尊重原理　32, 146
知る権利　133, 143
新型出生前検査　65
仁恵原理　33, 146
人工授精　70
人工多能性幹細胞（iPS 細胞）　105
心停止下臓器提供　190, 204
スーパーサイエンスハイスクール事業
　　19
正義原理　33
生殖医療　64
生殖補助技術　53
生体解剖事件　6, 7, 79, 218
成体幹細胞　104
生体臓器提供　191
生体ドナー　191
聖母ホスピス　178
生命科学　1
生命曲線　169, 170
生命現象　109

生命の質　149, 150
生命倫理　1, 3, 20
聖隷三方原ホスピス　183
セント・クリストファー・ホスピス
　　172, 179, 183
臓器移植法　193, 194
尊厳死　174, 176, 183

〔た 行〕

体外受精　53, 56
体外受精児　51
代理出産　74
多能性幹細胞　105
老揺期の尊厳　176
知性／Chisei　211, 212
DOL　173, 180
凍結融解胚移植　55
道徳強制原理　147
ドナー　73, 189, 193
ドナー・カード　174

〔な 行〕

ナイチンゲール誓詞　223
内部細胞塊　106
731部隊　6, 22, 78
ナラティヴ・アプローチ　151, 152
日本医学哲学・倫理学会　10, 144
日本医療研究開発機構　128
日本看護倫理学会　144
日本生殖補助医療標準化機関　72
日本生命倫理学会　2, 11, 12, 144, 210
日本臨床倫理学会　144
ニュルンベルク綱領　78, 224
脳死下臓器提供　190, 196, 202
脳死ドナー　190

脳死判定　　197

## 〔は 行〕

Bioethics　　6
バイオエシックス　　1, 3, 31, 144, 210
バイオエシックス教育　　19
バイオエシックス研究センター　　1
胚性幹細胞（ES 細胞）　　105
胚盤胞　　106
パターナリズム　　148, 156, 174
パレンタリズム　　148
ヒトゲノム計画　　126, 159
ヒト胚　　63
ヒト配偶子　　63
ヒポクラテスの誓い　　144, 221
病院倫理委員会　　155
ファーマコゲノミクス　　140
不快防止原理　　147
父権的温情主義　　34
平穏死　　176
ヘイスティングス・センター　　172
ヘルシンキ宣言　　79, 226
ホスピス　　177, 182
ホスピスケの原則　　179
ホームホスピス　　185

## 〔ま 行〕

無危害原理　　33, 146
メディカル・ヒューマニティーズ（医療
　　人文学）　　42
メディカル・ヒューマニティーズ（医療
　　人文学）教育　　41, 44
モラル・ケース・デリバレーション
　　153

## 〔や 行〕

淀川キリスト教病院ホスピス　　183
四分割法　　35, 149, 151

## 〔ら 行〕

卵子核移植　　66
卵子提供　　71
リスボン宣言　　233
理性能力　　42
リビング・ウィル　　174
臨床倫理　　144
臨床倫理コンサルテーション　　85, 154
倫理教育　　19
レシピエント　　189
レシピエント選択　　190

# 編著者あとがき

　本書は，バイオエシックスの過去・現在の課題を代表的な各領域の専門家が
わかりやすく解説した書籍であり，高校生にも一読を推奨する専門書です。

　1992 年 4 月，私は Mary Warnock 著 *A Question of Life*（Oxford: Basil
Blackwell, 1985）の監訳者である上見幸司に師事し，人間科学研究科にて "生
殖補助医療に関する生命倫理研究" に着手しました。同年，教授の薦めで，日
本生命倫理学会に入会し，第 4 回日本生命倫理学会（大会長：京都大学星野一
正）より本学会に参加しています。2018 年は日本生命倫理学会創立 30 周年の
記念すべき年であり，本書が刊行されることを光栄に存じます。第 30 回大会
長は瀬戸山晃一先生（第 6 章）です。私は，本学着任後，新たに医学研究科博
士課程に進み，大林雅之先生，谷田憲俊先生に師事し，博士号（医学）を取得
しました。

　1998 年，土屋貴志先生は，ジョージタウン大学ケネディ倫理研究所初代所
長 A・ヘレガースが，"bioethics" を生命科学と医学と社会科学に宗教学および
非宗教学倫理学を結びつけたユニークな学問構想，さらには，"bioethicist" と
呼ばれる専門家を養成する教育システムを築き上げるために，米連邦政府や各
種の財団，ジョージタウン大学内の基金などから研究資金をかき集めて，倫理
学・生物学・社会学などの各分野の優秀な研究者を勢揃いさせたことを書籍『生
命倫理学を学ぶ人のために』（加藤尚武・加茂直樹編，1998）に紹介されました。
一方日本は，1975 年頃から上智大学が生命科学研究所の設立と生命科学専攻
の新大学院設置を準備しましたが，新大学院のカリキュラムに盛り込んだ「バ
イオエシックス」という科目名をカタカナ書きゆえに文部省が認めず，青木清
先生が，急遽，訳語「生命倫理」を考え出され認可を得たそうです。当時の事
情は，青木清先生（序章）が執筆されました。

　1999 年，私は "岡村昭彦写真展" 特別講演者として福岡を訪れた木村利人
先生に，初めてお会いしました。岡村昭彦は，1985 年 3 月 24 日に旅立ちました。

その最期の様子は，直接，講義を受けた細野容子先生らによって「バイオエシックス議事録（2）」に記録されています。私は，映像の中の岡村昭彦しか知りませんが，"鋭い眼光と直覚力を持つ秀才"にすぐに魅了されました。木村利人先生の特別講演直後に，私は，早稲田大学人間総合研究センター・バイオエシックスプロジェクト発行『国際 BIOETHICS NETWORK 』，ジョージタウン大学ケネディ倫理研究所 IBC: Intensive Bioethics Course 情報（「No.13, p.10, 1993」）を提示し，渡米が即断即決しました。Dr. Edmund Pellegrino, Prof. LeRoy Walters, Prof. Robert M. Veatch, Prof. Carol R. Taylor, Prof. Tom Beauchamp, Dr. Maggie Little & Dr. Laura J. Bishop の格調高い講義と小グループ討議は，国際色豊かな参加者（146 名）と至福の時でした。朝を告げる鳥の囀り，HEALY HALL の静謐な Bioethics Library，郷愁にかられる鐘の音，twilight の教会は，癒しの空間であり，タイトなスケジュールであってもその全てが聖域でした。

　私は，1999 年 IBC 参加者の足立智孝先生（第 1 章）と出会います。その後，鈴木美香先生（第 4 章），河原直人先生（第 3 章）も IBC に参加され，仲間の和が次から次へと連鎖しました。本書は，新進気鋭のゲノム医療研究者三成寿作先生（第 5 章），人格者の移植医吉住朋晴先生（第 8 章），生殖補助医療研究の一人者仙波由加里先生（第 2 章），不妊症看護認定看護師・第 1 号村上貴美子先生（第 2 章）が執筆してくださいました。木村利人先生は *Encyclopedia of Bioethics*"（編集者 Warren T. Reich, 1995）の Editorial and Production Staff の一人で，Kyushu University [Vivisection] を遠藤周作の小説『海と毒薬』(1960) と共に紹介されました。日本社会に対して，「医療と倫理」の意義とあり方についての一考を求めつつ，遠藤は日本社会の絶対的な価値基準が欠如していると主張します（Kimura, 1977）。

　さて，本書の企画，執筆・編集の過程において，私は 3 つの奇跡に遭遇しました。そのことで本書は，バイオエシックス教育・研究の本質を深く考究する内容になったと考えています。1 つ目は，1983 年 "木村利人・岡村昭彦「講義録（1）（2）バイオエシックス」"，"木村ゼミノート（1988. 4-1989. 3）"の入手です。この講義録は，米沢慧氏（第 7 章）から届き，"木村ゼミノート"は，早稲田大学木村ゼミ 1 期生の伊東泰子氏（旧姓志牟田）から提示されました。

もう1つは，本書の企画構想中に優秀な本学機械航空工学科の受講生とその恩師に出会ったことです。私は，彼から「このような授業を高校で受けたことがあります」と教えられ，彼の恩師である川勝和哉教諭（第1章）を紹介されたことです。そして最後は，2011年度より着手していた『九州大学医学部史料研究（科学研究費助成事業）』のため，アメリカ国立公文書館での資料調査中に私自身が偶然にも発見した"石山福二郎文書"の複写を正式な手続きを得て，日本に持ち帰ったことです。この"石山福二郎文書"の文字は，取調べから数時間後に独房で最期を迎えられた石山福二郎の筆跡に一致しました。

　2015年4月4日，本学には医学歴史館が開館しました。医学歴史館開設時，私は医学部同窓会から歴史パネル構成（一部）・器物史料展示を仰せつかりました。今回，『バイオエシックス』の編著者である私が，本書に"石山福二郎文書"を掲載することには，苦悩しました。しかしながら，私は，本学田中雅夫名誉教授と医学歴史館に勤務される赤司友徳氏（文学博士）の示唆に富む助言を受け，バイオエシックス教育・研究にとって，意義深いことであるとの結論に至り，「終章　その継承と発展」に生体解剖事件に関する本学医学研究院教授会の見解と共に，"石山福二郎文書"を紹介しました。

　本書の出版に際しては，川島書店編集部の杉秀明氏と加清明子氏の指導と助言に心より感謝いたします。

　最後に，書名『バイオエシックス―その継承と発展―』は，上見幸司追悼論文集『人間科学の継承と発展』（2009）にタイトルを重ねています。"人類の繁栄のための叡智を考える"視点は，2018年4月，本学井口潔名誉教授が，九州大学百年講堂会議室のホワイトボードに教育へのメッセージとして記された言葉です。本書は，「生きること」とは何か，医療の目標，医療専門家の資質など，21世紀をより善く生きるための本質を模索する教科書です。


　2018年4月1日

　　　　　　　九州大学病院キャンパス研究室にて
　　　　　　　Prof. Dr. Edmund Pellegrino ご冥福を祈りつつ
　　　　　　　　　　　　編著者　丸山　マサ美

# 執筆者紹介

（執筆順／＊は編者）

青木　清（あおき　きよし）　　　　　　　　　　　　　　　序章第1節
上智大学名誉教授　公益財団法人生存科学研究所理事長　博士（理学）

＊丸山マサ美（まるやま　まさみ）　　　　　序章第2節／第1章第2節／終章
九州大学医学研究院保健学部門　博士（医学）

川勝和哉（かわかつ　かずや）　　　　　　　　　　　　　　第1章第1節
兵庫県立姫路東高等学校主幹教諭・SSH推進部長

足立智孝（あだち　としたか）　　　　　　　　　　　　　　第1章第3節
亀田医療大学看護学部教授　博士（医療人文学）

村上貴美子（むらかみ　きみこ）　　　　　　　　　　　　　第2章第1節
蔵本ウイメンズクリニック　不妊症看護認定看護師

仙波由加里（せんば　ゆかり）　　　　　　　　第2章第2節／第3節
お茶の水女子大学ジェンダー研究所特任リサーチフェロー　博士（人間科学）

河原直人（かわはら　なおと）　　　　　　　　　　　　　　　第3章
九州大学病院ARO次世代医療センター特任講師

鈴木美香（すずき　みか）　　　　　　　　　　　　　　　　　第4章
京都大学iPS細胞研究所上廣倫理研究部門特定研究員

三成寿作（みなり　じゅさく）　　　　　　　　　　　　　　　第5章
京都大学iPS細胞研究所上廣倫理研究部門特定准教授　博士（工学）

瀬戸山晃一（せとやま　こういち）　　　　　　　　　　　　　第6章
京都府立医科大学大学院医学研究科医学生命倫理学主任教授　博士（法学）

米沢　慧（よねざわ　けい）　　　　　　　　　　　　　　　　第7章
評論家

吉住朋晴（よしずみ　ともはる）　　　　　　　　　　　　　　第8章
九州大学大学院消化器・総合外科教授　医学博士

## バイオエシックス

2018 年 5 月 12 日　第 1 刷発行
2023 年 8 月 10 日　第 3 刷発行

編著者　丸　山　マ　サ　美

発行者　中　村　裕　二

発行所　㈲川　島　書　店

〒165-0026
東京都中野区新井 2-16-7
電話 03-3388-5065
（営業・編集）電話 048-286-9001
FAX 048-287-6070

ⓒ2018
Printed in Japan

印刷 製本・モリモト印刷株式会社

落丁・乱丁本はお取替いたします　　振替・00170-5-34102

＊定価はカバーに表示してあります

ISBN978-4-7610-0928-1　C3047

# 認知症の社会文化的表象

長田久雄 監修/城戸亜希子 著

近代から現代に至る日本社会において，認知症という病とそのイメージがメディアや文学作品を媒介としてどのように広まり，認識や偏見を作り出してきたのかを，老年学の視座から明らかにする。より安心して過ごすことができる社会への創造を提示する。　★ A5・272 頁　本体 4,400 円

ISBN 978-4-7610-0937-3

# 暮尾淳詩集　生きているのさ

暮尾淳 著

詩集「地球の上で」にて丸山薫賞を受賞した暮尾淳の，この詩集「生きているのさ」は，2009 年から 2019 年まで同人誌「Zéro」「騒」「詩と思想」「小樽詩和会」等に発表した詩の中からの三十一篇で集成。2020 年に没した詩人の一周年を記念して刊行された。　★ A5・110 頁　本体 1,500 円

ISBN 978-4-7610-0940-3

# たのしくつながる高齢者の孤立予防モデル

村社卓 著

介護予防・日常生活支援の展開が期待されているが，本書は，大都市におけるコミュニティカフェでのソーシャルワーク実践の分析をとおして，高齢者の参加とサービス利用を促す関係づくりに媒介者および協力者の存在とその積極的な活用を提案する。　★ A5・210 頁　本体 2,800 円

ISBN 978-4-7610-0941-0

# アドラー心理学を生きる

ジュリア・ヤン，アラン・ミリレン他　今井康博・日野遼香 訳

アドラーの説く 5 つの人生上のタスク―仕事，愛，交友，自身との関係，そして宇宙との関係―における精神的健康を理解し，その実現に向けた，勇気のハンドブック。（評）美しい翻訳で読みやすい。読むたびに誰かと勇気について語り合いたくなるだろう。　★ A5・312 頁　本体 3,800 円

ISBN 978-4-7610-0932-8

# 障碍のある子どもとの教育的係わり合い

小竹利夫 著

「こどものへや」で子どもたちと係わり合いを続ける中で，子どもたちやそのお母さん，お父さん方から沢山のことを教わりました。…本書は，長年，障碍のある子どもたちの育ちを応援してきた著者が，彼ら一人ひとりの思いに寄り添った，感動の実践記録。　★ B5・156 頁　本体 2,200 円

ISBN 978-4-7610-0935-9

## 川　島　書　店

http://kawashima-pb.kazekusa.co.jp/ （価格は税別 2020 年 12 月現在）